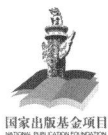

国家出版基金项目
NATIONAL PUBLICATION FOUNDATION

平乐正骨系列丛书

总主编 郭艳幸 杜天信

郭艳幸 孙贵香 郭珈宜 主编

平乐正骨平衡学

3

PINGLE GUO'S
ORTHOPAEDIC

中国中医药出版社
· 北京 ·

图书在版编目（CIP）数据

平乐正骨平衡学 / 郭艳幸，孙贵香，郭珈宜主编 . —北京：中国中医药出版社，2018.12

（平乐正骨系列丛书）

ISBN 978 – 7 – 5132 – 5182 – 2

Ⅰ . ①平…　Ⅱ . ①郭…　②孙…　③郭…　Ⅲ . ①正骨疗法　Ⅳ . ① R274. 2

中国版本图书馆 CIP 数据核字（2018）第 202428 号

中国中医药出版社出版

北京市朝阳区北三环东路 28 号易亨大厦 16 层

邮政编码　100013

传真　010-64405750

保定市中画美凯印刷有限公司印刷

各地新华书店经销

开本 787×1092　1/16　印张 21　字数 408 千字

2018 年 12 月第 1 版　2018 年 12 月第 1 次印刷

书号　ISBN 978 – 7 – 5132 – 5182 – 2

定价　129.00 元

网址　www.cptcm.com

社 长 热 线　010-64405720

购 书 热 线　010-89535836

维 权 打 假　010-64405753

微信服务号　zgzyycbs

微商城网址　https://kdt.im/LIdUGr

官 方 微 博　http://e.weibo.com/cptcm

天猫旗舰店网址　https://zgzyycbs.tmall.com

如有印装质量问题请与本社出版部联系（010-64405510）

正骨医学瑰宝　造福社会民生（陈序）

　　平乐郭氏正骨，享誉海内外，是我国中医正骨学科的光辉榜样，救治了大量骨伤患者，功德无量，是我国中医药界的骄傲。追溯平乐正骨脉络，实源于清代嘉庆年间，世代相传，医术精湛，医德高尚，励学育人，服务社会，迄今已有 220 余年历史。中华人民共和国成立以后，平乐正骨第五代传人高云峰先生将其家传秘方及医理技术传于天下，著书立说，服务民众。在先生的引领下，1958 年创建河南省平乐正骨学院，打破以往中医骨伤靠门内传授之模式，中医骨伤医疗技术首次作为一门学科进入大学及科学研究部门之殿堂，学子遍布祖国各地，形成平乐正骨系统科学理论与实践体系，在推动中医骨伤学科的传承与发展方面做出了重大的贡献。以平乐正骨第六代传人、著名骨伤科专家郭维淮教授为代表的平乐正骨人，更是不断创新、发展和完善，使"平乐正骨"进一步成为以理论架构完整、学术内涵丰富、诊疗经验独特、治疗效果显著等为优势的中医骨伤科重要的学术流派，确立其在中医骨伤科界的重要学术地位。由于平乐郭氏正骨的历史性贡献与影响，"平乐郭氏正骨法"于 2008 年 6 月被国务院列入国家第一批非物质文化遗产保护名录；2012 年，"平乐郭氏正骨流派"被国家中医药管理局批准为国家第一批中医学术流派传承工作室建设单位。

　　《平乐正骨系列丛书》从介绍平乐正骨的历史渊源、流派传承等发展经历入手，分别论述了平乐正骨理论体系、学术思想、学术特色及诊疗特色，包括伤科"七原则""六方法"，平乐正骨固定法、药物疗法、功能锻炼法等。此外，还生动论述了平乐正骨防治结合的养骨法、药膳法，以及平衡思想等新理念、新思路和新方法，囊括了平乐正骨骨伤科疾病护理法及诊疗规范，自成一体，独具特色。从传统的平乐正骨治伤经典入手，由点及面，把平乐正骨的预防规范、诊疗规范、护理规范、康复规范等立体而全面地呈献给社会，极具实用性及科学性。该书集我国著名的骨伤科学术流派——平乐正骨之大成，临床资料翔实、丰富、可靠，汇聚了几代平乐正骨人的心血，弥足珍贵。

该书系从预防入手，防治结合，宗气血之总纲，守平衡之大法，一些可贵的理论或理念第一次呈献给大家，进一步丰富、发展了平乐正骨理论体系，集理、法、方、药于一体，具有较强的系统性、创新性、实用性和科学性，丰富和完善了中医骨伤疾病诊疗体系，体现了平乐正骨中西并重、兼收并蓄、与时俱进的时代性和先进性。该书既可供同行参考学习，寓教于学，也可作为本学科的优秀教材。

随着世界医学的发展、人类疾病谱的变化，以及医学科学技术的进步，人们更加关注心理因素和社会因素对于疾病的影响，更加关注单纯医疗模式向"医疗、保健、预防"综合服务模式的转变。在为人民健康服务的过程中，平乐正骨始终坚持以患者需求为本，疗效为先，紧紧围绕健康需求，不断探索、创新与发展。今天，以杜天信院长及平乐正骨第七代传人郭艳幸教授为代表的平乐正骨人，秉承慎、廉、诚之医道医德，弘扬严谨勤勉之学风，继承发扬，严谨求实，博采众长，大胆创新，在总结、继承、更新以往学术理论和临床经验的基础上，对平乐正骨进行了更深层次的挖掘、创新，使得平乐正骨从理论到实践都进一步取得了重大突破。

纵观此系列丛书，内涵丰富，结构严谨，重点突出，实用性强，体现了"古为今用，西为中用"和中医药学辨证论治的特点，可以为中医骨伤科学提供重要文献，为临床医师提供骨伤科临床诊疗技术操作指南，为管理部门提供医疗质量管理的范例与方法，为从业者提供理论参考标准和规范，为人民大众提供防治疾病与养生的重要指导。

我深信此套丛书的出版，必将对中医骨伤科学乃至中医药学整体学术的继承与发展，做出新的贡献，是以为序。

陈可冀

中国科学院资深院士

中国中医科学院首席研究员

2018 年元月于北京西苑

继往开来绽新花（韦序）

受平乐郭氏正骨第7代传人、国家级非物质文化遗产项目中医正骨疗法（平乐郭氏正骨法）代表性传承人郭艳幸主任医师之邀，为其及杜天信教授为总主编的《平乐正骨系列丛书》做序，不由得使我想到了我的母校——河南平乐正骨学院，如果不是受三年自然灾害影响，今年就是她的"花甲之年"。

1955年冬天，平乐郭氏正骨第5代传人高云峰先生到北京参加全国政协会议，当毛泽东主席见到高云峰时，指着自己的胳膊向她说："就是这里折了，你能接起来吗？现在公开了，要好好培养徒弟，好好为人民服务！"毛主席的教导，给予高云峰先生多么大的鼓舞啊。她回到洛阳孟津平乐家中，不久就参加了工作，立下了要带好徒弟，使祖传平乐郭氏正骨技术惠及更多患者的决心。

在党和政府的关怀、支持下，于1956年9月成立了河南省平乐正骨医院（河南省洛阳正骨医院的前身），这是我国最早的一家中医骨伤专科医院，高云峰先生为首任院长。平乐郭氏正骨也因其技术优势与特色在全国产生了巨大影响，《河南日报》《健康报》《人民日报》为此做了相继报道，平乐郭氏正骨医术被誉为祖国医学宝库中的珍珠（见1959年10月17日《健康报》）。

1958年，为进一步满足广大人民群众对医疗保健事业日益增长的需求，把中医正骨医术提高到新的水平，经国家教育部和河南省政府有关部门批准，在平乐正骨医院的基础上，由高云峰先生主持成立了我的母校河南平乐正骨学院——全国第一所中医骨科大学，高云峰先生任院长。平乐正骨学院的成立，开辟了中医骨伤现代教育的先河，为中医骨伤科掀开了光辉灿烂的历史篇章，使中医骨伤由专有技术步入了科学的殿堂。高云峰先生是我国中医骨伤高等教育当之无愧的开拓者和奠基人。新中国成立后，中医骨伤的骨干力量由此源源不断地输送到祖国各地，成为各省公立医院骨伤科或学院骨伤系的创始人及学术带头人。因此，河南平乐正骨学院被学术界誉为中医骨伤的"黄埔军校"。同时，在学术界还有"平乐正骨半天下"的美誉。

1960 年 9 月上旬，我第一次乘火车，在经过两天两夜的旅程后，来到了位于洛阳市白马寺附近的河南平乐正骨学院，被分在本科甲二班，这个班虽然仅有 19 名学生，却是来自国内 14 个省、市、自治区的考生或保送生。日月如梭，50 多年前的那段珍贵的经历令我终生难忘，我带着中医骨伤事业的梦想从平乐正骨学院启航，直到如今荣获"国医大师"殊荣。

经过几代平乐正骨人的不懈努力，平乐正骨弟子遍及海内外，在世界各地生根、发芽、开花、结果，为无数患者带来福祉。如今的平乐正骨流派已成为枝繁叶茂的全国最大最具影响力的学术流派之一，河南省洛阳正骨医院也已成为一所集医疗、教学、科研、产业、康复、文化于一体的具有 3000 多张床位的三级甲等省级中医骨伤专科医院。站在新时代的起点，发展和创新平乐正骨、恢复高等教育是新一代平乐正骨人的肩负使命，也是我和其他获得平乐郭氏正骨"阳光雨露"者的梦想和愿望。

《平乐正骨系列丛书》共约 700 余万字，含 18 个分册，包含《平乐正骨发展简史》《平乐正骨史话》《平乐正骨基础理论》《平乐正骨平衡学》《平乐正骨常见病诊疗规范》《平乐正骨诊断学》《平乐正骨影像学》《平乐正骨骨伤学》《平乐正骨筋伤学》《平乐正骨骨病学》《平乐正骨手法学》《平乐正骨外固定法》《平乐正骨药物治疗学》《平乐正骨养骨学》《平乐正骨康复药膳》《平乐正骨康复法》《平乐正骨护理法》《平乐正骨骨伤常见疾病健康教育》等，是对 220 余年平乐正骨发展成果与临床经验的客观总结，具有鲜明的科学性、时代性和实用性。此套丛书图文并茂，特色突出，从平乐正骨学术思想到临床应用等，具体翔实地介绍了平乐正骨的诊疗方法和诊疗特色。平乐正骨有高等院校教育的过去和今天的辉煌，将来也必然能使这段光荣的历史发扬光大，结出累累硕果。《平乐正骨系列丛书》是中医骨伤从业者难得的一套好书，也是中医骨伤教学的好书，特别适用于高等医药院校各层次的本科生、研究生阅读。

特为此序！

韦贵康

国医大师

世界手法医学联合会主席

广西中医药大学终身教授

2018 年 6 月

百年正骨　承古拓新（孙序）

　　在河洛文化的发祥地、十三朝古都洛阳，这块有着厚重历史文化底蕴的沃土上，孕育成长着一株杏林奇葩，这就是有着 220 余年历史、享誉中外的平乐郭氏正骨。自郭祥泰于清嘉庆元年（1796）在平乐村创立平乐正骨以来，其后人秉承祖训，致力于家学的发展与创新，医术名闻一方。1956 年，平乐正骨第五代传人高云峰女士，在毛泽东主席的亲切勉励下，带领众弟子创办了洛阳专区正骨医院，1958 年创建平乐正骨学院，1959 年创建平乐正骨研究所，并自制药物为广大患者服务，使平乐正骨于 20 世纪 50 年代末即实现了医、教、研、产一体化，学子遍及华夏及亚、欧、美洲等地区和国家，成为当地学科的带头人和骨干力量，平乐正骨医术随之载誉国内外，实现了由医家向中医著名学术流派的完美转型。平乐郭氏正骨第六代传人郭维淮，作为首届国家级非物质文化遗产传承人，带领平乐正骨人，将平乐郭氏正骨传统医术与现代科学技术结合，走创新发展之路，使平乐郭氏正骨以特色鲜明、内涵丰富、理论系统、疗效独特等为优势，为"平乐正骨"理论体系的形成奠定了坚实的基础，为中医骨伤科学的发展做出了重要贡献。

　　《平乐正骨系列丛书》全面介绍了国家非物质文化遗产——平乐郭氏正骨的内容，全方位展现了平乐正骨的学术思想和特色。丛书包含 18 个分册，从介绍平乐正骨的历史渊源、流派传承等情况入手，分别论述了平乐正骨学术思想、学术特色、理论体系及诊疗特色，尤其是近年理论与方法的创新，如"平衡思想""七原则""六方法"等。丛书集 220 余年平乐正骨学术之精华，除骨伤、骨病、筋伤等诊疗系列外，还涵盖了平乐正骨发展史、基础理论、平衡学、正骨手法、固定法、康复法、护理法等，尤其是体现平乐郭氏正骨防治结合思想的养骨法、药膳法和健康教育等，具有鲜明的时代特点，符合现代医学的预防 - 医学 - 社会 - 心理之新医学模式，为广大患者带来了福音。

　　统观此丛书，博涉知病、多诊识脉、屡用达药，继承我国传统中医骨伤科学之精华，结合现代医学之先进理念，承古拓新，内容丰富，实用性强，对骨伤医生及研究者有很好的指导作用。全书自成一体，独具特色，是一套难能可贵的好书。

《平乐正骨系列丛书》由洛阳正骨医院、郑州骨科医院、深圳平乐骨伤科医院等平乐正骨主要基地的百余名专家共同撰著，参编专家均为长期工作在医、教、研一线，临床经验丰富的平乐正骨人；临床资料翔实、丰富、可靠，汇聚了几代平乐正骨人的心血，弥足珍贵。

叹正骨医术之精妙，殊未逊于西人，虽器械之用未备，而手法四诊之法既精，则亦足以赅括之矣。愿此书泽被百姓，惠及后世。

中华中医药学会副会长

中华中医药学会骨伤专业委员会主任委员

中国中医科学院首席专家

2018 年 3 月

施 序

　　"平乐正骨"是我国中医骨伤学科著名流派之一，被列为国家级非物质文化遗产，发祥于我国河南省洛阳市孟津县平乐村，先祖郭祥泰自清代创始迄今已历七代，相传220余年，被民众誉为"大国医""神医"，翘楚中华，饮誉海内外。中医药学是一个伟大宝库，积聚了历代医家深邃的创新智慧、理论发明和丰富的临证经验。在如此灿若星河的中医药发展历史画卷中，"平乐正骨"俨然是一颗熠熠生辉的明珠。"洛阳春色擅中州，檀晕鞓红总胜流。"近220余年来，西学东进，加之列强欺凌，包括中医药在内的我国优秀民族传统文化屡遭打压。然而，"平乐正骨"面对腥风血雨依然挺立，诚为奇葩。我国中医骨伤同道在引以为傲的同时每每发之深省，激励今日之前行。

　　"平乐正骨"自先祖郭祥泰始，后经郭树楷、郭树信相传不辍，代有建树，遂形成"人和堂""益元堂"两大支系。郭氏家族素以"大医精诚"自励，崇尚"医乃仁术"之宗旨，坚持德高济世、术优惠民为己任之价值取向和行为规范，弘扬"咬定青山不放松，立根原在破岩中。千磨万击还坚劲，任尔东西南北风"的创业精神，起废除伤、病愈膏肓、妙手回春等众多轶事传闻誉溢乡里域外，不绝于耳。"平乐正骨"植根民众，形成"南星""北斗"之盛况经久不衰。中华人民共和国成立后的60多年来，在中国共产党的中医政策指引下，更是蓬勃发展。在第五代传人高云峰女士和第六代传人郭维淮教授的推进下日臻完善，先后建立了公立洛阳正骨医院、平乐正骨学院、河南省平乐正骨研究所。河南省洛阳正骨医院以三级甲等医院的规模和医疗品质，每年吸引省内外乃至海外数以百万计的骨伤患者，为提升医院综合服务能力，他们积极开展中西医结合诊疗建设，不断扩大中医骨伤治疗范围和疗效水平。平乐正骨学院及以后的培训班为国家培育了数千名优秀骨伤高级人才，时至今日，他们中的大多数已成为我国中医骨伤科事业的学科带头人、领军人才或著名学者。改革开放以来，在总结临床经验的同时，引入现代科技和研究方法，河南省洛阳正骨研究所获得多项省和国家重大项目资助，也获得多项省和国家科技奖项，在诸多方面为我国当代中医骨伤事业发展做出了重大贡献，河南省洛阳正骨医院也被国家列为部级重点专科和全国四大基地之一。"天行健，君子以自强不息"，郭氏门人始终在逆境中搏击，在成功中开拓。以"平乐正骨"为品牌的洛阳正骨医院，在高云峰等历届院长的带领下，成功地将"平乐正骨"由民间医术转向中医现代化的诊疗体系，由传统医技转向科技创新的高端平台，由单纯口授身传的师承育人模式转向现代学校教育制度的我国高等中医骨伤人才培养的摇篮，从而实现了难能可贵的历史跨越。中医药事业的发展应以"机构建设为基础，人才培养为关键，学术发展为根本，科学管理为保障"，这是 20 世纪 80 年代国家中医药管理局向全国提出的指导方针，河南省洛阳正骨医院的实践和成功无疑证实了其正确性，而且是一个先进的范例。

牡丹为我国特产名贵花卉，唐盛于长安，至宋已有"洛阳牡丹甲天下"之说，世颂为"花王"。刘禹锡《赏牡丹》诗曰："庭前芍药妖无格，池上芙蕖净少情。唯有牡丹真国色，花开时节动京城。""平乐正骨"正是我国中医药百花园中一株盛开不衰的灿烂花朵，谨借此诗为之欢呼！

继承创新是中医药事业振兴的永恒主题。在流派的整理与传承中，继承是前提、是基础。"平乐正骨"以光辉灿烂的传统文化为底蕴，有着丰富的学术内涵和独具特色的临证经验。其崇尚"平衡为纲，整体辨证，筋骨并重，内外兼治，动静互补"的学术思想，不仅是数代郭氏传人的经验总结，而且也充分反映了其哲学智慧，从整体上阐明了中医药特色优势在"平乐正骨"防治疾病中的运用。整体辨证是中医学的基本观点，强调人与自然的统一，人自身也是一个统一的整体。中医学理论体系的形成渊薮于中国古典哲学，现代意义上的"自然"来自拉丁语 Nature（被生育、被创造者），最初含义是指独立存在，是一种本能地在事物中起作用的力量。中国文人的自然观远在春秋时期即已形成，闪烁着哲学睿智。《道德经》曰："人法地，地法天，天法道，道法自然。"后人阮籍曰："道即自然。"《老子》还强调"柔弱胜刚强""天下莫柔弱于水，而攻坚强者莫之能胜，以其无以易之。弱之胜强，柔之胜刚，天下莫不知，莫能行"。相传出于孔子之手的《周易大传》提出刚柔的全面观点，认为"刚柔者，昼夜之象也""君子知微知彰，知柔知刚，万夫之望""刚柔相推而生变化""一阴一阳之谓道"。《素问·阴阳应象大论》进一步明确提出："阴阳者，天地之道也；万物之纲纪，变化之父母，生杀之本始，神明之府也。"天人相应的理念，加之四诊八纲观察分析疾病的中医学独有方法，不仅使整体辨证有可能实施，而且彰显了其优势。"平乐正骨"将这些深厚的哲理与骨伤临床结合，充分显示其文化底蕴和中医学的理论造诣。"骨为干，肉为墙"，无论从生理或病理角度，中医学总是将筋骨密切联系，宗筋束骨，在运动中筋骨是一个统一的整体，只有在动静力平衡的状态下才能达到最佳功能。"肝主筋""肾主骨""脾主肌肉"，"平乐正骨"提出的"筋骨并重，内外兼治"正是其学术思想的灵活应用。在我看来，"动静互补"比"动静结合"有着更显明的理论特征和实用价值。在骨伤疾病的防治中，动和静各有其正面和负面的作用，因而要发挥各自的正能量以避免消极影响，这样便需要以互补为目的形成两相结合的科学方法，如果违背了这一目的，动和静失去量的限制，结合仅是一种形式，甚至不利于损伤的修复。科学的思维，其延续往往不受光阴的限制，甚至有异曲同工之妙。现代研究证实，骨膜中的骨祖细胞对骨折愈合起着重要作用，肌肉是仅次于骨膜最接近骨表面的软组织，适当的肌肉收缩应力可以促进骨的发育和损伤愈合，肌肉中的丰富血管为骨提供了营养供应，肌肉的异常（包括功能异常）也会影响骨量和骨质。临床研究表明，即使不剥离骨膜，肌肉横断损伤也会延迟骨折愈合。因此，除骨膜和骨髓间充质的干细胞外，肌肉成为影响骨折愈合的又一重要组织，其中肌肉微环境的改变则是研究的重要方面。220多年前的"平乐正骨"已在实践中体现了这种思维，并探索其规律。

基于上述的理论和实践，"平乐正骨"形成了一整套独具特色的诊疗方法，包括手法、内外药物治疗、练功导引等，将骨伤疾病的防治、康复、养生一体化。早在20世纪50年代，高云峰、郭维淮等前辈已将众多家传秘方和技术公诸于世。"平乐正骨"手到病除的技艺来自于郭氏历代传人的精心研究和积累，也与其注重学术交流、博采众长密切相关。"平乐正骨"的发源地也是少林寺伤科的发祥地。相传北魏孝文帝（495）时，少林寺始建于河南登封市北少室山五乳峰下。印度佛教徒菩提达摩曾在该寺面壁9年，传有"达摩十八手""心意拳"等。隋末少林寺僧助秦王李世民有功受封，寺院得到发展，逐渐形成与武术相结合的伤科技法，称为"少林寺武术伤科"，在唐代军营中推广应用，少林寺秘传内外损伤方亦得以流传。作为文化渊源，对"平乐正骨"不无影响。

洛阳之称首见于《战国策·苏秦以连横说秦》。早在距今六七千年前，该地区已发展到母系氏族繁荣阶段，著名的仰韶文化即发现于此。自周以来相继千年，成为中原地区历史上重要的政治、文化、经济、商贸、科技中心。在我国历史上有着重要地位的大批经典名著、科技发明多发迹于此。如《说文解字》《汉书》《白虎通义》《三国志》《博物志》《水经注》《新唐书》《资治通鉴》，以及"蔡侯纸""龙门石窟""唐三彩"等均为光灿千古之遗存。此外，如"建安七子"、三曹父子、"竹林七贤"、"金谷二十四友"、李白杜甫相会、程氏兄弟理学宣讲，以及白居易以香山居士自号，晚年居洛城 18 年等群贤毕至、人才荟萃。唐·卢照邻曾曰："洛阳富才雄。"北宋·司马光有诗曰："若问古今兴废事，请君只看洛阳城。"在如此人文资源丰富的地域诞生"德才兼高、方技超群"的"平乐正骨"应是历史的必然。以"平乐正骨"第七代传人杜天信教授、郭艳幸教授为首的团队肩负历史责任和时代使命，率领河南省洛阳正骨医院和河南省正骨研究院，在继承、创新、现代化、国际化的大道上快速发展，为我国中医骨伤学科建设和全面拓展提供了宝贵经验，做出了重大贡献，他们不负众望，成为"平乐正骨"的后继者、兴旺的新一代。汇积多年经验，经过认真谋划，杜天信教授、郭艳幸教授主编的《平乐正骨系列丛书》共 18 册即将出版，该套书图文并茂，洋洋大观，可敬可贺。当年西晋大文豪左思移居洛阳，筹构 10 年，遂著《三都赋》而轰动京城，转相录抄以致难觅一纸，遂有"洛阳纸贵"之典故脍炙人口，千年相传。本书问世，亦当赞誉有加，再现"洛阳纸贵"，为世人目睹"平乐正骨"百年光彩而呈献宝鉴。

不揣才疏，斯为序。

施杞

中医药高校教学名师

上海中医药大学脊柱病研究所名誉所长、终身教授

中华中医药学会骨伤分会名誉主任委员

乙未夏月

总前言

发源于河洛大地的平乐郭氏正骨医术是中医药学伟大宝库中的一颗明珠，起源于1796年，经过220余年的发展，平乐正骨以其特色鲜明、内涵丰富、理论系统、疗效独特、技术领先的优势及其所秉承的"医者父母心"的医德、医风，受到海内外学术界的广泛关注，并成为国内业界所公认的骨伤科重要学术流派。2008年6月，平乐郭氏正骨法被载入国务院公布的第二批国家级非物质文化遗产名录和第一批国家级非物质文化遗产扩展项目名录。平乐正骨理论体系完整，并随着时代进步和科学发展而不断丰富，其整体性体现在理、法、方、药各具特色，诊、疗、养、护自成体系等方面。但从时代发展和科学进步的角度看，平乐正骨理论一方面需要系统总结与提炼，进一步规范化、系统化，删繁就简；另一方面需要创新与发展，突出其实用性及科学性。在国家大力倡导发展中医药事业的背景下，总结和全面展示平乐正骨这一宝贵的非物质文化遗产，使其造福更多患者，《平乐正骨系列丛书》应运而生。

发掘与继承、发展与创新是平乐正骨理论的显著特征。平乐正骨在中医及中西医结合治疗骨伤科疑难疾患方面，形成了自己的学术特色。其学术特征主要表现为"平衡为纲、整体辨证、筋骨并重、内外兼治、动静互补、防治结合、医患合作"七原则和"诊断方法、治伤手法、固定方法、药物疗法、功能疗法、养骨方法"六方法及"破瘀、活血、补气"等用药原则。这些原则和方法是平乐正骨的"法"和"纲"，指导着平乐正骨的临床研究与实践，为众多患者解除了痛苦。在不断传承发展过程中，平乐正骨理论体系更加系统、完善。

在新的医学模式背景下，平乐正骨的传承者重视生物、心理、社会因素对人体健康和疾病的综合作用和影响，从生物学和社会学多方面来理解人的生命，认识人的健康和疾病，探寻健康与疾病及其相互转化的机制，以及预防、诊断、治疗、康复的方法。作者结合中医养生理论及祖国传统文化，审视现代人生活、疾病变化特点，根据人类生、长、壮、老、已的规律，探索人类健康与疾病的本质，不断提高平乐正骨对筋骨系统的健康与疾病及其预防和治疗的理性认识水平，提出了平乐正骨的平衡思想，并将平乐正骨原"三原则""四方法"承扬和发展为"七原则""六方法"，形成了平乐正骨理论体系的基本构架。

作为平乐正骨医术的传承主体，河南省洛阳正骨医院（河南省骨科医院）及平乐正骨的传承者在挖掘、继承、创新平乐郭氏正骨医术的基础上，采取临床研究与基础研究相结合的方法，通过挖掘、创新平乐正骨医术及理论，并对现有临床实践及科学技术进行提炼总结、研究汇总，整理成《平乐正骨系列丛书》，包含18个分册，全面介绍国家级非物质文化遗产——平乐郭氏正骨法的内容，全方位展现平乐正骨的学术思想、学术特色，集中体现平乐正骨的学术价值及其研究进展，集220余年尤其是近70年的理论与实践研究之精粹，以期更好地造福众患，提携后学，为骨伤学科的发展及现代化尽绵薄之力。

最后，感谢为平乐正骨医术做出巨大贡献的老一辈平乐正骨专家！感谢为平乐正骨医术的创新和发展努力工作的传承者！感谢一直以来关注和支持平乐正骨事业发展的各级领导和学术界朋友！感谢丛书撰稿者多年来的辛勤耕耘！同时也恳请各界同仁对本丛书中的不足给予批评指正。再次感谢！

《平乐正骨系列丛书》编委会

2017 年 12 月 18 日

主编简介

郭艳幸 女，平乐正骨第七代传人，国家二级主任医师，教授，硕士、博士生导师，博士后指导老师，享受国务院政府特殊津贴专家，河南省名中医，河南省骨关节病防治创新型科技团队首席专家与负责人。国家名老中医郭维淮学术经验继承人，国家非物质文化遗产中医正骨法（平乐郭氏正骨法）代表性传承人，平乐郭氏正骨流派学术带头人，国家"十二五"临床重点专科学术带头人，河南省中医临床学科领军人才培育对象、洛阳市科技创新领军人才、洛阳市特级名医。现任河南省洛阳正骨医院河南省骨科医院业务副院长，兼任中华中医药学会理事会理事，中华中医药学会骨伤专业委员会副主任委员，中华中医药学会治未病专业委员会副主任委员，中国中西医结合学会骨伤科专业委员会常务委员，世界中医药联合会骨伤专业委员会副会长，世界手法医学联合会常务副主席，国际数字医学会中医药分会常务委员，河南省中西医结合学会理事会常务理事，河南省中西医结合循证医学专业委员会常务委员等，《中医正骨》与《中国中医骨伤科杂志》副主编。从事骨伤临床、科研、教学工作40年，发表学术论文140余篇，出版专著9部。现主持承担地厅级以上科研项目6项，获得省部级科技成果5项，地厅级科技成果23项，国家发明专利6项，实用新型专利10项。

孙贵香 女，1976年生，湖南常德人，医学博士、博士后，湖南中医药大学教授，硕士研究生导师，国医大师熊继柏教授嫡传弟子，中华中医药学会亚健康、治未病专业委员会副秘书长，国家二级健康管理师，国家中医药管理局中医科普巡讲专家，中国民族卫生协会中医药专家委员会常委，世界中医药联合会亚健康专业委员会理事，世界中医药联合会药膳食疗专业委员会理事，中国中西医结合学会诊断专业委员会委员，全国亚健康专业调理机构星级评审专家，湖南省养生协会常委暨首批专家，湖南省最受欢迎的十大养生专家之一，湖南省中西医结合学会心脑血管病专业委员会委员。主持和参与科研课题研究30项，在国家级学术刊物发表学术论文62篇，主编及参编著作18部，获国家发明专利1项。博士后师从平乐郭氏正骨第七代传人郭艳幸教授，从事平乐正骨研究。

郭珈宜 女，1970 年 10 月生，医学硕士，副主任中医师，副教授，平乐郭氏正骨第八代传人，第五批全国老中医药专家学术经验继承人，洛阳市非物质文化遗产"洛阳正骨（平乐郭氏正骨）"代表性传承人，全国中医学术流派（平乐郭氏正骨）传承工作室成员。现任河南省洛阳正骨医院（河南省骨科医院）骨关节病非手术疗法研究治疗中心（骨关节病研究所）主任，平乐正骨研究室主任，兼任湖南中医药大学、安徽中医药大学硕士研究生导师，中华中医药学会骨伤科分会委员，中国中西医结合学会委员，中华中医药学会亚健康分会常委，中华中医药学会整脊分会常委，中华中医药学会学术流派传承分会常委，中华中医药学会治未病分会委员，世界手法医学联合会副秘书长，世界中医药学会联合会骨关节疾病专业委员会常务理事，世界中医药学会联合会骨伤专业委员会理事，世界中医药学会联合会脊柱健康专业委员会委员，国际数字医学会数字中医药分会青年委员，洛阳市瀍河回族区政协副主席，洛阳市人大代表，农工党河南省委委员等职。

从事中医骨伤教学、科研、临床工作 20 多年，具有扎实的理论基础和丰富的临床经验，擅长以平乐正骨特色疗法诊治骨伤科疑难杂症。学术上，师承平乐郭氏正骨第七代传人郭艳锦教授及平乐郭氏正骨第七代传人、博士生导师郭艳幸教授，深得平乐正骨真传，在全面继承的基础上，结合多年临床经验及现代医学技术，熟练运用平乐正骨理、法、方、药治疗骨伤疾患，擅长治疗颈肩腰腿疼、股骨头缺血性坏死、老年性骨关节疾病及创伤后遗症等病症。在开展医疗实践的同时，积极创造条件进行科研工作，致力于平乐正骨流派传承、整理、研究，在国内外发表学术论文数十篇，其中以第一作者发表 SCI 论文 1 篇，核心期刊论文 10 余篇，著书 4 部，获得地厅级以上科技成果奖 8 项，国家发明专利 1 项，实用新型专利 7 项，主持承担、参与厅级以上科研项目 11 项。

编写说明

平乐正骨历经 220 余年的临床实践检验，具有丰富的实践基础，但在理论研究方面一直没有进行系统的归纳和研究，也没有形成系统的理论体系，严重制约了平乐正骨学术流派的传承和发展工作。本书编委会通过对平乐正骨相关的病历档案、著作文献、期刊文献、案例资源等进行回顾性调研与评价，将平乐正骨对骨伤疾病的诊断、治疗、康复、预防等方面的原则归纳为"平衡为纲、整体辨证、筋骨并重、内外兼治、动静互补、防治结合、医患合作"7 个方面；将平乐正骨的主要诊疗方法归纳为"诊断方法、治伤手法、固定方法、药物疗法、功能疗法、养骨方法"6 个方面。通过进一步的研究分析，发现这些原则与方法建立的核心是平衡思想。平乐正骨认为，外伤、内伤、七情、六淫等病因均是自然界、自然与人、人体内部的失衡状态，这些失衡态影响人体脏腑机能的正常活动，从而引发了机体的各种疾病。首先对失衡态进行判断（诊断），辨明失衡状态后，通过利用药物、手法、手术、固定、均衡锻炼等手段调理机体内部的各种失衡态（辨证施治）是平乐正骨的核心思想。

全书分为上篇、中篇和下篇三个部分。上篇系统介绍了平乐正骨平衡理论的内容，主要体现在 11 个方面，即平乐正骨天人合一平衡论、平乐正骨气血共调平衡论、平乐正骨筋骨并重平衡论、平乐正骨五脏协调平衡论、平乐正骨形神统一平衡论、平乐正骨标本兼顾平衡论、平乐正骨动静互补平衡论、平乐正骨膳食合理平衡论、平乐正骨起居有常平衡论、平乐正骨内外相关平衡论、平乐正骨体重体态平衡论等。中篇则重点阐释了平乐正骨平衡法，包括基于平乐正骨平衡理论的正骨手法、药物疗法、固定方法和康复方法。下篇是平乐正骨平衡理论在骨伤常见病中的应用，运用临床案例说明了平衡理论在骨关节炎、颈椎病、腰椎间盘突出症、股骨头坏死、骨质疏松症、骨折延迟愈合与骨不连等疾病诊治中的临床应用。

本书作为平乐正骨理论方面的学术专著，系统概括了平乐正骨理论体系的特色。其主要特点体现为"三性"：①新颖性：本书首次对平乐正骨 220 多年来的理论进行了梳理总结，高度凝练、升华并首次创造性地提出平乐正骨理论体系的核心——平衡理论。②系统性：本书对平乐正骨平衡理论进行了全面归纳整理，不仅系统地概括了平衡理论的主要内容，而且结合平乐正骨220多年的临床实践，系统地阐释了平乐正骨平衡法在临床的具体运用。③实用性：本书所总结梳理的平衡理论来源于临床，紧扣临床，对临床骨伤科疾病的防治具有较强的指导性。

平乐正骨源远流长，其内容丰富，理论博大精深，在中医骨伤科发展的历史长河中留下了浩瀚的画卷。由于时间仓促，能力有限，书中若有缺点和疏漏之处，敬请各位同道批评指正，以便再版时修改完善。

《平乐正骨平衡学》编委会

2018 年 6 月

目录

中篇 平乐正骨平衡法

上篇 平乐正骨平衡理论

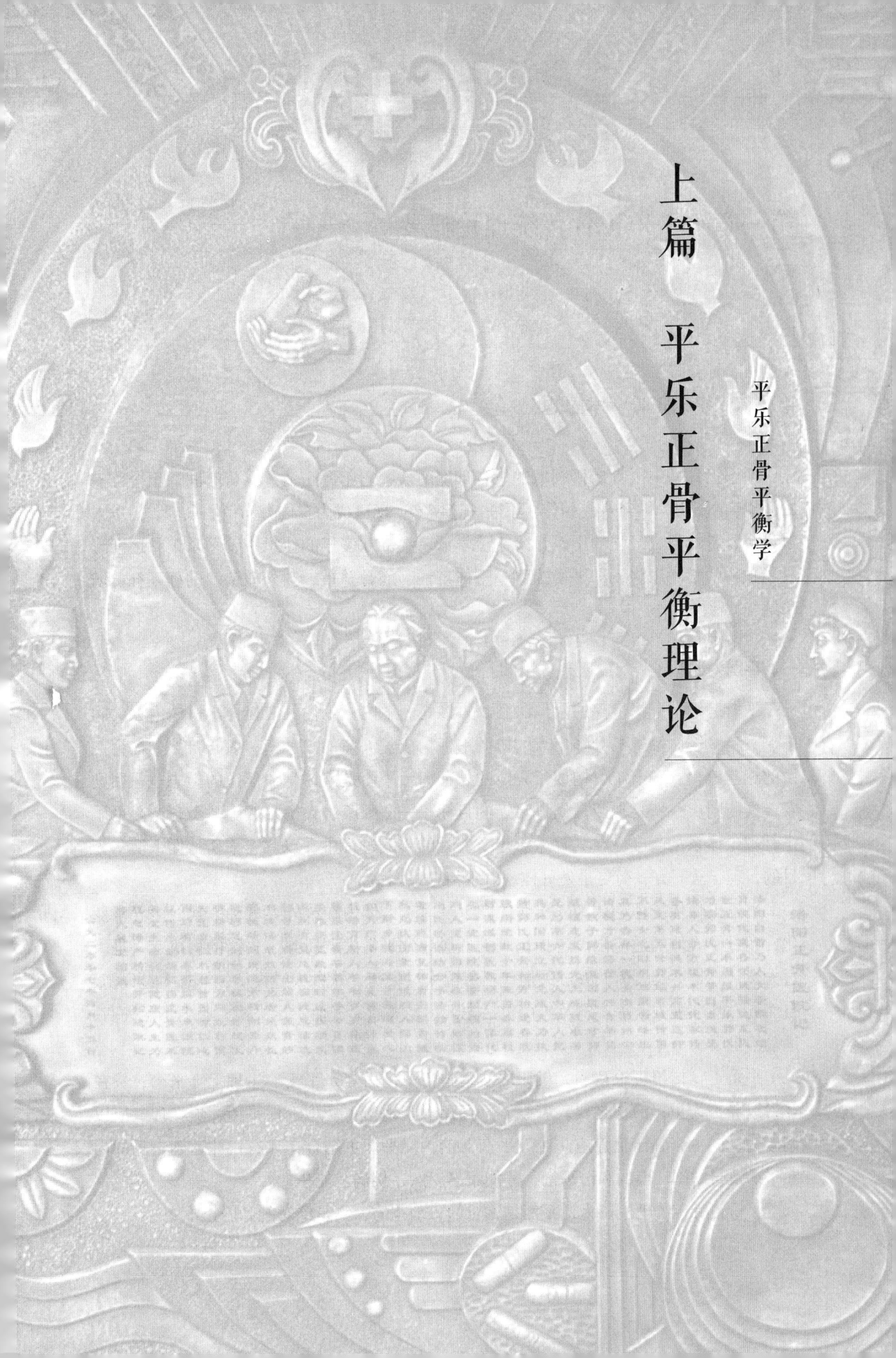

平乐正骨平衡学

第一章　平乐正骨传统理论概要

第一节　平乐正骨学术思想

平乐正骨是中医骨伤科领域的一颗璀璨明珠，它起源于清·嘉庆年间，至今已有220多年的历史，中经八代相传，不断深邃恢宏，现已成为全国分布范围最广、传承人数最多、影响力量最强的中医正骨主流学派。在220多年的传承中，平乐正骨逐渐形成了独特的学术思想，即平衡为纲、整体辨证、筋骨并重、内外兼治、动静互补、防治结合、医患合作。

一、平衡为纲

平衡是宇宙万物生存的永恒法则。人体是一个内外平衡的有机体。机体内在的阴阳、脏腑、气血及气机升降出入的协调平衡构成了人体的内平衡；人与自然、社会关系的相互依赖、和谐统一构成了人体的外平衡。平衡是人体生命健康的标志——衡则泰，失衡则疾；恢复平衡是伤科治疗的目标——衡则康，失衡则痼。平衡理论是平乐正骨理论体系的基础，在其临床治疗及养骨的实践过程中，以"守平衡、促平衡"为目的，理、法、方、药更是处处体现着平衡思想。

平乐正骨传统理论认为，疾病的产生是由于人体内在或外界各种因素发生异常变化，超过了人体的适应限度，损伤脏腑气血导致平衡失调所致。失衡的病机，一是太过失衡，二是不及失衡。太过失衡包括劳倦太过失衡、饮食太过失衡、情志太过失衡、自然界六气太过失衡等。不及失衡包括先天不足失衡、气血不足失衡、脏腑不足失衡、运动不足失衡等。

平乐正骨传统理论认为，健康之法，本于平衡而守于平衡。生理上守平衡，贵在守，以养护为主；治伤之要，着眼于平衡而求于平衡。病理上促平衡，贵在促，应以调治为主。主张临床治疗应防（守平衡）治（促平衡）结合，只有机体达到自身的内在平衡及与周围环境的和谐平衡，才能康泰安然，疾病才能痊愈。

平乐正骨传统理论认为，平衡是相对的、动态的，不是绝对的和静止不变的。

二、整体辨证

平乐正骨传统理论强调人身是一个整体，为一个小天地，牵一发而动全身。首先，外伤侵及人体，虽然是某一部分受损，但必然影响全身脏腑气血，医者必须从患者的整体出发看待损伤，全面调理。其次，外伤侵及人体，除直接受伤外，往往造成间接损伤，甚至较重的内伤，医者必须整体辨证，避免漏诊、误诊，并分清病情的轻重缓急与主次，整体辨证论治，既医外伤之标，又治内伤之本，标本兼顾，促进康复。如在骨折的不同时期，平乐正骨根据机体的不同变化，强调骨折早期用疏肝祛瘀接骨法，中期用活血和中接骨法，后期用补肝肾接骨法，并应结合患者情况，进行辨证施治。

三、筋骨并重

人体的筋与骨是相互依赖、相互为用的。《灵枢·经脉》曰："骨为干，脉为营，筋为刚，肉为墙，皮肤坚而毛发长。"第一，骨骼是人体的支架，为筋提供了附着点和支撑，筋有了骨的支撑及其支点，才能正常舒缩，产生动力，实现其运动功能；而骨正是有了筋的附着、连接、舒缩和给养，才能康健，并显示其骨架作用，否则只是散乱无序、无功能的骨骼。第二，人体骨居其里，筋附其外，外力侵及人体，轻则伤筋，亦名软伤，重则过筋中骨，名曰硬伤。无论是单一受伤，还是两者皆伤，都会出现两者的功能协同障碍。平乐正骨传统理论十分强调治伤要筋骨并重，即使是单纯的筋伤，从治疗开始也应不断地维持和发挥骨的支撑和筋的维系、给养与适时适当的运动的作用，筋骨互用，促进气血循行、筋续骨连，有利于疾病康复。只有这样才能加速创伤的愈合，收到事半功倍之效。

四、内外兼治

首先，筋骨损伤，势必连及气血。轻则局部肿痛，重则筋断骨折，甚则波及内脏，或致脏腑失调，或致阴阳离绝而丧失生命。医者必须全面观察和掌握病情，内外兼治，双管齐下，既治外形之伤，又治内伤之损。其次，在伤病的治疗过程中，既注重用内服药物，又注重外敷药物的作用；既用药物辨证施治，又注重以手法接骨续筋。治疗骨折、脱位，平乐正骨十分强调手法复位、推拿按摩、理筋治伤，以内服药物调理气血，以外敷药物消肿止痛。

五、动静互补

《吕氏春秋·季春纪·尽数》说："流水不腐，户枢不蠹，动也；形气亦然，形不动则精不流，精不流则气郁……"用进废退现象，是生物的一般特性，平乐正骨十分强调这一规律在临床中的应用，根据每个患者的情况，使其尽可能地进行和坚持有利于气血通畅的各种活动；把必要的暂时制动，限制在最小范围和最短时间内，这就需要根据不同时期的病情，进行不同的活动和制动。如骨折后患肢失去支撑作用，功能受到影响，在骨折未愈合之前，需要一个静止的环境，以防止骨折再错位；而骨折断端之间，却需要生理嵌插应力刺激活动，以缩小两骨折端的间距，加速骨折愈合，但需要防止影响骨折愈合的剪力活动和旋转力活动。总之，根据病情，以固定制动，限制和防止不利的活动；鼓励适当的、适时的、有利的活动，以促进气血循环，做到形动精流，以加速骨折愈合。可见，动静互补，实现各力之间的平衡是关键。

六、防治结合

平乐正骨强调养骨为先，疾病的发生与正邪双方的较量失衡密切相关。邪气是各种致病因素的总称，是疾病发生的重要条件；正气是人体的机能活动和对病邪的抵抗力，以及维护健康的能力，是决定筋骨健康的内在因素，是疾病发生的内在原因和根据，故《素问·刺法论》曰："正气存内，邪不可干。"因此，平乐正骨十分强调"未病先防""已病防变"和"防治结合"。

1. 未病先防

平乐正骨养骨思想认为筋骨疾病应重视未病先防，当以增强正气、避其邪气为原则。正如《素问·上古天真论》云："上古之人，其知道者，法于阴阳，和于术数，食饮有节，起居有常，不妄作劳，故能形与神俱，而尽终其天年，度百岁乃去。"

2. 既病防变，防治结合

既病防变是平乐正骨防治结合的精髓，强调防中有治、治中有防、防治互助，相辅相成。往往是此阶段的治，寓下阶段的防；下阶段的防，又为了此阶段的治。如疾病病情反复或愈后复发，或因于复感新邪，或因饮食不节，或因过度劳作，或滥施补剂，或药物调理失当，或因运动不当，或因起居失常而发等。因此，病后防复时，则以防为主，兼以治疗，强调病后慎避外邪、节饮食、适劳作的重要性；同时，在预防中我们可运用一些治疗手段，如对于脾胃久虚患者可以长服加味补中益气丸健脾强胃，预防气血失衡等。

七、医患合作

平乐正骨的医患合作思想包括四个方面内容：其一，患者要客观、全面地汇报疾病发生、发展的经过，搬运、处置、诊疗历史及其效果，以及个人既往身体状况及家族成员既往健康状况等信息，以便医者对疾病做出客观准确的诊断，从而制订出恰当的治疗方案，有利于疾病的治疗和康复。其二，医生要向患者讲清楚诊疗期间的注意事项，取得患者的理解和有效配合，提高其对治疗的依从性，严格按照医嘱行事，有利于疾病的治疗和康复。其三，医者和患者的有效沟通可以解除患者的思想负担，达到情志条畅、平衡，饮食、起居调和，有利于疾病的康复。其四，医者和患者有效沟通，医患关系协调，有利于避免纠纷。所以，医患合作是平乐正骨学术思想的重要内容之一，是形神统一、心态平衡的具体体现，是平乐正骨平衡学防病治病之首要内容。

第二节　平乐正骨诊疗法则

平乐正骨的学术思想，不但继承了中医学的传统理论，而且有所发展，以平衡理论为纲，形成了一整套比较系统的诊疗法则。现概括如下。

一、平乐正骨手法诊疗法则

平乐正骨手法分五部分，即诊断手法、正骨手法、治筋手法、康复手法、养骨手法。

（一）**诊断手法**

诊断手法是指医者通过用手触、摸、揣、探等方法，了解患病部位的失衡状态，做出正确的度量和诊断。

平乐正骨在手法检查中强调健患两侧对比，知衡辨异，知常达变。强调平素以正常人为模特，先弄清正常的骨骼、关节、肌肉、经筋、脏腑形态及其功能的平衡常态，临床诊断时联系检查所见，结合病史，明确疾病的部位、性质及轻重，做出明确诊断。平乐正骨强调手法检查应由浅及深，由正常部位到病变部位。若为骨伤，辨明骨惊、骨折、骨折槎形，以及错位情况、肌力变化与牵制情况；若为筋伤，辨明是扭伤、挫伤、筋裂筋断、筋长筋短，以及有否筋出槽等情况，须一一弄清。现在，虽有很多科学仪器能对人体进行直接检查，但因有其局限性，还不能完全代替医者的手法检查。临床中，医者可结合现代化科学仪器的检查结果，做出更精确的诊断。

（二）**正骨手法**

骨折、脱位若不复位，势必影响筋骨修复，进而影响肢体功能，甚至造成残疾等不良后果。平乐正骨理论认为人是血肉之体，有其自身的协调修复和代偿能力。在治疗上，平乐正骨十分强调"手摸心会"，强调在仔细诊察、综合分析病情及伤后力学失衡的基础上，辨证进行手法复位，以功能复位为准则，力求达到解剖复位，而不刻求之。由于再熟练、巧妙的复位手法，都有可能造成新的损伤，而影响筋骨的修复与功能恢复，所以平乐正骨强调临床上切忌不顾一切盲目追求解剖复位而反复多次地施以手法，以免造成筋肉、气血的过多损伤，甚至造成重大损伤，而严重影响其功能恢复。平乐正骨复位手法以"稳""准""轻""巧"为突出特征。"稳""准"即准确诊断，准确用力，稳妥、不粗暴，不造成新损伤，而准确复位；"轻""巧"即借力施法，轻巧复位。平乐正骨强调复位以"求衡为纲"，一是巧借肌力之衡，四两拨千斤，轻巧复位，避免新伤；二是借助复位恢复与维持肌力平衡，进而维持位置稳定，即所谓"以衡求位""以衡制动""以位维衡""相辅相成"。

（三）治筋手法

筋伤往往伴随气血损伤。《素问·阴阳应象大论》说："气伤痛，形伤肿，故先痛而后肿者，气伤形也；先肿而后痛者，形伤气也。"平乐正骨治筋手法突出表现为"适""柔""巧""寸""衡"之特点。"适"即用力适度，避免暴力；"柔"即轻柔，法到之处不觉其苦而病愈；"巧"即巧妙，科学用力，借力用力，轻巧收效；"寸"即瞬时发力收功，治而不损；"衡"即调衡、维衡、巩固疗效。急性筋伤肿痛者，还当分清经筋所属，给以循经向远端疏导的手法，远取点穴，通经止痛，可收立竿见影之效。慢性筋伤者，主要表现为疼痛、麻木或酸困，当分清病因病机，在治疗上以就近取穴为主，给以按摩通经活络，配合肢体功能活动，其方法是在生理活动范围内，活动患者各关节，先轻后重，再轻收功。应注意：①日渐进展，持之以恒，直至达到正常活动范围；②不能求之过急，而要循序渐进，一张一弛、平衡渐进为之道。

（四）养骨手法

筋骨亚健康往往伴随气血虚亏与劳倦损伤。平乐正骨养骨手法是筋骨病防治的重要手段和内容。以"舒""适""柔""衡"为特征，以点、揉及推经为主要手法和特色。"舒"即手法舒缓、舒适，以使心境与形体舒展，生息与活动自如；"适"即用力适度，避免用力过重、动作过激；"柔"即轻柔，法到之处不觉其苦；"衡"即调理平衡、维护平衡、激发气血与脏腑平衡。

（五）康复手法

平乐正骨康复手法主要是用以解决骨伤病肢体筋肉废用、关节及脏腑功能障碍等问题，是平乐正骨促进康复的主要方法和手段。其特色为"衡""适""巧""较""渐""恒"。"衡"即以调衡、维衡为中心与目的；"适"即适度用力，缓慢用力，勿施暴力，使患者感觉舒适；"巧"即巧妙，借力用力，轻巧收效；"较"即较劲，每法必与僵痹较力至患者可承受阈值，并至少坚持 1 分钟；"渐"即循序渐进，稳中求进；"恒"即持之以恒，贵在坚持。

二、平乐正骨固定法诊疗法则

外伤侵及人体，伤其筋骨气血，造成肿胀疼痛，功能障碍。此时，机体本能地处于保护状态和修复状态。医者的责任，就是提供有利于骨折修复的环境，其总的原则为：保护和促进各种有利的活动，以保持气血旺盛，机能增强；对不利的活动，给予必要的限制，故需要制动（固定），动静平衡，方得善果。适当的活动与固定，平衡互用，相辅相成，可有效促进伤病恢复，否则必然影响创伤的修复与功能的康复。为此，固定与活动必须根据一定原则，在动态平衡的框架下进行。首先，平乐正骨强调外固定要"有效"，即能够限制各种不利于创伤修复的活动，保留、保护各种有利于创伤修复的活动。其次，固定物要"轻便"，因为任何固定物都是躯体以外的添加物，必然给机体带来一定的负担。为此，平乐正骨强调在保证有效固定的前提下，固定物应尽可能的轻巧，固定方法尽可能的简便。再次是"短"，即固定物和固定时间要尽可能的短，因为再轻便的固定，都限制了机体的部分活动，可造成气血运行不畅，影响机体机能。所以，平乐正骨强调在保证固定效果的前提下，固定时间越短越好，而固定物亦应尽量的短和小，有利于气血循行和关节功能的早期恢复。简言之，平乐正骨的外固定原则是"效、便、短、衡"。

三、平乐正骨药物疗法诊疗法则

外力侵及人体，伤及皮肉筋骨者为外伤，伤及脏腑经络者为内伤。无论外伤还是内伤，其病机皆为"形伤肿，气伤痛"。在治疗上除手法复位和以外固定保护机体自我修复外，以药物活血通气、调理脏腑是不可缺少的一个重要方面。平乐正骨十分强调药物的辨证施治，以气血平衡为纲进行辨证施治是平乐正骨的又一特长，而且，无论是内服药还是外用药、接骨药，都是三期分治。

1. 内服药

内服药的三期分治，早期主证多为瘀滞，治以活血逐瘀，即以"破"为主；中期主证多为经络不通、气血不和，治以通经活络、调和脏腑、通调气血，即以"和"为主；后期主证多为气血、肝肾亏损，治以益气血、补肝肾，即以"补"为主。

2. 外用药

外用药的三期分治，早期主证多为局部瘀肿、疼痛，治以消肿、散瘀、止痛；中期主证多为瘀血泛注，治以活血散结；后期主证多为筋肉消瘦，关节不利，治以温通利节。

3. 接骨药

接骨药物的三期分治，早期应祛瘀接骨；中期活血接骨；后期补气血，益肝肾接骨。

四、平乐正骨功能疗法诊疗法则

功能疗法是指在医者指导下，患者进行自主活动锻炼，以及医者针对患者进行的被动功能活动及其相关手法等。这是促进伤痛的减轻和骨折的愈合、恢复患肢原有生理功能的重要手段，既可用于骨伤科疾病的早期，起到活血消肿、通经活络、止痛的作用；亦可用于骨伤科疾病的后期，起到疏通气血、舒筋利节的作用；还可根据病情需要，贯穿骨伤科疾病的整个过程。平乐正骨十分强调在固定、用药的同时，进行适当的功能锻炼，使固定和活动两者平衡互用、功效互补，从而达到治疗的目的。

功能活动锻炼的原则是：①在生理活动范围内；②以不妨碍骨折对位和组织修复、不发生医源性损伤为前提；③根据病情需要，有计划、有节奏、循序渐进地锻炼。

第二章　平乐正骨平衡理论概要

第一节　动态平衡

一、平衡是大自然保持稳态的先决条件

早在人类出现之前几十亿年，地球上的生态平衡就已经存在了。大自然从无机到有机，从单细胞生命体到复杂的人类，老的物种消亡，新的物种产生，沧海桑田，斗转星移，都遵循"平衡－不平衡－平衡"的动态变化，神奇化为腐朽，腐朽复为神奇，如此周而复始的动态平衡，而生生不息地繁衍、进化与发展。各种自然灾害即自然失衡的结果。

二、健康是基于人体内外环境的动态平衡

人，是自然万物中的一分子，只有维持与外界环境的和谐平衡及自身内在的平衡，才能保持健康的状态。

中医学强调，人体是在不断的运动之中保持着内外环境的动态平衡。《素问·六微旨大论》曰："成败倚伏生乎动。动而不已，则变作矣。"万物的生成和衰败是由于气的不断运动，这种运动不息，就产生了变化。中医学不但认识到了事物的运动，还看到了事物的静止。《素问·六微旨大论》说："不生不化，静之期也。"在这种动与静的运动过程中，中医学认识到了平衡。中医学这样定义平衡："若引绳大小齐等，命曰平。"平衡就像一条拉直的绳子，中间平齐，两端相等，不倾不斜。人体什么样才算平衡、健康的状态呢？"阴阳均平，以充其形，九候若一，名曰平人。"阴阳均等平衡，形态充盛，对各方面评价都没有异常变化，这就是一个健康的人。中医学认为，人的健康状态就是"阴平阳秘"——阴阳平衡。

可见，健康的要旨就是平衡。人体的生命现象，就是在一刻不停地新陈代谢中有规律地运动，有制约地变化着，在一定条件下维持着机体的动态平衡。健康与疾病是医学科学面对的主要研究领域，中医学把人体功能协调、平衡和谐作为健康的基础，从生理、病理、诊断、治疗诸方面肯定了平衡的重要性，平衡是健康的金标准。"阴

者，藏精而起亟；阳者，卫外而固也"（《素问·生气通天论》）。阴阳运动的生理就是阴藏精、阳固护，而达到平衡。病理是阴阳失衡。"阴盛则阳病，阳盛则阴病。阴胜则寒，阳胜则热。"我们如何通过治疗，使人体重新恢复平衡呢？"平治于权衡……故精自生，形自盛，骨肉相保，巨气乃平"（《素问·汤液醪醴论》）。医者像镇压动乱一样去平荡邪气，使精气自生，形体自壮，骨肉相互滋养，人的气就平衡了。中医先辈还从脏腑、营卫气血、三焦和经络的角度全面阐述了人体运动平衡的学说。

（一）人与外环境的平衡

1. 自然环境与人

人类生活在自然界中，自然界存在着人类赖以生存的必要条件。这种人与自然环境息息相关的认识，即是"天人一体"的整体观。

自然环境主要包括自然气候和地理环境，古人以"天地"名之。天地阴阳二气处于不断的运动变化之中，故人体的生理活动必然受天地之气的影响而有相应的变化。一年中气候变化的规律一般是春温、夏热、秋凉、冬寒。自然界的生物在这种规律性气候变化的影响下，出现春生、夏长、秋收、冬藏等相应的适应性变化。

自然环境对人体生理功能的影响。人体的生理功能随季节气候的规律性变化而出现相应的适应性调节。一日之内的昼夜晨昏变化，对人体的生理功能也有不同影响，而人体也要与之相适应，《素问·生气通天论》曰："故阳气者，一日而主外，平旦人气生，日中而阳气隆，日西而阳气已虚，气门乃闭。"这种人体阳气白天趋于体表、夜间潜于里的运动趋向，反映了人体随昼夜阴阳二气的盛衰变化而出现的适应性调节。

自然环境对人体病理的影响。①地理环境对人体病理的影响：地域环境的不同，对疾病有一定的影响。某些地方性疾病的发生，与地域环境的差异密切相关。大骨节病，常发于儿童与青少年，以软骨坏死为主要特征，主要引起骨关节畸形病变，影响生长发育，该病多与所在区域的水中硒含量不足有明显关系。地方性心肌病，又称克山病，是一种机制复杂的心肌病变，造成心脏舒缩功能障碍，该病主要与发病地区的土壤缺乏硒元素有关。北方寒冷，易致寒凝血脉，且饮酒者众，加之天寒地滑等外力因素，股骨头坏死发生率较高。南方湿热，尤其是沿海地带多食海鲜等厚味，且善饮啤酒以解暑，痰湿内生，与天之暑湿交集于人体，则痛风等风湿类疾病患者较多。②季节与气候变化对人体病理的影响：在四时气候的异常变化中，每一季节都有其不同特点。因此，除一般性疾病外，常可发生一些季节性多发病或时令性流行病。昼夜的变化，对疾病也有一定的影响，如《灵枢·顺气一日分为四时》说："夫百病者，多以旦慧、昼安、夕加、夜甚……朝则人气始生，病气衰，故旦慧；日中人气长，长则胜邪，故安；夕则人气始衰，邪气始生，故加；夜半人气入脏，邪气独居于身，故甚也。"

此外，顺应四时气候是养生保健的重要环节，故养生防病，要顺应四时气候变化的规律。宇宙万物有"春生夏长，秋收冬藏"的变化规律。人与天地相应，人体脏腑气血相应产生了春生、夏长、秋收、冬藏的生理性变化。春、夏（长夏）、秋、冬四季之气也各有偏盛，春多风、夏（长夏）多暑湿、秋多燥、冬多寒，人的生命活动也应遵循时令的变化规律而进行调节，才能维护体内的阴阳平衡。在日常生活中，应注意春防风寒、夏（长夏）防暑湿、秋养阴防燥、冬防寒保暖，顺应四时变化而固表强体，以防盛邪侵袭致病。《灵枢·本神论》指出："智者之养生也，必须四时而适寒暑，和喜怒而安居处，节阴阳而调刚柔，如是则僻邪不至，长生久视。"就是强调人体必须顺从四季的天气变化，方能保全"生气"，延年益寿。

2. 社会环境与人

人与社会环境是统一的、相互联系的。社会环境的不同，造就了个人的身体机能与体质的差异。社会的变迁，会给人们的生活条件、生产方式、思想意识和精神状态带来相应的变化，从而影响人的身心机能的改变。一般来说，良好的社会环境、有力的社会支持和融洽的人际关系，可使人精神振奋，勇于进取，有利于身心健康；而不利的社会环境，可使人精神压抑，或紧张、恐惧，从而影响身心机能，危害身心健康。

社会环境常有变更，人的社会地位、经济条件也随之而变。剧烈、骤然变化的社会环境，通过影响"七情"，而对人体脏腑经络的生理机能产生直接的影响，使脏腑气机逆乱，气血失调，从而导致各种病证的发生。中医认为七情分属于五脏，喜为心志，怒为肝志，思为脾志，悲（忧）为肺志，恐（惊）为肾志；"七情"太过则出现"怒伤肝，喜伤心，思伤脾，悲忧伤肺，恐惊伤肾"，使阴阳平衡失调，气血功能紊乱，从而损害人的身心健康。《素问·疏五过论》指出"尝贵后贱"可致"脱营"病，"尝富后贫"可致"失精"病，并解释说："故贵脱势，虽不中邪，精神内伤，身必败亡；始富后贫，虽不伤邪，皮焦筋屈，痿躄为挛。"《素问·举痛论》指出："百病生于气也。怒则气上，喜则气缓，悲则气消，恐则气下……惊则气乱……思则气结。"这说明社会地位及经济状况的剧烈变化，常可导致人的精神活动的不稳定，从而影响人体脏腑精气的机能而致某些身心疾病的发生。

3. 家庭环境与人

家庭是最小的社会单元。最理想的家庭环境，当属夫妻恩爱、相敬如宾、父子情深、母女意浓，在这样的家庭里，时时刻刻都充盈着爱的阳光，孩子时时刻刻都沐浴在温暖的爱意里，自然爱心充盈，进而再把爱心带给周围的人。生活在这样的氛围里，每个家庭成员心情愉悦，身心健康才能得到保证。

和谐的家庭环境，是一种精神力量，是健康的催化剂。平乐正骨平衡理论强调形神统一，重视内外环境对健康的影响，指出家庭和谐，是筋骨健康的必备条件之一。

（二）人体内环境的平衡

1. 阴阳平衡

人体处于正常的生理状态下，相互对立着的阴阳两方面是处在相互制约、相互排斥、相互消长的动态平衡之中。人体阴阳之间的动态平衡，是阴阳双方相互对立、相互制约的结果。如人体中的阳气能推动和促进机体的生命活动，加快新陈代谢；而人体中的阴气能调控和抑制机体的代谢和各种生命活动，阴阳双方相互制约而达到协调平衡，则人体生命活动健康有序。即《素问·生气通天论》所谓"阴平阳秘，精神乃治"。阴阳是相对恒定，由于阴阳双方相互制约的关系，阴阳经常维持在相对平衡状态。

如果阴阳之间的对立制约关系失调，动态平衡遭到了破坏，则标志着疾病的产生。阴阳双方中的一方过于亢盛，则过度制约另一方而致其不足，即《素问·阴阳应象大论》所谓"阴胜则阳病，阳胜则阴病"，可称为"制约太过"。阴阳双方中的一方过于虚弱，无力抑制另一方而致其相对偏盛，即"阳虚则阴盛""阴虚则阳亢"，或"阳虚则寒""阴虚则热"，可称为"制约不及"。

阴阳消长是阴阳平衡运动变化的另一种形式，而导致阴阳出现消长变化的根本原因在于阴阳之间存在着对立制约与互根互用的关系。由阴阳对立制约关系导致的阴阳消长变化主要表现为阴阳的互为消长，或表现为阴长阳消，或表现为阳长阴消；由阴阳互根互用关系导致的阴阳消长变化主要表现为阴阳的皆消皆长，或表现为此长彼亦长，或表现为此消彼亦消。阴阳消长只是阴阳变化的过程和形式，而导致这种过程和形式出现的根本原因则是阴阳的对立制约与互根互用。世界上的事物十分复杂，变化万千，性质各异，因而各类事物间的阴阳关系亦各有侧重。阴阳双方在一定限度内的消长变化，反映了事物之间对立制约和互根互用关系的协调平衡，在自然界可表征气候的正常变化，在人体则表征生命过程的协调有序。若阴阳的消长变化超越了正常的限度，在自然界可表现为异常的气候变化，在人体则可表现为疾病的发生。

2. 气血平衡

气与血是人体内的两大类基本物质，在人体生命活动中占有重要的地位。

气为血之帅，包含气能生血、气能行血、气能摄血三个方面。气能生血，是指血液的化生离不开气作为动力。血液的化生以营气、津液和肾精作为物质基础。气能生血还包含了营气在血液生成中的作用，营气与津液入脉化血，使血量充足。气能行血，是指血液的运行离不开气的推动作用。血液的运行有赖于心气、肺气的推动及肝气的疏泄通畅。气能摄血，是指血液能正常循行于脉中离开气的固摄作用。气能摄血主要体现在脾气统血的生理功能之中。脾气充足，发挥统摄作用使血行脉中而不致逸出脉外，从而保证了血液的正常运行及其濡养功能的发挥。

血为气之母，包含血能养气和血能载气两个方面。血能养气，是指气的充盛及其功能发挥离不开血液的濡养。血能载气是指气存于血中，依附于血而不致散失，赖血之运载而运动全身。血能养气与血能载气，体现了血对于气的基础作用，故概况地称之为"血为气之母"。

总之，血属阴，气属阳。气血调和，平衡相济，则生命活动得以正常运行。反之，"血气不和，百病乃变化而生"（《素问·调经论》）。因此，调整气血之间的关系，使其恢复协调平衡的状态是治疗疾病的常用法则之一。

3. 脏腑平衡

人体以五脏为中心，与六腑相配合，以精气血津液为物质基础，通过经络的联络作用，使脏与脏、脏与腑、腑与腑、脏与奇恒之腑之间密切联系，将人体构成一个有机整体。脏腑之间的密切联系，除在形态结构上得到一定体现外，主要是在生理上存在着相互制约、相互依存和相互协同、相互为用的关系。

心、肺、脾、肝、肾五脏有各自的生理机能和特定的病理变化，但五脏之间又存在着密不可分的生理联系和病理影响。五脏之间的关系，不能只局限于五行的生克乘侮范围，更应注重五脏精气阴阳及其生理机能之间的相互制约、相互为用、相互资生、平衡协调。心与脾的关系，主要表现在血液生成方面的相互为用及血液运行方面的相互协同。心与肝的关系，主要表现在主血与藏血以及精神调节两个方面。心肾相交的基础，主要从水火既济、精神互用、君相安位来阐发。肺司呼吸而摄纳清气，脾主运化而化生谷气；肺主行水，脾主运化水液。肺与脾的关系，主要表现在气的生成与水液代谢两个方面。肝主升发，肺主肃降。肺与肝的生理联系，主要体现在人体气机升降的调节方面。肺与肾的关系，主要表现在水液代谢、呼吸运动及阴阳互资三个方面。肝与脾的生理联系，主要表现为疏泄与运化的相互为用、藏血与统血的相互协调关系。肝主藏血而肾主藏精，肝主疏泄而肾主封藏，肝为水之子而肾为木之母。故肝肾的关系，主要表现在精血同源、藏泻互用，以及阴阳互滋、互制等方面。脾肾两者首先表现为先天与后天的互促互助关系；脾主运化水液，肾为主水之脏，脾肾的关系还表现在水液代谢方面。

胆、胃、大肠、小肠、三焦、膀胱六腑的生理机能虽然各不相同，但它们都是传化水谷、输布津液的器官，所谓"六腑者，所以化水谷而行津液者也"（《灵枢·本脏》）。脏与腑的关系，是脏腑阴阳表里配合关系。脏属阴而腑属阳，脏为里而腑为表，一脏一腑，一阴一阳，一表一里，相互配合，组成心与小肠、肺与大肠、脾与胃、肝与胆、肾与膀胱等脏腑表里关系（心包与三焦从略），体现了阴阳、表里相输相应的"脏腑相合"关系。脏腑之间相互制约共生的平衡，维持了人体生命的生息繁衍。

4. 动静平衡

平乐正骨注重动静平衡。《素问·上古天真论》云："上古之人，其知道者，法于阴阳，和于术数，食饮有节，起居有常，不妄作劳，故能形与神俱，而尽终其天年，度百岁乃去。"强调动静平衡，则尽养天年。

现代医学同样也强调动静结合锻炼。现代医学研究认为，适度运动，可增强心、脑、肺、胃肠、神经内分泌、免疫各系统功能。美国哈佛大学研究表明，60岁以后，上述功能每年以0.75%～1%的速率退化，不运动和坐着的人其退化的速率是经常锻炼人的两倍，衰老程度相差8年，到45岁时彼此相差达20年，以后每过10年差距递增2年。由此可见，运动对中老年人来说，是生命进程中多么重要的大事。美国疾病控制中心报告指出，适度运动可使血液中好胆固醇含量明显上升，使坏胆固醇的含量下降5%。当然运动过度，会有损健康，伤筋动骨，耗伤气血，甚至会发生猝死、中风等。但动得过少甚至不动也有损健康，不动已成为全世界引起死亡或残疾的前十项原因之一。平乐正骨强调：不及失衡和太过失衡都是造成疾病的重要因素。

5. 内外平衡

人体是一个统一整体，内在气血津液、五脏六腑之活动，必有精、气、神的外在表现。"有诸内者，必形诸外"语出《丹溪心传》，是朱丹溪根据《黄帝内经》"视其外应，以知其内者，当以观外乎诊于外者，斯以知其内，盖有诸内者，必形诸外"这一理论提出的，该理论符合中医整体观念，在辨证论治中有着重要的作用。中医学对人体生理的认识，不完全基于解剖学，而主要是按照内在脏腑和体表组织器官，通过经络气血相互联系，相互影响，才能发挥各自的生理功能的整体观进行研究的。这一研究方法，属于现代黑箱控制论的观点，即中医学把人体看成一个密闭的黑箱，对于人体内的各种状况，无须打开黑箱去观察，而是凭借体外的表现来探求内部的变化，如中医学认为"心主血脉"是指心脏具有推动血液在脉络中运行的功能，这一功能是依赖心气而实现的。心气充实，气血运行就正常，表现为面色红润而有光泽，脉搏节律均匀和缓有力，若心气不足，推动血液运行的功能就会减弱，表现为心悸气短，面色无华，脉虚无力等。中医不打开人体去观察研究心血的状况，而遵循"有诸内者，必形诸外"的理论，完全根据外在表现来认识内在变化，这种研究认识人体生理病理的方法，为中医诊断及治疗疾病打下了理论基础。中医治疗疾病的精髓是辨证论治。它是中医独特理论体系的重要组成部分。辨证论治能力如何，反映了一个中医工作者理论和临床水平的高低，所谓辨证，就是将四诊所收集的资料，通过分析归纳，从而判断出某种证候，以探求疾病本质的方法。这种诊断疾病、分析归纳的过程，无不是基于"有诸内者，必形诸外"这一理论，也就是根据人体组织器官在生理病理上的相互联系和影响。通过五官、形体、色脉等外在变化来了解内在脏腑的病变，从而诊断。进一步讲，内脏的病变，必显现证候于体表，而掌握体表的证候，就可以认识内在的病变。如脾虚不运，就会口淡无味、纳呆、饮食不化；脾虚不能升清，则头目眩晕、脘闷、便溏、泄泻；脾失统摄，则出血；中气下陷，则久泻脱肛、内脏下垂等，都是脾气虚损在外的表现。我们诊断疾病，正是掌握了这些外在表现来确定内在病变的。当见到具有上述表现的患者时，就可诊断为脾气虚损。由此可见，辨证中分析归纳的理论依据就是"有诸内者，必形诸外"。因此，深刻理解"有诸内者，必形诸外"对提高辨证水平有着实际指导意义。病变反映的证候是真实的、直接的，可以视外知内，但有时却会出现假象，出现错综复杂的情况，如表虚里实证、里虚表实证、虚寒证、虚热证等，这样就要求我们必须在复杂的病情中，透过现象，抓住本质。只有这样，才能做出正确诊断，进行合理治疗，使之内外协调平衡，身体康泰。总之，"有诸内者，必形诸外"，这一理论的提出为我们诊断疾病奠定了一种切合实际的思维模式和方法，只要我们深刻理解其中含义，紧密结合临床实践，在诊治疾病过程中，就可以做到诊断确切，疗效显著。

6. 情志平衡

所谓情志，即指喜、怒、忧、思、悲、惊、恐等人的七种情绪。任何事物的变化，都有两重性，既能有利于人，也能有害于人。同样，人的情绪、情感的变化，亦有利有弊。正如《养性延命录》所说："喜怒无常，过之为害。"《三因极一病证方论》则将喜、怒、忧、思、悲、恐、惊正式列为致病内因。但在正常情况下，七情活动对机体生理功能起着协调作用，不会致病。七情六欲，人皆有之，情志活动属于人类正常生理现象，是对外界刺激和体内刺激的保护性反应，有益于身心健康。

特别值得重视的是《黄帝内经》，其心理保健思想要比古希腊的《希波克拉底文集》丰富得多，成熟得多。综观《黄帝内经》，无论是对身心疾病的社会心理致病因素、发病机制的认识，还是对身心疾病的诊断和防治，都有许多精辟的论述，并已形成一定的理论体系。如在形神关系方面，《黄帝内经》已认识到，形生神而寓神，神能驾驭形体，形神统一，才能身心健康，尽享天年，要求人们做到自我控制精神，抵制或摆脱不良情绪的干扰。此外，对于心理与生理之间的密切关系，对于个性心理特征的种种分类，对于心理因素在疾病发生发展中的地位，对于心理治疗的意义，对于调神摄生的心理卫生等，《黄帝内经》均做了原则性的总结，提出了很多颇有价值的见解，是我们研究情志保健的宝贵资料。

第二节 平乐正骨平衡理论的哲学基础

平乐正骨平衡理论是在中国传统哲学思想的影响下，阐释人体生理与病理、健康与疾病关系的一种辩证平衡观。平乐正骨平衡理论认为，人体是一个内外平衡的有机体，机体内在的阴阳、脏腑、气血及气机升降出入的协调平衡构成了人体的内平衡；人与自然、社会相互联系、相互依赖的和谐统一构成了人体的外平衡。平衡是人体生命健康的标志，健康之法本于平衡而守于平衡，治伤之要着眼于平衡而求于平衡。衡则泰，失衡则疾；不及或太过造成的机体平衡紊乱是疾病发生的根本原因；守衡、促衡是养骨与治伤的目标与标志。平乐正骨平衡理论是平乐正骨理论体系的基础，在长期的医疗实践中，平乐正骨以平衡为纲，形成养骨与治伤"七原则、六方法"，并在此基础上，将平衡思想运用到养骨与伤科疾病的预防、治疗及康复过程中。平乐正骨平衡理论起源于中医学丰富的哲学基础，并在几百年的临床实践中不断地丰富、发展。

一、阴阳平衡观

（一）天人合一观

天人合一观是中医学独有的理论，中医学认为人体是一个互相联系的有机整体，人体的构成及其生命活动是宇宙万物繁衍生息的一部分，人的生命及健康与天地阴阳四时的变化相合相应、息息相关。平乐正骨提出天人合一平衡论，旨在强调人本身、人与环境是一个和谐统一的整体，将人和环境统一起来探索他们的共性及相互关系，有利于从整体角度理解人体的生理病理活动，从而指导疾病的防治。

1. 人与自然是相互联系、相互依赖的和谐统一体

《素问·宝命全形论》曰："人以天地之气生，四时之法成。"是说人是大自然的一个组成部分，大自然的阳光、空气、水等构成了人赖以生存的环境。人类的活动可以影响环境，而自然环境的变化又会直接或间接地影响人的身体机能。人与自然紧密联系、息息相关、相互依赖。

季节变换，阴阳消长，气血改变。气候由自然界阴阳二气的运动变化而产生，一年之中春温、夏热、秋凉、冬寒。人体气血运行亦在不同季节气候的阴阳消长规律的影响下发生相应的适应性改变，这种改变在外表现为身体机能、面色、脉象、舌象、起居等诸方面的改变。

昼夜更替，阴阳消长，气血改变。一日之中昼夜晨昏变化，阴阳动态消长，人体阴阳气血运行亦相应改变。

月令不同，阴阳消长，气血改变。月满时，人体气血旺盛，皮肤充实，抵抗力强；月空无或缺损时，人体气血循环不足，卫气衰，抵抗力弱。可见人体的气血运行受到大自然气候、日照、月亮的影响。

地域环境是人类赖以生存的要素，主要包括地势高低、地域气候、水土物产、人文地理、风俗习惯等。如江南多湿热，人之腠理多稀疏；北方多燥寒，人之腠理多致密。又如青藏高原空气稀薄，气血较虚，易虚喘；南方地区气候炎热，阳气多盛，腠理多疏，易中暑热；北方寒冷，其人多食肉，其筋骨多强实而体质耐寒，南方之人则相反；北方多冰冻冷滑，气血易凝、筋骨易损，加之多饮酒御寒，股骨头坏死患者较多。

2. 人与社会是相互联系、相互依赖的和谐统一体

人与社会环境相统一。《黄帝内经·气交变大论》曰："上知天文，下知地理，中知人事，可以长久。"明确把天文、地理、人事作为一个整体看待。人不仅是自然的一部分，而且是社会的一部分，人体和社会（家庭）环境相互联系、相互作用。社会（家庭）环境包括社会政治、生产力、生产关系、家庭经济条件、饮食与生活习惯、劳动条件、卫生条件、生活方式以及文化教育、家庭结交等各种社会联系。一般而言，良好的社会环境、和谐的家庭氛围、融洽的人际关系，可使人精神振奋，气血畅流，有利于身心健康；反之，不利的社会环境，则会导致人精神压抑、紧张、恐惧，气血运行阻滞，危害身心健康。人之政治经济地位的高低，对人的身心机能、体质特点也有重要影响。如惯食肥甘厚味，多生痰湿；辛勤的体力劳动者易患劳损诸证；邻里同事不和则易气郁等。

（二）形神合一观

"形"与"神"，是一对阐释人体结构和生命本质及其关系的密不可分的统一体。形神互根："神"是形之产物，神必须依附形体才能存在，也必依赖形体健全才能发挥正常作用，"形体不敝，精神不散"，故形是神产生的物质基础，形存则神存，形灭则神灭。另一方面，"形"又依赖神的调节和温润而充实与健康，才能有效发挥其作用，正所谓"形与神俱，精神乃治"，故神赋予形健康、功能与风采，神存则形健，神亡则形灭。

"形"与"神"从整体来讲，指人的外在形体与精神，因为有生命的人体存在，才会产生七情、六欲、五志等情志活动；而从人体内在来讲，"形"是器官脏腑结构，"神"是其功能；正是有了五脏六腑、四肢百骸的存在，才有其功能活动的发生与显现。

"神"是内脏精气对外环境应答反应的产物，是脏腑、经络、形体官窍功能活动之总和，"形"是神产生的物质基础。形神相合，统一平衡，是生命活动正常运转的基本前提，形与神俱是健康的象征。

（三）脏象合一观

"脏象"二字，首见于《素问·六节脏象论》，"脏"指藏于体内的脏腑，包括五脏、六腑和奇恒之腑。由于五脏是人体生命活动的中心，六腑和奇恒之腑可分别统归五脏的机能范畴，故"脏"实际上是以五脏为中心的五个生理病理系统。"象"指外在的现象和比象。张介宾《类经·脏象类》注云："象，形象也。脏居于内，形见于外，故曰脏象。"

1. 以象测脏

"脏象"把"脏"与"象"统一起来，集中反映了中医学对生命活动的独特认识方法，即通过"以象测脏"来认识和把握内在脏腑的机能状态。中医学认为，人作为一个有机的整体，体表与体内存在着必然的联系，根据体表的各种变化，可以推求和掌握体内的病理变化，因此《黄帝内经》认为，"以我知彼，以表知里，以观过与不及之理，见微得过，用之不殆"（《素问·阴阳应象大论》），明确指出运用以表测里的方法，可以认识太过与不及所引起的病理变化。《灵枢·本脏》说："视其外应，以知其内脏，则知所病矣。"说明脏腑与体表是内外相应的，观察外部的表现可以测知内脏的变化，从而了解疾病发生的部位、性质，认清内在的病理本质，便可解释显现于外的证候。《丹溪心法》总结说："欲知其内者，当以观乎外；诊于外者，斯以知其内。盖有诸内者形诸外。"

（1）有诸内者，必形于外：中医学认为脏腑与经络体表相关，内在脏腑的生理病理变化能够在与脏腑相关的体表表现出来。如"肝病者，两胁下痛引少腹，令人善怒"，意思就是肝脏的病变表现为胁肋与少腹相引而痛，临床根据这些征象可以了解肝脏的病变概况，说明人体内在脏腑生理活动及病理变化的征象能够于相应的外部表现出来。

（2）视其外应，以知其内脏：中医学通过观察外在征象来研究内脏的活动规律，认识内脏的实质。一般来说，任何外见的表象都有一定的内在形态学基础，自然界的各种变化与内脏的机能活动也有一定的相应联系。把形与象有机地结合起来，较确切地反映了中医学对人体生理活动的认识方法。

2. 取象类比

经过长期的观察与总结，在中医学的认识体系内，已经形成了人体五脏六腑的系统观，如五行学说的木、火、土、金、水对应五脏之肝、心、脾、肺、肾，以及它们之间的生克制化规律等，通过系统地认知与观察，人们可以举一反三，通过一些外在的征象来确定机体的病变与变化及其脏腑之间的相互影响，从而辨证施治，使机体恢复正常。

二、系统整体观

（一）脏象与自然界的统一性

四季的气候特征是春温、夏暑、秋凉、冬寒。中医学认为，在春夏秋冬四季中有寒暑温凉的变化和阳气阴气的盛衰，这种四季寒暑温凉和生长收藏之间有着内在联系的整体，人体五脏之气的生理、病理活动过程，都与四时五行密切相关。"病在肝，愈于夏，夏不愈，甚于秋，秋不死，持于冬，起于春"（《素问·脏气法时论》），中医学在天人相应思想指导下，以五行为中心，以空间结构为五方，以时间节点为五季，人体结构的五脏六腑为基本框架，将自然界的各种事物和现象联系起来说明了人体脏腑与自然环境的统一性。如心气通于夏，"南方赤色，入通于心"（《素问·金匮真言论》）等，正说明以五脏为中心的五个生理病理系统可以与外在自然环境的事物取象类比。

（二）脏腑一体观

人体是以五脏为中心，以六腑相配合，以气血精津液为物质基础，通过经络使脏与脏、脏与腑、腑与腑密切联系，外连五官九窍、四肢百骸，构成一个统一的有机整体，此即脏腑一体观。五脏是人体生命的中心，与人体各组织器官和生命现象相联系，同时，每一脏都具有五脏的部分功能及气象，也是五脏的缩影和统一体。此即"五脏互藏"之意。正如《景岳全书·真脏脉》曰："凡五脏之气必互相灌溉，故各五脏之中，必各兼五气。"

1. 脏与脏之间的统一观

"五脏之气，皆相贯通"（《侣山堂类辨》）。心、肺、脾、肝、肾五脏各具不同的生理功能和特有的病理变化。心肺同居上焦。心肺在上，心主血，肺主气；心主行血，肺主呼吸。这就决定了心与肺之间的关系，实际上就是气和血的关系。心主血脉，上朝于肺，肺主宗气，贯通心脉，两者相互配合，保证气血的正常运行，维持机体各脏腑组织的新陈代谢。肺朝百脉，助心行血，是血液正常运行的必要条件：只有正常的血液循环，才能维持肺主气功能的正常进行。心与脾的关系，心主血而行血，脾主生血又统血，所以心与脾的关系，主要是主血与生血、行血与统血的关系。心与脾的关系主要表现在血的生成和运行，以及心血养神与脾主运化方面的关系。心主血，肝藏血；心主神志，肝主疏泄，调节精神情志。所以，心与肝的关系，主要是主血和藏血，以及主神明与调节精神情志之间的相互关系。心与肝之间的关系，主要表现在血液和神志两个方面。心居胸中，属阳，在五行属火；肾在腹中，属阴，在五行属水。心肾之间相互依存、相互制约的关系，称之为心肾相交，又称水火相济、坎离交济。心肾这种关系遭到破坏，形成了病理状态，称之为心肾不交。心与肾之间，在生理状态下，是以阴阳、水火、精血的动态平衡为其重要条件的。脾主运化，为气血生化之源；肺司呼吸，主一身之气。脾主运化，为胃行其津液；肺主行水，通调水道。所以，脾和肺的关系，主要表现在气和水之间的关系。脾和肺的关系主要表现在气的生成和津液的输布两个方面。肝主升发，肺主肃降，肝升肺降，气机调畅，气血流行，脏腑安和，所以二者关系到人体的气机升降运动。肝和肺的关系主要体现在气机升降和气血运行方面。肺属金，肾属水，金生水，故肺肾关系称之为金水相生，又名肺肾相生。肺为水上之源，肾为主水之脏；肺主呼气，肾主纳气。所以肺与肾的关系，主要表现在水液代谢和呼吸运动两个方面。脾主运化；肝藏血，脾生血统血。因此，肝与脾的关系主要表现为疏泄与运化、藏血与统血之间的相互关系。肝与脾的关系具体体现在消化和血液两个方面。肝藏血，肾藏精；肝主疏泄，肾主闭藏。肝肾之间的关系称之为肝肾同源，又称乙癸同源。因肝肾之间，阴液互相滋养，精血相生，故称。肝与肾的关系主要表现在精与血之间相互滋生和相互转化的关系。脾为后天之本，肾为先天之本，脾与肾的关系是后天与先天的关系。后天与先天相互资助，相互促进。脾与肾在生理上的关系主要反映在先后天相互资生和水液代谢方面。

2. 脏与腑之间的统一观

脏与腑的关系，实际上就是脏腑阴阳表里配合关系。由于脏属阴，腑属阳；脏为里，腑为表，一脏一腑，一表一里，一阴一阳，相互配合，组成心与小肠、肺与大肠、脾与胃、肝与胆、肾与膀胱等脏腑表里关系，体现了阴阳、表里相输相应的关系。心为脏，故属阴，小肠为腑，故属阳。两者在五行都属火。心居胸中，小肠居腹，两者相距甚远，但由于手少阴心经属心络小肠，手太阳小肠经属小肠络心，心与小肠通过经脉的相互络属构成脏腑表里关系。心主血脉，为血液循行的动力和枢纽；小肠为受盛之腑，承受由胃腑下移的饮食物进一步消化，分清别浊。心火下移于小肠，则小肠受盛化物，分别清浊的功能得以正常地进行。小肠在分别清浊过程中，将清者吸收，通过脾气升清而上输心肺，化赤为血，使心血不断地得到补充。肺为脏，属阴，大肠为腑，属阳，两者相距甚远，但由于手太阴肺经属肺络大肠，手阳明大肠经属大肠络肺，通过经脉的相互络属，构成脏腑表里关系。因此，二者在生理病理上有密切关系。肺主气，主行水，大肠主传导，主津，故肺与大肠的关系主要表现在传导和呼吸方面。脾与胃在五行属土，位居中焦，以膜相连，经络互相联络而构成脏腑表里的配合关系。脾胃为后天之本，在饮食物的受纳、消化、吸收和输布的生理过程中起主要作用。脾与胃之间的关系，具体表现在纳与运、升与降、燥与湿几个方面。肝位于右胁，胆附于肝叶之间。肝与胆在五行均属木，经脉又互相络属，构成脏腑表里肝与胆在生理上的关系，主要表现在消化功能和精神情志活动方面。肾为水脏，膀胱为水腑，在五行同属水。两者密切相连，又有经络互相络属，构成脏腑表里相合的关系。肾司开合，为主水之脏，主津液，开窍于二阴，膀胱贮存尿液，排泄小便，而为水腑。膀胱的气化功能，取决于肾气的盛衰，肾气促进膀胱气化津液，司关门开合以控制尿液的排泄。肾气充足，固摄有权，则尿液能够正常地生成，并下注于膀胱贮存而不漏泄，膀胱开合有度，则尿液能够正常地贮存和排泄。肾与膀胱密切合作，共同维持体内水液代谢。

三、动态辨证观

（一）阴阳的辨证观

《素问·六微旨大论》曰："成败倚伏生乎动，动而不已则变作矣……不生不化，静之期也。"人体亦然，生命始终处于气化运动过程之中，没有气化运动就没有生命。人的生命活动过程，就是人体的阴阳对立双方在不断地矛盾运动中取得统一的过程。中医理论中辨证的概念、辨证判断及辨证的推理都是辨证的分析与综合辨证矛盾及其运动发展规律的思维形式。"阴阳"作为概念，虽然张景岳在《类经·阴阳类》指出："阴阳者，一分为二也。"但根据阴阳依存互根、动态平衡，阴阳也应该是"合二为一"的过程。"一分为二"是对整体事物内部矛盾方面的揭示，是辨证的分析过程，"合二为一"是把从整体事物内部区分出的不同的矛盾方面复归为统一整体，是辨证的综合过程。如对脏腑而言，六腑传化物而不藏为阳，五脏藏精气而不泻为阴；对五脏本身而言，心、肺居于上焦故为阳，肝、脾、肾居于中焦故为阴，阴阳对立即指世间一切事物或现象都存在着相互对立的阴阳两个方面，如上与下、天与地、动与静、升与降等等，其中上属阳，下属阴；天为阳，地为阴；动为阳，静为阴，升属阳，降属阴。而对立的阴阳双方又是互相依存的，任何一方都不能脱离另一方而单独存在。如上为阳，下为阴，而没有上也就无所谓下；热为阳，冷为阴，而没有冷同样就无所谓热。所以说，阳依存于阴，阴依存于阳，每一方都以其相对的另一方的存在为自己存在的条件。

（二）自然与人体的辨证观

木、火、土、金、水五行的生克制化概念。中医学的五行学说把自然界的事物及人体生理、病理活动，根据五行的特性区分为五种属性。自然界中五季的春天、五方的东方、五气的风、五化的生、五色的青等属性和人体的肝、胆、目、筋的生理功能符合木的生长、升发、条达舒畅的特性而属木性。又把相同属性的自然事物或人体生命运动现象归为一类，春季、东方、风气、植物生长、青色、酸味，人体的肝、胆、目、筋、怒、呼、握归为木类。前者寻找各个事物的共同属性，是抽象的分析过程；后者把具有共同属性的个体归纳为一类，是抽象的综合，因为它们只解决了个体与类的关系。中医理论在对个体与类关系的抽象认识的基础上，应用辨证的分析与综合方法，进一步揭示类与类间的联系进行辩证思维的认识，认为自然界的一切事物可以在某一层面寻找出共同的性质、本质或规律。但是不同属性的类之间还存在着递相滋生和递相克制的关系，分析不同类之间生与克的对立是辩证的分析过程；生与克不是孤立进行的，生中有克，克中有生，因此而产生的维持整体事物稳定平衡的调节机制，即"制化"，是辩证的综合过程。完成了把从事物整体中抽象出来的不同属性在更高的层次（主观领域）复归为统一整体的认识过程。

（三）中医治疗的辨证观

标本缓急，"本"类似疾病的根本矛盾，"标"类似被根本矛盾所规定和影响着的其他矛盾。在疾病存在的整个过程中，其根本矛盾，即"本"的性质没有发生变化；被根本矛盾所规定或由根本矛盾所派生的其他矛盾，即"标"，却有的产生了，有的激化了，有的发展了。但是，治病必须抓住疾病的根本矛盾，即所"治病必求其本"。可见，中医学在"标本缓急"理论中已涉及根本矛盾、主要矛盾和次要矛盾的关系问题。

正治反治在区分了病的标本，确定了治疗的主次先后之后，就要采取措施进行治疗，使阴阳的相对平衡得以恢复。总的治疗原则就是一个，即针锋相对。证候反映出阴阳失调，就采用纠正阴阳失调状况的治疗方法，如寒者热之、热者寒之、虚者补之、实者泻之，借以帮助机体恢复平衡状态。中医学这种关于应用与证候性质相反的药物进行治疗的原则，正是自发地运用了矛盾的对立之间既斗争又统一的辩证法原理。

　　中医学的异法方宜理论认为疾病的种类和患者的条件是复杂多样的，同一种疾病，由于方域、气候、季节、生活、环境、职业、体质等不同，治法就应有所区别。治疗疾病既要考虑矛盾的普遍性，又要善于认识矛盾的特殊性，要具体问题具体分析，蕴含了把事物的一般性和特殊性结合起来的辩证法思想。

　　病治异同包括"同病异治"和"异病同治"两个方面，这是中医治疗灵活性的体现。同一疾病可因人、因时、因地的不同，或由于病情的发展、病机的变化及邪正消长的差异，采取不同的治法，谓之同病异治。不同的病证，其发展过程中，出现了相同的病机变化时，也可采取相同的方法进行治疗，谓之异病同治。这说明中医学是从运动的观点而不是静止的观点，从相互联系的观点而不是孤立的观点，来看待疾病的发生和发展。在治疗上注意疾病的阶段性，是辨证观的体现。

第三节　平乐正骨平衡理论的具体内容

一、天人合一平衡论

　　天人合一平衡论是平乐正骨理论体系的一大特色。平乐正骨理论认为，人体是一个小天地，是一个互相联系的整体；同时，人又生活在天地之间，自然环境之内，是整个物质世界的一部分，人与环境是一个整体。自然界的四时四气等变化无不与人体息息相关，直接影响着人的生产生活、生理病理及疾病的治疗与康复。平乐正骨运用天人合一平衡论指导伤科临床，强调在伤科疾病的预防、诊断、治疗、康复等各个阶段都要从整体观念出发，三因制宜，个性化施治，方能收到理想的效果。

　　（一）天人合一的内涵

　　天人合一观是中医学独有的理论，中医学认为人体是一个互相联系的有机整体，人体的构成及其生命活动是宇宙万物繁衍生息的一部分，人的生命及健康与天地阴阳四时的变化相合相应、息息相关。平乐正骨提出天人合一平衡论，旨在强调人体本身、人与环境是一个和谐统一的整体，将人和环境统一起来探索他们的共性及相互关系，有利于从整体角度理解人体的生理病理活动，从而指导伤科疾病的防治。

　　1. 人体是一个互相联系的和谐统一体　人体以五脏为核心，通过经络、血脉，将六腑、五体、五官、九窍、四肢百骸等全身组织器官联系成互相关联的一个整体，和在外的五味、五色、五音、五声、五志等形成了一个表里相合、内外相关的和谐统一体，并通过精、气、血、津液的作用，来完成机体协调统一的机能活动。脏与脏、脏与腑、腑与腑之间相互联系、相互配合，保持着动态平衡关系。平乐正骨理论强调人体是一个小天地，外在的形体官窍与内在脏腑密切相关。如筋联缀关节而主司运动，赖于肝血滋养，故曰"肝主筋"，但筋的机能还依靠全身气血津液的濡养，故脾之运化、心之主血、肺之宣降、肾之藏精的功能变化均会影响到筋的生理、病理活动。这充分体现了人体内外的整体统一性。

2. 人与自然是相互联系、相互依赖的和谐统一体

《素问·宝命全形论》曰："人以天地之气生，四时之法成。"这就是说人是大自然的一个组成部分，大自然的阳光、空气、水等构成了人赖以生存的环境。人类的活动可以影响环境，而自然环境的变化又会直接或间接地影响人的身体机能。人与自然紧密联系、息息相关、相互依赖。

（1）时间更替，人体气血运行相应改变。①季节变换，阴阳消长，气血改变。气候由自然界阴阳二气运动变化而产生，一年之中春温、夏热、秋凉、冬寒。人体气血运行亦在不同季节气候的阴阳消长规律影响下发生相应的适应性改变，这种改变在外表现为身体机能、面色、脉象、舌象、起居等诸方面的改变。比如面色，春稍青、夏稍赤、秋稍白、冬稍黑；又如脉象，春微弦、夏微洪、秋微浮、冬微沉；天气晴朗，风和日丽，气血输布和循环通畅；气候炎热，气血升发太过，血热容易妄行；天寒地冻，气血则凝滞收敛。②昼夜更替，阴阳消长，气血改变。一日之中昼夜晨昏变化，阴阳动态消长，人体阴阳气血运行亦相应改变。《素问·生气通天论》曰："阳气者，一日而主外，平旦阳气生，日中而阳气隆，日西而阳气已虚，气门乃闭。"③月令不同，阴阳消长，气血改变。月满时，人体气血旺盛，皮肤充实，抵抗力强；月空无或缺损时，人体气血循环不足，卫气衰，抵抗力弱。可见人体之气血运行受到大自然气候、日照、月亮的影响。

（2）地域环境变化，人体气血运行有所不同。地域环境是人类赖以生存的要素，主要包括地势高低、地域气候、水土物产、人文地理、风俗习惯等。地域气候、地理环境、水土物产及生活习惯的不同，在一定程度上影响着人体气血运行和脏腑机能，进而影响体质的形成。如江南多湿热，人之腠理多稀疏；北方多燥寒，人之腠理多致密。又如青藏高原空气稀薄，气血较虚，易虚喘；南方地区气候炎热，阳气多盛，腠理多疏，易中暑热；北方寒冷，其人多食肉，其筋骨多强实而体质耐寒，南方之人则相反；北方多冰冻冷滑，气血易凝、筋骨易损，加之多饮酒御寒，股骨头坏死患者较多；南方沿海地区多湿热，多食海鲜，则多发湿热痛风之证等。《素问·异法方宜论》云："东方之地，其病皆为痈疡……西方者……其病生于内……北方者……脏寒生满病……南方者……其病挛痹……中央者……其病多痿厥寒热。"处于不同地域的人都有着与本地自然条件相对应的主要患病倾向，如大骨节病多发生在我国北部及西伯利亚东部、朝鲜北部。可见，地域环境可以影响人体的生理活动，而且人体随着地域环境的变化会出现相应的改变。

3. 人与社会是相互联系、相互依赖的和谐统一体

人与社会环境相统一。《素问·气交变大论》曰:"上知天文,下知地理,中知人事,可以长久。"这里明确把天文、地理、人事作为一个整体看待。人不仅是自然的一部分,而且是社会的一部分,人体和社会环境相互联系、相互作用。社会环境包括社会政治、生产力、生产关系、经济条件、劳动条件、卫生条件、生活方式以及文化教育、家庭结交等各种社会联系。一般而言,良好的社会环境、和谐的家庭氛围、融洽的人际关系,可使人精神振奋,气血畅流,有利于身心健康;反之,不利的社会环境,则会导致人精神压抑、紧张、恐惧,气血运行阻滞,危害身心健康。人之政治经济地位的高低,对人的身心机能、体质特点也有重要影响。如常食肥甘厚味,多生痰湿;体力劳动者易患劳损诸证;邻里同事不和则易气郁等。

(二)天人失调是伤科疾病的重要病机

《素问·四气调神大论》云:"夫阴阳四时者,万物之始终也,死生之本也,逆之则灾害生,从之则苛疾不起,是谓得道。"这里体现了"天人合一"的观念,人与气候、季节、环境相互协调、动态平衡是保证健康的重要前提,人体诸多疾病都是由于天人关系失调所致。

1. 内外失调,筋骨失衡,伤病由生

平乐正骨理论认为人体内外是互相联系的和谐统一体。在认识伤科疾病的病因病机时,要把局部病理变化与整体病理反应统一起来,既重视局部病变与其相关的内在脏腑的联系,亦强调病变与人体周身内外环境的相关性。主要体现在两个方面:①由内及外,脏腑失调,筋骨失衡。脏腑是化生气血、通调经络、营养皮肉筋骨、主持人体生命活动的主要器官。脏腑功能活动失调,必然导致气血紊乱、筋骨失衡,在外则表现为四肢关节活动受限。如肝藏血主筋,若情志过极化火,或劳神过度,致阴血暗耗,肝血不足,则筋失所养,关节运动不灵、手足拘挛、肢体麻木、筋脉拘急、手足震颤等;筋为骨之卫,筋弱则筋骨失衡,出现关节失稳、无力、失养、活动异常,进而出现创伤性、劳损性、退变性、失用性骨关节病。肾藏精主骨,肾强则骨健,若禀赋不足,或后天失养,可致肾精亏虚,骨骼失养,小儿则骨软无力、囟门迟闭、骨骼发育不良、肢体畸形,成人可出现足痿无力、骨质疏松、骨折。骨伤则筋无所张、失依、失用,筋骨失衡,进而出现筋驰、筋痿、筋挛、筋伤。可见,内在脏腑的病变会导致筋骨失衡,肢体关节功能失常。②由外及内,筋骨失调,脏腑失衡。肢体关节的病变也可以影响内在脏腑。《素问·刺要论》云:"肉伤则内动脾。""筋伤则内动肝。""骨伤则内动肾。"骨折筋伤可内动脏腑。首先,恶血归肝,易内动肝肾。凡跌打损伤之证,败血凝滞体内,必归于肝,产生肝气郁结或气滞血瘀,造成局部青紫肿痛;日久则肝血不足,筋失所养,出现关节运动不灵、手足拘挛、肢体麻木、筋脉拘急、手足震颤等。跌打损伤，既伤肝伤血，亦伤骨损髓，骨与髓伤必内动于肾，造成肾所司功能异常。其次，外伤劳损，易致脾胃失健。暴力损伤，瘀血凝滞归肝，肝脾不调，常影响脾胃纳食和运化功能，导致气血生化乏源，从而造成骨折延迟愈合或不愈合。再次，外伤可致心主血脉功能障碍，瘀血阻络，血行缓慢，造成筋骨失养，久之患者形体消瘦、筋骨萎缩，或创伤日久不愈合。可见，人体是一个内外协调的和谐统一体，生理上内外相互为用，病理上互相影响，不可分割。

2. 违逆四时，脏腑失调，筋骨失衡

平乐正骨理论认为，伤科疾病的发生与四时气候有关。若人与自然不相适应，则天人失调，脏腑功能活动紊乱，气血逆乱，筋骨失衡，伤科疾病遂生。包括两个方面：①人违逆四时，不能遵循自然界的阴阳消长规律，则脏腑功能紊乱。顺应自然、法天则地是中医防病养生的一大原则。人顺应四时阴阳节律而养生，则脏腑协调、筋骨自健；反之则病。《素问·四气调神大论》曰："逆春气则少阳不生，肝气内变；逆夏气则太阳不长，心气内洞；逆秋气则太阴不收，肺气焦满；逆冬气则少阴不藏，肾气独沉。"不顺应四时阴阳节律的变化就会导致天人失调，出现脏腑病变，而脏腑协调是筋骨平衡的保证，一旦脏腑功能紊乱，则筋骨失衡，伤科疾病遂生。如冬天大自然阴长阳消，起居摄生应顺应规律以静"藏"为主；若违逆自然规律，活动失度，则会导致肾藏不足，肾气虚弱，骨髓失养，出现腰膝酸软、足痿无力、牙齿松动等症，日久则易骨折。②自然界的变化超出了人的适应能力，导致天人失调，筋骨失衡。人类适应自然环境的能力是有限的，如果气候变化过于剧烈或急骤，超出了人体的适应能力，则会导致天人失调，筋骨失衡。《素问·金匮真言论》曰："东风生于春，病在肝，俞在颈项；南风生于夏，病在心，俞在胸胁；西风生于秋，病在肺，俞在肩背；北风生于冬，病在肾，俞在腰股；中央为土，病在脾，俞在脊……故春善病鼽衄，仲夏善病胸胁，长夏善病洞泄寒中，秋善病风疟，冬善病痹厥。"可见四时气候变化超出人的适应能力时，会导致脏腑紊乱，筋骨遂病。同时，伤科疾病亦常因气候剧变或季节更替诱发。比如肢体关节疼痛的病证，常在气候寒冷或阴雨连绵时加重；又如湿热内侵，连及筋骨，则生附骨疽等。

3. 社会环境不利，形神失调，筋骨失衡

人是社会的人，人的身体机能会受到社会环境的影响。《素问·移精变气论》指出："……忧患缘其内，苦形伤其外，又失四时之从，逆寒暑之宜，贼风数至，虚邪朝夕，内至五脏骨髓，外伤空窍肌肤，所以小病必甚，大病必死。"人之筋骨脏腑疾病与时代生活紧密相关，具体表现在两个方面：①政治经济地位影响形神状态。《灵枢·师传》云："王公大人，血食之君，骄恣纵欲，轻人。"张从正指出："贫家之子，不得纵其欲，虽不如意不敢怒，怒少则肝病少；富家之子，得纵其欲，稍不如意则怒多，怒多则肝病多。"可见，养尊处优者，常心性高傲，稍不如意易急、易怒，致肝气拂逆，血行不畅，筋骨失衡。这说明不同阶层的人因社会、经济地位及生活习惯不同，易患病证及其特点亦不同。②社会角色、生活条件影响筋骨状态。脑力劳动者多劳心，体力劳动者多劳力；常食肥甘厚味者，易生痰湿，留滞筋骨；素食苟充者，易气血虚弱，筋骨失养。劳心则中虚而筋弛骨脆，劳力则中实而筋劲骨强。

（三）天人合一平衡论对伤科疾病治则、治法的指导作用

平乐正骨天人合一平衡论认为，伤科疾病不是孤立存在的，它受到人的体质禀赋、起居习惯、性格特点、年龄阶段、七情六欲、时令气候、地域环境、职业角色、社会地位、经济条件等多种因素的影响和制约；在对伤科疾病辨证时要特别重视整体观念，局部伤病是与整体相关的，不能疏忽和偏颇。平乐正骨天人合一平衡论重视局部与整体、内在因素与外在因素的相互联系以及环境、情志、社会与创伤的相互关系，这对伤科疾病的未病先防、既病防变、加速康复有着非常重要的意义。天人合一，整体联系，顺应自然，法天则地，是平乐正骨防治伤科疾病的一大总则。

1. 上合于天，因时制宜

平乐正骨理论强调依据时令气候节律变化制定相应的防治原则，即"因时制宜"。《灵枢·卫气行》曰："谨候其时，病可与期；失时反候者，百病不治。"筋骨疾病的康复来源于气血的濡润，而气血的运行状态跟阴阳消长密不可分。一年之中有四季，一天之中有十二时，不同时间的阴与阳处在动态变换之中。故在防治伤科疾病的过程中也应遵从"天人相应"的原理，依据阴阳消长的特点灵活确定用药、手法的量度。具体表现在以下几个方面：①因时制宜，合理用药。春夏季节，气候由温渐热，阳气升发，人体腠理疏松而开泄，即使患者外感风寒，也不宜过用辛温发散药物，以免开泄太过，耗伤气阴；而秋冬季节，气候由凉变寒，阴盛阳衰，人体腠理致密，阳气内敛，此时若非大热之证，当慎用寒凉药物，以防伤阳。暑邪致病有明显的季节性，且暑多兼湿，故暑天治病要注意解暑化湿；秋天气候干燥，外感秋燥，则宜辛凉润燥。肝肾阴虚者多夜间潮热难眠，脾肾阳虚者多五更泄泻，故用药要考虑时相特征有的放矢。②因时制宜，适度练功。练功疗法能促进气血运行，既可强筋健骨，又对防治骨关节病及软组织损伤疾病有着明显疗效。春夏阴消阳长，宜调神畅志，夜卧早起，舒展筋骨，吐故纳新。但在初春午暖还寒之时，人体易受寒邪侵袭，故要做好保暖，功能锻炼宜适度，可借助器械进行患肢功能锻炼。秋天阴长阳消，宜早卧早起，养阴为主，练功不可大量出汗，以防汗出伤阴。冬天万物闭藏，肾气内应而主藏，应以养肾为主，宜神气内守，避寒就温，多晒太阳。③因时制宜，动静结合。根据损伤时期不同因时制宜，确定动静的量度。早期宜多静少动，中期宜动静并重，后期宜多动辅静。骨折内固定术后患者，应根据内固定物取出的早晚适时、适度锻炼。内固定物取出得越晚，内固定物对骨折处造成的应力遮挡就越大，局部的抗剪切能力越低，此时应注意静以护骨，逐渐活动，避免再骨折。④因时制宜，取穴理筋。遵循"子午流注"原理，在实施穴位揉药、通经活络等手法时，应将患者症状与十二时辰结合起来，按时取穴理筋，可以更有效地调理气血、协调阴阳以促进筋骨康复。

2. 下合于地，因地制宜

平乐正骨理论强调应根据地理环境特点来制定适宜的治法和方药，即"因地制宜"。不同的地域，地势有高下，气候有寒热温燥，水土性质各异，因而长期生活在不同地域的人就具有不同的体质差异。东南湿热，治宜清化；西北寒燥，治宜温润；南人柔弱，药量宜小，手法复位时力度稍轻；北人粗犷，药量宜大，手法复位时力度稍重。同时，应根据伤者所处的地形地势特点，施以适当的"动"与"静"；另外，"动"与"静"的方式和方法不是一成不变的，受伤时应因地制宜，就地取材，因陋就简，及时制动，保护筋骨。

3. 中合于人，因人制宜

平乐正骨理论强调"以人为本"，人的体质有厚薄，禀赋有强弱，年龄有长幼，性别有男女，所以即便是生活在相同地域和气候条件下的人，其患病特点亦有不同，即"因人而异"。具体表现在：①依年龄而异，因人制宜。不同年龄的人因气血盈亏、脏腑机能不同，治疗用药也应有区别。老年人生机减退，气血亏虚，肝肾亏损，患病多虚证，故治老年筋骨疾病宜补，攻邪要慎重，用药量应比青壮年少。小儿生机旺盛，但气血未充，脏腑娇嫩，易寒易热，易虚易实，病情变化较快，故治小儿病，忌投峻攻，少用补益，用药量宜轻。②依性别而异，因人制宜。男女性别不同，各有其生理特点。妇女有经、带、胎、产等情况，治疗用药应考虑其生理周期。如在妊娠期，对峻下、破血、滑利、走窜伤胎或有毒药物，当禁用或慎用；产后应考虑气血亏虚及恶露情况等。③依体质而异，因人制宜。体质有强弱与寒热之偏，阳盛或阴虚之体，慎用温热伤阴之剂；阳虚或阴盛之体，慎用寒凉伤阳之药。

（四）天人合一平衡论的临床应用举隅

患者，李某，男，38岁，2009年8月21日因腰痛反复发作2月余、加重半个月来诊。患者既往有"腰肌筋膜炎"病史，常反复发作腰痛。曾在当地卫生院就诊，给予补肾法治疗后，诸症加剧。遂至当地人民医院行封闭疗法治疗，效果仍不明显，治疗2日后腰痛更甚，并出现腿痛、跛行。患者头身困重，纳呆，大便黏滞，口渴，口中粘腻，苔黄腻，脉滑数。CT检查示：腰椎间盘退变，L4～5椎间盘突出。中医诊断：腰痛。西医诊断：腰肌筋膜炎；腰椎间盘突出症。辨证论治：当地医生忽略了天人合一的整体观和辨证思维系统，仅依据"腰为肾之府"盲目补肾，导致诸症加重。根据平乐正骨天人合一平衡论思想，运用整体辨证思维，需要全面了解患者发病的环境、地域及患者饮食结构、起居习惯等特点。患者发病季节处在夏月暑天，所居地区气候偏炎热，且患者家处低洼地带，环境潮湿，加上夏月湿邪易与暑热结合犯病。患者曾强体力劳动1周，期间天气湿热，时下雷阵雨，渐出现腰痛；平素喜饮酒，嗜食辛辣。

综合以上因素，天人相应，整体审察：①因时制宜。发病季节处在夏月暑天，当时气候高温多雨，湿与热结。②因地制宜。患者所居之地气候偏热，低洼潮湿，湿热易犯。③因人制宜。患者系中年男性，体质壮实，平素喜饮酒，酒能生热助湿，且患者嗜食辛辣，热上加热，湿热蕴结更甚。④四诊合参。患者有头身困重、纳呆、大便黏滞、口渴、口中粘腻、苔黄腻、脉滑数等湿热蕴结、阻碍中焦气机的表现；湿热熏蒸，气机阻闭，不通则痛，故腰痛日甚。治宜清热燥湿、行气止痛。方用王氏连朴饮合四妙丸加减，其药物组成：厚朴 10g，黄连 10g，石菖蒲 15g，制半夏 10g，焦栀子 12g，芦根 20g，知母 10g，黄柏 12g，薏苡仁 20g，川牛膝 10g，滑石 15g，竹叶 10g。水煎服，每日 1 剂，分 2 次口服，连服 7 剂，并嘱饮食清淡，忌烟酒辛辣。2 患者服药 3 剂后每日泻大量黏滞大便，诸症悉减，仅食欲不振；舌苔薄白，脉缓。遂改健脾化湿、理气醒脾之香砂六君子丸加减，其药物组成：党参 10g，白术 15g，茯苓 15g，法半夏 10g，陈皮 5g，炙甘草 6g，神曲 10g，山楂 10g，麦芽 10g。连服 5 剂后痊愈。

二、气血共调平衡论

　　气血平衡理论是平乐正骨理论体系的核心。平乐正骨理论认为气血是人体生命活动之总纲，也是伤科病机之总纲。人体是一个有机的整体，局部肢体的损伤可引起脏腑功能紊乱，气血运行失常。平乐正骨理论认为，气血是人身之至宝，人的生、长、病、老无不根于气血。气血的运行保持着既对立制约又相互依存的动态平衡关系。气血平衡，则机体安；气血失衡，则患生。损伤首犯气血，气血乱则伤病生，伤科疾病的辨证论治核心就是调理气血至平衡状态。平乐正骨在长期的医疗实践中形成了具有鲜明中医特色的"气血共调平衡论"。

（一）气血的动态平衡关系

　　气属阳，主动，主煦之，是生命活动的动力；血属阴，主静，主濡之，是生命活动的物质基础。气血都源于脾胃化生的水谷精微，气中有血，血中有气，气与血不可须臾相离，二者保持着相互依存、动态平衡的关系。

1. 气为血之帅

　　（1）气能生血：气的运动变化是血液生成的动力。气旺血充则筋骨健，气虚血少则筋骨病，补气能生血，则筋骨得濡，伤病自复。故平乐正骨在治疗骨伤中后期疾患时，常在补血药中配合大剂量补气药，以推动和激发脏腑功能，促进血液

　　（2）气能行血：气的推动作用是血液循行的动力。气行则血行，气滞则血瘀，气有一息之不运，则血有一息之不行。故平乐正骨在临床上治疗损伤诸病之血瘀证时，常以调气、行气为主，调血次之。

　　（3）气能摄血：气对血具有统摄作用。血液循常道周而复始环流全身，全赖于气之统摄。平乐正骨理论认为，气血平衡，则气能摄血，互相制约；若气虚不能摄血，

则可见出血之候，治疗时必须给予大剂量补气药以补气摄血，方能达到止血的目的。

2. 血为气之母

（1）血能生气：血不断地为气的生成和功能活动提供水谷精微，使气的生成与运行正常进行。所以血盛则气旺，血衰则气少。二者相互依存，互生互根，保持平衡。

（2）血能载气：血为气之守，气必依附于血而静谧。血不独生，赖气以生之；气无所附，赖血以附之。气动血静，动静结合，动态平衡。平乐正骨理论认为，暴力创伤引起大出血之时，气无所依而随之涣散，形成气随血脱之候。此时急宜止血为要，唯有止血，方能固脱。

（二）气血平衡与脏腑经络活动的关系

气血根于五脏，又总司五脏六腑四肢百骸之功能与荣养。《素问·五脏生成论》云："肝受血而能视，足受血而能步，掌受血而能握，指受血而能摄。"平乐正骨理论认为，气血的平衡与脏腑经络功能的平衡密切相关。肾藏精，精血互生，为气血之根；心主一身之血脉，运行气血；肺主气，朝百脉，助心行血；肝藏血，调节血量，肝主疏泄，调畅气机，气畅则血行；脾主运化水谷精微，为气血生化之源，脾主统血，统摄血液周而复始循行于脉道。五脏六腑各司其职、互相协调，气血的生化和运行才能保持平衡。气血平衡与脏腑经络活动密切相关，互相依存。只有脏腑经络功能活动有条不紊，气血才能源源不断生化无穷，循行有度，从而维持动态平衡；也只有气旺血行，气血平衡，脏腑经络才能发挥其正常的生理功能。

损伤、劳损，无论外损皮肉筋骨之形体，或内伤脏腑经络，都必然引起气血之变化。气滞必血瘀，气血阻滞不通，外使关节不利，内致血脉闭塞，气无所行，而内伤脏腑。由此可见，外伤筋骨，必内损气血，气血不畅，必然导致脏腑失于濡养。脾胃系气血之父，心肾系气血之母，肝肺为气血之舍。气血失衡致脏腑不和，脏腑不和又致气闭、气逆、气滞、气虚、气脱；也可致留血、瘀血、结血、亡血。气血与经络脏腑互相影响，内损外伤互为因果。

（三）气血平衡是健康的基本条件

气血平衡是人体健康的保证。《素问·至真要大论》谓："气血正平，长有天命。"即只要气血平衡，就可健康长寿。平乐正骨理论认为，气血平衡既是健康的标志，也是治疗伤科疾病的关键。气血的平衡并非静止和绝对的，而是处在动态平衡之中。人体一系列复杂的生理活动，需要气机的升降出入，气血在运动中保持动态平衡，才能使脏腑筋骨各司其职。反之，气血运行失常，则会影响脏腑筋骨之协调平衡，导致损伤、退变等病变产生。平乐正骨理论认为，将气血调至平衡是治疗伤科诸疾的关键环节。损伤首伤气血，通过调畅气血，使气血由失衡转向新的平衡，保证脏腑筋骨源源不断地得到气血的滋养，从而使机体恢复气血平衡，则伤病自愈。

（四）气血失衡是疾病的主要病机

气血与人体一切生理、病理变化均有密切的关系。《素问·调经论》云："血气不和，百病乃变化而生。"气血平衡则泰，气血失衡则疾。平乐正骨理论认为，人是一个有机联系的整体，牵一发而动全身，局部损伤会导致全身气血失衡，损伤之证应从气血论治。人体无论受到何种原因、何种形式的损伤，都会使气血紊乱、经络受阻、脏腑失调，从而使机体处于失衡状态。气血失衡必然影响经络脏腑，而经络脏腑失常也必然会导致气血失衡。气血失衡，是分析研究伤科各种疾病病机的基础。气行则血行，气滞则血瘀，气狂则血躁，气虚则无以生血，血虚亦无能载气。伤气则气虚、气滞，气虚、气滞可致血瘀；伤血则血瘀、血虚，血瘀、血虚多致气滞。伤气能及血，伤血又能及气，二者互相影响，进而导致经络脏腑功能紊乱，全身气血失衡。气血失衡在伤科临床上主要表现为血瘀气滞、气虚血瘀、气不摄血、气血两虚、气随血脱等。

1. 血瘀气滞

平乐正骨理论认为，瘀血最易导致气滞难行，创伤、闪挫、劳损等损及筋骨血脉，致使血液离经外溢，瘀于筋肉腠理之间，阻闭经络，气机阻滞，则血行瘀阻更重。因而，损伤早期血瘀气滞最为常见，临床主要表现为伤部青紫、肿胀、疼痛。进而导致脏腑不和，出现腹胀纳呆，大便干结，小便赤黄，舌暗苔厚，脉弦涩等。

2. 气虚血瘀

平乐正骨理论认为，气能行血，气虚则推动无力而致血瘀。慢性劳损或久卧伤气，致气虚无力推动血行而成瘀。其轻者，仅气之推动乏力，血行迟缓，运行无力，证见面色淡白或晦暗、身倦乏力、气少懒言、皮下青紫瘀斑、伤口久不愈合、舌淡暗或有瘀斑、脉沉涩；其重者，气虚无力行血，血失濡养，肌肉筋骨痿软不用，甚至血栓形成，经络不通，肢体肿胀，重则坏死等；更甚者可出现心梗、脑梗、肺梗等危象，危及生命。

3. 气不摄血

平乐正骨理论认为，损伤中后期，中气渐虚，脾气虚失于统血，或慢性劳损，或久卧伤气，气虚固摄血液之力减弱，血不循经，溢出脉外。证见面色萎黄、神疲纳呆、肢体虚肿、瘀斑，或有衄血、吐血、咯血，或伤处慢性出血，伤口恢复缓慢，舌淡、脉细弱等。女性可并发崩漏等。

4. 气血两虚

平乐正骨理论认为，损伤后期，久病消耗，或慢性劳损，或久卧伤气，或脾胃虚弱，气血生化无源，或因损伤失血，气随血耗等，使气血日渐衰少，终致气血两伤、两虚；从而导致面色少华、疲乏无力、头晕眼花、肌肤干燥、肢体麻木、脉细无力等。

5. 气随血脱

平乐正骨理论认为，外伤致大量出血的同时，气也随着血液的流失而散脱。血为气之载体，血脱，则气失去依附，故气亦随之散脱而亡失。可见大量失血致眩晕、心悸、面白、息微、大汗淋漓、肢厥身凉、舌淡、脉细欲绝等。此为伤科之危证。

（五）气血共调平衡论对伤科辨证论治的指导

气血共调平衡论贯穿于平乐正骨学术体系之中。伤科的治则、治法、用药无不与气血相关。轻的损伤如闪伤、牵拉伤等多以伤气为主。气无形，气伤则作痛。较重的损伤如碰撞、跌扑、打击伤等多以伤血为主。血有形，形伤则作肿。严重的复合伤、开放伤多致气血俱伤或亡血过多。气血俱伤则肿痛并见，亡血过多则气随血脱而现危证。伤气能及血，伤血又能及气。治血必治气，气机调畅，血病始能痊愈。血虚者，补其气而血自生；血滞者，行其气而血自调；血溢者，调其气而血自止。治气必治血，血足而气虚自愈，血行而气机自畅。气与血互根互生，必同治而收效。平乐正骨把调理气血、恢复气血之平衡作为伤科之大法。其用药精巧严谨，不拘泥于一方一药，而是辨证论治将祖传经验加以深化发展，对骨折的治疗主张应根据疾病早、中、后三期气血之不同特点辨证立法用药，"破""和""补"各法灵活应用。同时强调慢性劳损以行气为主，急性损伤则活血为先。治疗目标均为调理气血，恢复气血之动态平衡。

1. 创伤早期

创伤早期，肢体受损，筋脉损伤，血溢脉外，瘀血停留，致血瘀气滞。临床上多表现为局部青紫、肿胀、疼痛。瘀不去则痛不止、骨不愈合，治则以行气消肿、活血化瘀止痛为大法。用药以"破"为主，祛瘀生新，亡血者补而兼行；同时，因气血互根，血药中必加气药才能加速病愈；肝主血，败血必归于肝，肝受损，轻则连及脾胃传化之道，重则连及心肺，干扰上焦清静之腑，故在活血祛瘀的同时加疏肝理气之品，必能收到事半功倍之效。

2. 创伤中期

创伤中期，瘀未尽去，新骨待生，气血不和，经络不通。患者经初期活血祛瘀治疗后，瘀血尚有残余，气血未完全恢复，肢体筋脉肿痛减而未尽，若继用攻破之药则恐伤及正气，故用药以"和"为主。治宜调和气血、接骨续筋、消肿止痛。

3. 创伤后期

创伤后期，久病体虚，肝血不足，失于濡养，致筋脉拘急，筋肉失养而身体逐渐消瘦，关节不利，肾精虚损而髓空，脾虚而气血生化乏源，气血化源不足又导致脏腑经络功能更加紊乱。同时，因损伤日久，长期卧床，加之不同的固定限制肢体活动，故正气亏虚，营卫不和，气血运行不利，血络之中再生瘀滞，虚中有滞，易感受内外因而产生各种并发症。治宜以和营卫、补气血、通利关节、健脾益肾为主。用药以"补"为主，寓补于通，辨证而治，方能取得较好的疗效。

（六）平乐正骨气血共调平衡论的临床应用举隅

1. 创伤早期

患者，刘某，女，36 岁，2002 年 3 月 11 日因摔伤致右小腿肿胀疼痛、不能活动 10h 来诊。查体：右小腿高度肿胀、有散在小水疱，小腿中段压痛明显，可触及骨异常活动和骨擦感，足背动脉搏动良好，舌淡红有瘀斑，苔薄白，脉弦。X 线检查示：胫腓骨中段长螺旋形骨折。诊断：胫腓骨中段长螺旋形骨折、骨筋膜室综合征。辨证论治：此为创伤初期患者。创伤初期，筋伤骨断，血离经妄行而为瘀，瘀血停留，阻碍气机，气血瘀滞，经脉闭阻，不通则痛；津血同源，瘀阻水停，故腿部肿胀。用药以"破"为主，治宜活血化瘀、理气止痛、利水通络，方用活血疏肝汤合五苓散加减。其药物组成：柴胡 9g，红花 6g，桃仁 12g，槟榔 15g，赤芍 15g，酒大黄 6g，苍术 15g，茯苓 20g，泽兰 12g，车前子 30g，金钱草 30g，香附 6g。每日 2 剂，急煎服，同时外敷消肿膏。第 2 天肿胀明显减退，前方改用每日 1 剂，3 天后肿胀基本消除，行手法整复、经皮钳夹和夹板固定治疗，后续再按伤科三期用药原则治疗，50 天后骨折达到临床愈合。

2. 创伤中期

患者，李某，女，28 岁，1993 年 4 月 12 日因腰骶疼痛反复发作近 2 月来诊。患者骑自行车摔倒，臀部着地伤及尾骶部。当时局部疼痛，不敢坐骑，坐则尾部疼痛，未作治疗。伤后 7d 出现腰部疼痛，弯腰明显加重，于当地医院求治，诊断为尾骨骨折，给予经肛门手法复位配合内服中西药物治疗，效果不佳，伤后近 2 个月未愈。查体：尾骶部轻度压痛，痛点不固定，局部无肿胀，第 3 腰椎左侧椎旁压痛，腰肌紧张，弯腰时骶尾部酸胀不适。床上翻身时，局部疼痛加重。舌尖红，苔薄黄，脉弦。诊断：尾骨综合征。辨证论治：此为创伤中期患者。创伤中期，瘀未尽去，气血不和，故仍有腰骶部酸胀疼痛。瘀血尚有残余，气血未完全恢复，若继用攻破之药则恐伤及正气，故用药以"和"为主，治宜调和气血、通络止痛。方用加味泽兰汤，其药物组成：香附 15g，乌药 6g，泽兰 12g，地龙 3g，当归 10g，川断 12g，桃仁 6g，红花 5g，姜黄 10g，甘草 3g。每日 1 剂，水煎服，连服 20 剂。并配合腹、背肌功能锻炼，20 天后痊愈。

3. 创伤后期

患者，王某，男，24 岁，2003 年 7 月 5 日因桡骨钢板尺骨髓内钉固定术后 9 个月折端疼痛、活动受限前来就诊。患者面色苍白，四肢不温，腰膝酸软，纳差便溏，小便清长，夜尿尤多，舌淡胖，苔白滑，脉虚。查体：右前臂肌肉萎缩，骨折局部肿胀、色淡，压痛轻微，右前臂旋转功能受限。X 线检查示：尺骨骨痂外显，桡骨折线清晰，折端无明显硬化及髓腔闭塞。诊断：骨折延迟愈合。辨证论治：此为损伤后期患者。患者以骨折延迟愈合为主病，骨折愈合有赖于营血滋养和肾阳蒸化。损伤日久，气血耗伤，同时四肢不健、运动减少，导致脾胃运化无力，水谷精微不能化生营血，筋骨失于濡养，故骨折延迟愈合。肾主骨，久病伤肾，肾虚则骨失所养；肾阳亏虚，不能蒸化营血养骨，必致疾病缠绵难愈。因此，治疗本病的关键在于脾肾兼顾，先后天相互滋助、相互促进，才能达到加速骨折愈合的目的。治则以健脾益肾、补益气血为大法，用药以"补"为主。方用平乐补肾益气壮骨丸加减，其药物组成：川断60g，骨碎补60g，杜仲40g，鹿茸10g，煅自然铜40g，土鳖虫30g，党参40g，白术60g，茯苓60g，山药60g，三七30g，黄芪60g，枸杞60g，上药共为细末，炼蜜为丸，每丸9g。口服，每次1丸，每日3次。治疗3个月后，面白形寒、腰膝酸软、纳差便溏、小便清长等明显改善；7个月后全身不适症状基本消失，右前臂旋转功能基本正常，复查X线片示髓腔已通，折线消失，骨小梁通过骨折线，骨折临床愈合。

三、筋骨并重平衡论

筋骨互用平衡论是平乐正骨理论体系的一大特色。平乐正骨理论认为，筋骨是人体复杂而平衡的运动系统之总称。筋束骨、骨张筋，筋与骨的关系颇为密切。在人体中，肌肉收缩产生的力通过肌腱和韧带作用于骨，不同部位的筋通过骨将力进行有效整合，从而产生协调统一的运动模式，因此，筋与骨之协调是保持关节运动动态平衡的基础。筋与骨在结构上密不可分，在功能上相互协调，共同完成人体之运动功能。筋与骨的动态平衡关系体现在伤科疾病诊疗的各个阶段。

（一）筋与骨的内涵

"筋"的内涵相当宽泛，它概括了除骨以外的皮肉、筋、脉等组织，相当于现代医学中的肌肉、肌腱、筋膜、韧带、周围神经、血管、软骨等的统称，故"筋"实质上是人体筋系统之总称。"筋系统"的概念不仅反映了筋是不同部位筋组织的总和，更反映了筋在结构和功能上的统一。筋遍布人体，通行气血，沟通上下内外，护脏腑，联属关节，主司运动，是机体的重要组成部分。中医学认为筋的生理功能主要包括以下几个方面：①连接和约束关节。《灵枢·经脉》曰："筋为刚，肉为墙。"筋连接骨而成节，是保持关节静力与动力平衡的基础，是骨之气血运行的辅助通道。②利机关而主持运动。《素问·痿论》曰："宗筋主束骨而利机关也。"筋能联属关节，主司运动，为机体活动之动力、联络之纽带。《杂病源流犀烛》云："……所以屈伸行动，皆筋为之。"说明筋对于人体之协调运动至关重要。③通行气血，沟通内外，保护脏腑。筋为五体之一，为肝之外合。肝藏血，血养筋。筋是构成人身形体的重要组成部分，具有保护人体内脏的功能。

"骨"为全身之支架，既可以支持形体，又能保护内脏。《灵枢·经脉》曰："骨为干，脉为营，筋为刚，肉为墙。"筋束骨，骨张筋，骨为筋起止之所，筋作用于骨而产生关节运动，并保护脏腑。肾主骨，骨为肾之外合。肾藏精，精生髓，髓养骨，骨的生长、发育、修复均有赖于肾之精气的濡养。六淫羁留、房事不节、久病失养等因素皆可导致肾精亏虚，骨骼因不荣而疼痛，因失养而脆弱，因失衡易骨折，甚至肢体瘫痪，痿痹不用。故肾精足则骨坚强有力，肾精衰则骨骼痿软。

（二）筋与骨相互依存的动态平衡关系

平乐正骨理论认为，筋联络四肢百骸，通行血脉；骨正筋柔，气血以流，腠理以密，如是则骨气以精，谨道如法，长有天命。筋与骨是相互依存、相互为用的。骨是人体的支架，靠筋的连接才能成为一体，发挥其支撑形体、保护内脏的作用。骨为筋提供了附着点和着力点，筋则为骨提供了连接与动力。筋有了骨的支撑才能固定与收缩，而骨正是有了筋的附着才能显示其作用。《素问·五脏生成》云："诸筋者皆属于节。"说明人体之筋都附着于骨上，大筋联络关节，小筋附于骨外，筋骨互相协作，共同维持机体的动态平衡。筋骨相互依存而保持有机平衡，筋失衡可引起骨结构的失衡；反之亦然。筋络骨，骨连筋，筋驰、筋痿、筋挛均可影响骨的功能，骨伤、骨痿也必导致筋无所依而造成筋驰、筋痿，甚至筋废。筋病可影响至骨，骨病必伴有不同程度的筋病。

筋骨之相互依存根源于肝肾之间的密切关系。中医学认为，肝肾同源，肝藏血，肾藏精，精血同源，互生互化。肝藏血，血化精，充养筋骨、脏腑、四肢百骸；肝血充盈，则精得以充，筋骨得以养而强健有力。肾藏精，精生髓，髓化血，充养筋骨、脏腑、四肢百骸；肾精足，则肝血旺，筋骨得以养。肝主筋，肝血充盈，则筋力强健而能束骨；肾主骨，肾精之盛衰直接影响骨的生长、发育及损伤后的再生修复，肾精足则能壮骨，骨强方能连筋、张筋。从这个角度来讲，精血同源表现为精充骨壮则筋强，精亏骨弱则致筋驰、筋痿、筋挛、筋伤。筋骨相互依存，共同组成一套处于动态平衡之中的支架结构和杠杆系统，实现人体负重和运动两大力学功能。肝肾强则精血充，精血充则筋柔骨正，气血自流，人体乃健。年老体衰、房事不节、久病失养等因素可致肝肾渐亏，精血不足，筋骨失养而出现慢性劳损及各种退行性骨病；跌打闪挫导致骨损筋伤，内动于肝肾，精血亏虚，筋骨不荣，则筋伤不复、断骨不续、新骨不生。故肢体的运动有赖于肝肾所藏之精血，精血充足则筋骨得养，方能维持协调平衡，从而共同完成肢体活动。

（三）筋骨失衡是伤科疾病之重要病机

平乐正骨理论认为，筋与骨在生理上相互依存，在病理上互相影响。骨病必及筋，筋损则束骨无力，亦影响骨之功能。筋与骨的动态平衡关系犹如桅杆和缆绳之间的关系，其中任何一方遭到破坏，均可引起筋骨平衡状态的丧失，从而导致伤科疾病的发生。

当暴力损伤机体，轻则伤筋，为肿、为痛；重则过筋中骨，致骨折、脱位发生；甚则连及脏腑，危及生命。同时，筋伤往往伴随骨伤的全过程，伤筋必然影响筋骨的平衡。筋为机体活动的动力、联络之纽带；骨为全身之支架，为筋起止之所。外感六淫、七情内伤、饮食失宜、久病失养、劳逸失度、年老体衰以及跌仆闪挫等因素导致筋伤或骨损，均可使筋骨平衡关系遭到破坏。筋伤导致关节失稳、无力、失养、活动异常，进而出现创伤性、劳损性、退变性、失用性骨关节病；骨伤则导致筋无所张、失依、失用，进而出现筋驰、筋痿、筋挛、筋伤。

　　肝肾失调会导致筋骨失衡，反之，筋骨失衡又会内动肝肾。首先，肝肾同源，母子相生；精血同源，肝血与肾精互相滋生，相互转化。肾精充足，则肝有所养，血有所充；肝血充盛，则肾有所藏，精有所滋。反之，肾精不足，则肝血生化无源；肝之阴血不足，无以滋养肾精，则肾精亏虚。故肝与肾任何一方受损，皆可致肝肾不足，造成肝所主之筋和肾所主之骨皆失养，出现筋骨同病。可见，肾精肝血一荣俱荣，一损俱损，休戚与共。同时，肝主筋，肝血不足，筋则失养，导致手足拘挛、肢体麻木、屈伸不利、筋肉萎缩，而筋病必致无力束骨，筋骨失衡，骨病遂生；肾主骨，肾精不足骨骼失养，可致小儿骨软无力、囟门迟闭、骨骼发育不良、肢体畸形，成人出现足痿无力、骨质疏松、骨折。肝主筋，肾主腰脚、主骨，肝肾虚则易出现腰椎、膝关节、跟骨等部位的退行性病变，还易患腰部扭伤、闪挫伤，出现腰背酸痛、腰脊活动受限等症状。

（四）筋骨并重、协调平衡是伤科疾病的重要治则

　　平乐正骨筋骨互用平衡论要求运用筋骨整体观，对各部位筋骨的平衡关系予以充分重视。任何过分强调骨的作用，忽视筋的客观存在，或过分强调筋伤，而忽视骨的作用，均是片面的。筋骨互用平衡论在伤科辨证论治中具有重要的指导意义，平乐正骨理论主张应将筋骨互用平衡论贯彻于伤科疾病诊治的每一个阶段。

　　平乐正骨理论十分重视筋骨并重，认为骨强则筋健，筋健则骨强。筋骨并重是治疗伤科疾病的重要原则，也是科学处理人体骨与软组织这一动态平衡关系的原则性要求。其本质是提示医者要全面理解筋骨平衡的内涵，在伤科诸疾的诊治中要重视筋与骨的相互依存、动态平衡关系，做到二者兼顾，避免厚此薄彼，从而达到优化治疗、减轻损伤、促进康复之目的。对于慢性劳损、退行性病变，平乐正骨理论主张平时应多做有利于恢复筋骨平衡的功能锻炼，同时在用药上强调筋骨并重、肝肾同治，通过益肝填肾并举，达到养筋壮骨、恢复筋骨平衡之目的。对于急性损伤，平乐正骨理论强调，一定要把筋伤和骨伤放在同等重要的位置，充分保护软组织；即使是单纯的筋伤或骨折，在开始治疗时也要遵守筋骨并重、平衡的原则，全面兼顾到骨的支撑和筋的约束作用，才能收到事半功倍之效，加速伤科疾病的痊愈。

（五）恢复筋骨协调平衡是伤科治疗的宗旨

1. 治骨须护筋

　　（1）正骨复位重视理筋：平乐正骨理论认为，在治疗损伤诸症时，应强调功能活

动，重视筋骨并重，正骨必须顾及理筋，筋柔才能骨正，骨正才能筋柔，筋骨协调平衡，功能自然恢复。筋骨并重对促进骨折早期愈合及恢复患肢功能具有十分重要的意义。《正骨心法要旨》云："夫手法者，谓以两手安置所伤之筋骨，使仍复于旧也。"这说明用手法治疗骨折，不仅要使断骨复位，而且骨折后所伤之筋也要复旧。正骨复位要做到筋骨并重，平乐正骨理论认为必须注意以下 3 个环节：第一，手法整复前，医者应根据患者病史、受伤机制、出血多少、肿胀程度、疼痛特点、X 线检查等情况判断筋骨失衡的程度，特别强调医者在阅读 X 线片时，不能只局限于 X 线片所显示的骨折图像，还要充分考虑到伤筋在 X 线片上无法显示这个因素。尽量做到对骨折移位可能造成的筋肉损伤状况、筋肉的生理走向、附着点、着力点与方向、伤后筋肉的走向与用力方向的病理变化等了然于心，从而选择正确的拔伸部位、用力方向与力量和有效的整复手法。第二，手法整复时，着力部位要准确，医者须分工明确，精力要高度集中，注意手下感觉及患者反应，拔伸牵引须恰到好处，手法操作要巧借筋力，干脆利落，做到"快"和"准"，力争一次复位成功，以避免骨折周围软组织发生二次损伤。第三，手法整复后，重视经筋的自我调节指导和适时的按摩理筋，以舒筋活络、消肿止痛、理筋健骨。平乐正骨理论强调，在使用理筋手法时，动作要轻柔，以不增加患者痛苦为原则，反对采用粗暴手法进行被动活动，认为粗暴的被动牵引及手法按揉将加重筋肉损伤，影响患者康复。平乐正骨擅长使用点、按、推、揉、旋等松筋、活筋、理筋手法促使跌扑闪挫所致"筋出槽、骨错缝"得到整复、归位。同时，对于慢性劳损性疾病，平乐正骨理论认为理筋手法能解除筋肉痉挛，疏通经络，促进气血运行；强调灵活运用揉药法、理筋法、活筋法、通经活络法等理筋手法疏通气血，通经活络，气血通则筋骨得养，伤损自复。

　　（2）固定骨折注意护筋、用筋与调筋：①护筋：在骨折固定时要注意筋骨并重，既要固定好骨折，又要注意对筋的保护，避免再次损伤筋肉，以保持骨的营血供给，维护血液循环，保证筋骨的连接与康复。在骨折固定过程中，需从以下几个方面注意护筋：第一，松紧适当，动静适度。固定不宜过紧或过松，过松不利于骨折稳定，易导致骨折移位，造成筋肉组织二次伤害；过紧则易导致筋肉组织血液循环不畅，甚至造成挤压性损伤，对筋的修复、骨的愈合均不利。第二，开放性骨折复位固定时，应选择生物相容性好的内固定器材，尽量保护筋骨的互联关系，顾护筋肉的完整性及血液循环，减少创面暴露时间，将医源性损伤降低至最低程度，从而利于患者早期康复。第三，在矫正骨折对位、对线时要注意护筋，避免伤筋，最大限度地维护筋对骨的顾护作用。②用筋：在固定骨折时，还需从以下几个方面注意用筋。第一，要巧借筋力，达到固定力的平衡，维持骨折对位与稳定；第二，巧用筋力和筋肉适时慢速等长生理舒缩所产生的"肉夹板"效应，维持骨折对位与稳定；第三，巧用筋肉的舒缩活动所产生的自体按摩活筋效应，活血通络，去瘀生新，促进骨折愈合；第四，巧用筋肉的舒缩活动，促进关节功能的康复。③调筋：在骨折固定期间，要适时运用"远取点穴法"以疏通经络，调理经筋，或手法活筋、理筋，调整肌肉张力，充分发挥"筋束骨"的作用，维持筋骨平衡与骨折部的动静力平衡，以利于骨折固定与康复。

2. 治筋须治骨，筋病重视护骨、补肾

（1）手法理筋注意护骨：《难经》云："四伤于筋，五伤于骨。"说明筋骨相近，伤筋必及骨，伤骨必损筋。《素问·痿论》谓："宗筋主束骨而利机关也。"筋附着、连属于骨骼，结聚于关节，对骨骼进行约束和联缀，使躯体得以保持相对平衡。筋附着于骨，伴脉而行，生理情况下筋骨互用、动态平衡，一旦外伤暴力、劳损退变、邪气浸淫，使气血运行不畅、筋骨失养，筋之运行位置、解剖结构就会发生变化，致筋弛、筋纵、筋卷、筋挛、筋翻、筋转、筋离、筋合、筋歪、筋走甚至筋脱，从而造成筋骨失衡，筋之约束骨骼和稳定关节的功能减弱甚至丧失，产生骨错缝、骨折、脱位、骨痿等病变。平乐正骨理论强调，运用理筋手法治疗筋病时，医者要运用中医"手摸心会"的要领，静心凝神体会手下的感觉，对骨关节组织所发生的微细位置变化及时察觉和整复，尤其是对青少年、老年患者。前者骨长而未充，充而未强；后者肝肾气血渐亏，骨痿不坚。治筋时若不注意护骨，易造成骨伤，骨失张筋之职，致使筋失所依，影响筋患恢复，甚至加重筋伤。平乐正骨理论强调，治筋的技巧和功力，要求一准、二巧、三果断，治筋必须护骨。

（2）药物治筋注意补肾壮骨：平乐正骨理论认为，治疗筋病须内调外治结合、标本兼治，一方面手法理筋能修复受损筋膜、化瘀通络、解除肌肉痉挛；另一方面，筋病的产生，外与风寒湿邪、外伤暴力相关，内源于肝肾亏损、筋骨失养。肝主筋，治疗筋病固然要补肝养筋，但同时要注意筋骨相关、肝肾同源之依存关系，在补肝同时注意填肾壮骨，肾精足则肝血充，筋肉得养；肾精足则骨骼健，骨方能张筋。治筋注意补肾壮骨，方能筋骨同治，恢复筋骨之平衡。

3. 气血为纲，肝肾同治

平乐正骨理论重视筋骨互用的整体观，还体现在以气血为纲、肝肾同治的辨证施治思想上。《素问·刺要论》云："筋伤则内动肝。""骨伤则内动肾。"肝肾同源，肝与肾任何一方受损，皆可致肝肾不足，造成筋骨同病。肝主筋，肾主骨。一身之筋有赖于肝血的滋养，筋之用系于肝血的盛衰，只有肝血充盈，才能"淫气于筋"，使筋有所养，筋壮方能束骨；肝血旺可以充肾精，生髓壮骨以张筋；反之，肾精足可充骨、养骨，同时，可以化肝血以养筋护骨；精血互生，筋骨并健，肢体关节才能正常活动。平乐正骨理论认为，治筋在调肝、养肝的同时应补肾壮骨；治骨在补肾的同时亦需调肝舒筋；如此则筋骨并重，肝肾同治，使筋得肝血所养而修复，骨得肾精所助而生长。平乐正骨理论认为，骨伤病早期以治肝调肝为主，兼顾调肾，用药首当调肝活血，使肝得条达，气行血畅，筋骨得养，瘀去骨接筋续；后期则以补肾壮骨为先，调肝舒筋壮筋并重。筋骨相关、肝肾同治是平乐正骨辨证施治遵循的重要原则。平乐正骨理论认为，创伤后瘀阻经脉，血瘀气滞为标；损伤日久气亏血虚，或禀赋不足，或年老体衰，致肝肾不足、筋骨失濡为本。故伤科辨证施治必以气血为纲、筋骨并重、肝肾同治、协调平衡。平乐正骨主张在三期辨证中应灵活运用筋骨并重、肝肾同治原则，强调根据损伤不同时期的病理特点调养筋骨与肝肾。损伤初期为祛瘀生新期，治宜调肝活血，意在以"通"为补，使肝得条达，筋骨疏通，方用活血疏肝汤、加味柴胡疏肝散、加味活血疏肝汤、加味复元活血汤等；损伤中期为活血接骨期，治宜调和气血，濡养筋骨，方用调中活血汤、活血灵汤、接骨丹、土元接骨丸等；损伤后期为补肾壮骨期，治宜滋补肝肾，坚骨壮筋，方用加味益气汤、补肾益气壮骨丸、养血止痛丸等。

4. 动静结合，促进功能恢复

功能疗法是平乐正骨理论的精髓之一，是筋骨互用平衡论的重要组成部分。功能疗法能活血化瘀、祛瘀生新，加速骨折愈合，并防止筋骨萎缩失用。因而，筋骨并重、科学的功能疗法是促进肢体功能恢复的关键。平乐正骨理论认为，功能疗法应从整复固定后开始，并贯穿于骨伤治疗与康复的全过程。在制订功能疗法计划时，应注意筋骨并重、动静结合。骨位于内，张筋附肉为干，治宜静；筋肉附于外，束骨运关节为形，治宜动。骨静肉动才有利于骨折愈合。治骨宜静，治筋宜动。动是绝对的，静是相对的，动静结合，维持筋骨动静平衡，方能真正实现筋骨互用、同步恢复。一方面，医生要注意调动患者的主观能动性，指导患者及早进行关节邻近部位"筋"的自主活动，活动量和范围由小到大，循序渐进。另一方面，医者运用揉药法、理筋法、活筋法、通经活络法、远取点穴法等按摩理筋法加强患者肢体的被动功能锻炼，促进气血循行。运用上述理筋手法时应以不影响骨折处的稳定为前提，有计划、有节奏地对患者实施相应的手法，促进肢体功能的恢复，以最大限度地恢复肢体功能。实施功能疗法是以恢复筋骨平衡、实现肢体功能的康复为目标，功能疗法与手法整复、固定、药物治疗等疗法并驾齐驱，相辅相成，共同构成伤科疾病诊治的全过程。在整个过程中，筋骨并重与平衡应贯穿于每一个环节，如此方能事半功倍。

（六）平乐正骨筋骨互用平衡论的临床应用举隅

焦某，男，58岁，泥瓦工，2012年1月30日因腰痛反复发作10余年、加重1周来诊。患者常感腰部酸胀，每因劳累或提重物后腰部酸胀疼痛明显加重，卧床休息后可缓解，但夜间久卧后复感疼痛加重，偶有耳鸣。曾行小针刀、针灸、推拿按摩治疗，无明显好转。查体：脊柱生理曲度减小，L5棘突两侧压痛明显，局部叩击痛，无放射痛，双侧直腿抬高试验阴性，"4"字试验阴性；身体消瘦，面色暗黑，精神欠佳，爪甲少华，舌淡少苔，双尺脉弱。CT检查示：腰椎间盘退变，L4～L5椎间盘突出。中医诊断：腰痛。西医诊断：腰椎间盘突出症。辨证论治：患者年近六旬，病程10年，久病伤肾，肾精渐亏，腰为肾之府，肾精不养腰府，筋骨失养，则腰部酸胀；患者为泥瓦工，长期从事体力劳动，过劳更耗肾精，精血亏虚不能营养筋骨，故腰部酸胀疼痛反复发作，缠绵难愈。肾开窍于耳，脑为髓海，精少髓亏，则致耳鸣；肾精亏虚，精不化血，精血亏虚，筋肉失养，故患者消瘦、面色暗黑。肝主筋，其华在爪，肝肾同源，肾精不足致肝血亏虚，爪甲失养，故爪甲少华，舌淡少苔。患者以肾精亏虚不能养腰府为先，精亏不能化血、肝血不足在后，为肾精不足、肝肾亏虚、筋骨失养之证。治宜益肝填肾、补气养血。方用黄芪 30g，当归 15g，熟地黄 15g，续断 15g，白芍 15g，牛膝 15g，独活 10g，枸杞子 15g，乌药 6g，桑寄生 15g 等。水煎服，每日 1 剂，分 2 次服，连服 10 剂。2012 年 3 月 3 日复诊，诸症悉减。嘱服加味益气丸 2 个月，每天 3 次，每次 6g；并坚持做轻缓腰背部平衡功能锻炼，以保持筋骨动态平衡。随访半年未复发。

四、五脏协调平衡论

基于整体观念的五脏协调平衡论是平乐正骨理论体系的又一大特色。平乐正骨理论强调人体是一个小天地，是一个以五脏为核心，通过经络、血脉联系起来的有机整体；气、血、精、津液是构成人体的基本营养物质，神是人体生命活动的总称。平乐正骨理论十分重视人体本身的统一性、完整性，认为"伤一发而动全身"，局部病变会引起整体病理反应；强调构成人体的各个组成部分之间，在结构上不可分割，在功能上相互协调、相互为用，在病理上相互影响。

（一）五脏的内涵

平乐正骨理论认为，人体以五脏为中心，通过经络系统，把六腑、五体、五官、九窍、四肢百骸等全身组织器官联系成互相关联的一个整体，并与在外的"五味、五色、五音、五声、五志"等形成了一个表里相合、内外相关的大网络。人体生命活动得以延续有赖于五脏之间功能的协调，任何一个环节发生故障，都会影响整体生命活动而发生疾病。

1. 心系统

心位于胸中，与小肠相表里，在体合血脉，开窍于舌，其华在面，在味为苦，在色为赤，在志为喜。心的主要生理功能：①主血脉，包括主血和主脉两个方面。心主血是指全身的血在脉中运行，依赖于心脏的搏动而输送至全身，发挥其濡养的作用；脉，即血脉，是血液运行的通道，为"血之府"。心气旺盛、心血充盈、脉道通利，则血液才能在脉管内正常运行。②主神明。心是藏神之所，是神志活动的发源地，主宰人的精神、意识、思维活动等。心为五脏六腑之大主，在脏腑中居于中心地位。

2. 脾系统

脾位于中焦，与胃相表里，在体合肌肉，开窍于口，其华在唇，在味为甘，在色为黄，在志为思。脾的主要生理功能：①主运化，包括运化水谷和运化水液两个方面。

脾主运化水谷，为气血生化之源；脾主运化水液，对水液的吸收、转输、布散和排泄起着重要作用。②主升清，即指脾将精微物质上升布散，借肺之宣发而敷布全身；同时脾气的升发可以维持内脏位置的恒定而不下垂。③主统血。脾主统血即指脾有统摄血液在脉中流行、防止逸出脉外的功能。脾在腑合胃，胃主受纳，脾主运化；胃主降，脾主升，二者互相配合，共同完成水谷精微的消化吸收及其输布，故称脾胃为"后天之本"。④脾主肌肉四肢，与脾之运化功能息息相关，肌肉得水谷精微输布则丰盈强健。

3. 肺系统

肺居胸中，为脏腑之"华盖"。肺与大肠相表里，在体合皮，开窍于鼻，其华在毛，在味为辛，在色为白，在志为悲。肺的生理功能：①主气，司呼吸。通过肺的呼吸，吸入自然界的清气，呼出体内浊气，实现体内外气体的交换，保证新陈代谢的顺利进行。肺从自然界吸入的清气与脾胃化生的水谷精气相合，构成宗气。肺的呼吸功能正常与否，直接影响宗气的生成，而宗气通过心脉布散到全身也要靠肺气的协助。②主宣发与肃降，通调水道，为水之上源。肺主宣发，不但将脾所转输的水谷精微和津液布散到全身，外达于皮毛，而且主司腠理的开合，调节汗液的排泄；肺气肃降，不但将吸入的清气下纳于肾，而且也将体内的水液不断地向下输送，维持水道通畅。③肺朝百脉，助心行血。肺朝百脉是指全身的血液都通过经脉而聚会于肺，通过肺的呼吸，进行气体的交换，然后输布全身。助心行血是指全身的血和脉均统属于心，而血液的运行又依赖于肺气的敷布与调节。

4. 肝系统

肝为刚脏，与胆相表里，在体主筋，开窍于目，其华在爪。肝的主要生理功能：①主疏泄，调节情志，调畅全身气机，促进气、血、水的运行。②主藏血。肝藏血是指肝具有贮藏血液和调节血量的生理功能，故有"肝为血海"之称。③肝主筋。诸筋皆归于节。肝血旺，则筋强健，关节通利。

5. 肾系统

肾位于腰部，左右各一，与膀胱相表里，在体主骨，开窍于耳，其华在发。肾的主要生理功能：①藏精，主生长发育与生殖。肾所藏先天之精，为脏腑阴阳之本，生命之源，故称肾为"先天之本"。②主水。人体水液代谢的调节，与肺、脾、肝、肾等多个脏腑有关，但起主导作用的是肾，主要是通过肾的气化作用来实现的。③主纳气。肾主纳气是指肾具有摄纳肺所吸入之清气而调节呼吸的功能，防止呼吸表浅，保证体内外气体的正常交换，故称"肺为气之主，肾为气之根"。④肾主骨、生髓。肾藏精，精生髓，髓藏于骨腔之中，髓养骨，促其生长发育。因此，肾、精、髓、骨组成一个系统，有其内在联系。肾精充足，骨髓化生有源，骨质得养，则骨质致密，坚固有力。如肾精亏虚，骨髓化生无源，骨骼失其滋养。

以上五脏系统虽然功能各有不同，但都在"君主"心的主导下，相互资生、相互依存、相互制约，共同维护着人体的生理功能。

（二）五脏协调的动态平衡关系

平乐正骨理论认为，五脏系统是具有"超解剖"特性的功能性单元，人体以五脏为中心，联辍四肢百骸、五官九窍、气血津液、精神情志等，形成了以心、肝、脾、肺、肾为中心的五个机能子系统。五个机能子系统既相对独立又和其他子系统密不可分。张景岳云："五脏之气无不相渗，故五藏之中皆有神气，皆有肺气，皆有胃气，皆有肝气，皆有肾气……各有互相倚伏之妙。"这说明五脏之间通过生克制化的关系，构成了一个相互制约、动态平衡的有机整体。

1. 五脏之间的生克制化

《素问·玉机真脏论》指出："五脏受气于其所生，传之于其所胜。气舍于其所生，死于其所不胜……五脏相通，移皆有次，五脏有病，则各传其所胜。"五脏之间通过生克制化的关系，构成了一个动态平衡的有机整体。首先，五行相生，五脏之气互生互通。《素问·阴阳应象大论》曰："东方生风，风生木，木生酸，酸生肝，肝生筋，筋生心……心生血，血生脾……脾生肉，肉生肺……肺生皮毛，皮毛生肾……肾生骨髓，髓生肝。"即以五行之间相互资生体现脏气相通输移，其次序为：肝生筋，筋生心，心生血，血生脾，脾生肉，肉生肺，肺生皮毛，皮毛生肾，肾生骨髓，髓生肝。其次，五行相克，五脏之气互相制约，从而实现动态平衡。《素问·五脏生成》云："心之合脉也……其主肾也。肺之合皮也……其主心也。肝之合筋也……其主肺也。脾之合肉也……其主肝也。肾之合骨也……其主脾也。""主"字，是"制约"之意，说明了五脏之间相互制约的关系，其次序为：心主肾，心火受水之制；肺主心，金受火之制；肝主肺，木受金之制；脾主肝，土受木之制；肾主脾，水受土之制。可见，五脏之间存在着生克制化的密切联系，这些联系是非线性的，也不是在同一"通道"中双向传递，而是多条通道构成的立体网络，形成多级反馈回路。五脏中每一脏的变化，总是受生克乘侮四种反馈回路的调控，最后使五脏系统的功能活动重新达到有序、协调和稳定，恢复阴平阳秘。

2. 从气血的生化与运行过程理解五脏协调平衡论

平乐正骨理论认为，脏腑是化生气血、通调经络、濡养筋骨、主持人体生命活动的主要器官。"五脏应四时，各有收受"，平乐正骨理论强调以气血为纲，认为五脏系统各有其功能特点和活动规律，系统内部及系统间相互资生、相互制约，维持动态平衡，协调有序，五脏系统之间的动态平衡关系集中体现在气血的生化和运行过程中。

（1）五脏动态平衡，共调气血化生：《素问·至真要大论》谓："气血正平，长有天命。"气血是生命活动的物质基础，气血平衡是人体健康的保证。《素问·五脏生成》云："肝受血而能视，足受血而能步，掌受血而能握，指受血而能摄。"可见，气血由五脏所化生，又总司五脏六腑四肢百骸之功能。平乐正骨理论认为，气血的平衡根源于五脏的协调平衡，五脏平衡具体表现在气血化生的动态平衡过程中。其中，肾为气血之根，肾藏精，精生髓，髓化血，精血同源，精气归于肝，由肝化而为精血。脾主运化水谷精微，为气血生化之源，脾犹土，灌溉四方、生养万物，滋养其他脏腑。脾主升清，将清阳之气上输于心肺，通过心肺的气化作用将水谷精微化生为血液，再经肺朝百脉作用运送至全身。由此可见，五脏系统各司其职、互相协调，气血的化生才能保持平衡。

（2）五脏动态平衡，共促气血循行：五脏的协调平衡还体现在共同配合、共促气血循行。五脏系统之间相互制约、相互协调，在气血津液环周于全身的情况下，形成了一个非常协调平衡的整体。其中，心是气血运行的动力，周学海曰："凡人周身百脉之血，发源于心，依归于心，从心而出，复归心，循环不已。"心主一身之血脉，运行周身气血；肺主气，朝百脉，助心行血；肝藏血，调节血量，肝主疏泄，调畅气机，气畅则血行；脾主统血，统摄血液周而复始地循行于脉道。五脏六腑各司其职、互相协调，气血方能运行有道，气血才能在"如环无端"的运动中保持动态平衡。

总之，脾胃系气血之母，心肾系气血之父，肝肺为气血之舍。五脏系统的动态平衡关系集中体现在气血的生化和运行过程中。只有五脏功能活动有条不紊，气血才能源源不断、生化无穷，循行有度，从而维持动态平衡；也只有气旺血行，气血平衡，脏腑经络才能发挥其正常的生理功能。

3. 从筋与骨的动态平衡过程理解五脏协调平衡论

五脏平衡还体现在筋骨的动态平衡过程中。平乐正骨理论认为，筋与骨相互依存、相互为用，筋有了骨的支撑才能固定与收缩，而骨正是有了筋的附着才能发挥支撑形体、保护内脏的作用；筋强则骨健，骨健则筋强，筋与骨相互依存而保持着有机平衡。

筋骨之相互依存根源于五脏系统的密切配合、互生互制的动态平衡关系。筋骨康健之动态平衡有赖于气血的滋养，而气血源于五脏的化生平衡，五脏通过互生互通保持协调平衡，从而维护筋骨之动态平衡。脾主运化，化生气血，脾为肺之母；而肺为水之上源，能下滋肾水以壮骨养骨；肾得滋养则骨健，骨健方能附筋强筋；肝藏血主筋，肝木生心火，肝藏血有方，则心行血有度，全身血液才能循环不休，滋养筋骨。可见，五脏存在互相依存的密切联系，五脏之气互通互生，筋骨方能互滋互养。唯有五脏功能活动平衡协调、有条不紊，气血才能生化无穷、运行有度，筋骨方能互依互促、平衡康泰。任何一脏出现问题，皆可致五脏协调之"平衡"关系遭到破坏，从而造成筋骨失衡，伤科诸疾遂生。

（三）五脏失衡是伤科疾病的重要病机

平乐正骨理论认为，人体是一个有机联系的整体，牵一发而动全身，局部损伤会造成瘀血阻滞、全身气血失衡，气血失衡必然破坏五脏系统的平衡，故认识伤科疾病的病机必须重视五脏失衡。《血证论》强调"业医不知脏腑，则病原莫辨，用药无方"。

脏腑病机是伤科疾病的重要病理变化机制。如果五脏中有一脏出现病变，则会影响其他脏腑的功能，如《素问·玉机真脏论》说："五脏受气于其所生，传之于其所胜，气舍于其所生，死于其所不胜。病之且死，必先传行，至其所不胜，病乃死。"五脏有病，则其化生及运行气血功能失常，筋骨失养，则出现气血失衡、筋骨失衡等一系列病理变化。

1. 恶血归肝，内动肝肾

"肝主血，败血必归于肝"，平乐正骨理论认为，肝主藏血，凡跌打损伤之证，败血凝滞体内，从其所属，必归于肝，产生肝气郁结或气滞血瘀的病理变化，造成局部青紫肿痛；日久则肝血不足，筋失所养，出现关节运动不灵、手足拘挛、肢体麻木、屈伸不利、筋脉拘急、手足震颤等。肝主疏泄，调畅全身气机，恶血留肝，气机不畅，造成脾胃运化失常，气血化生不足，久则造成肢体痿软无力。跌打损伤，既伤气血，亦伤骨损髓，伤于外而及于内，骨与髓必内动于肾，造成肾所司功能的异常。创伤中后期，每见有梦遗滑精者，骨折就会愈合缓慢，此为肾精亏虚之故。肾精不足，骨髓空虚，可致腰部扭闪、劳损、腿足痿弱而行动不便，或骨质脆弱，易于再次骨折等；而骨质脆弱则筋失所依，易出现筋伤。肝肾同源，恶血留肝可致肾精乏源，导致骨失所养，出现腰膝酸软、骨不连、骨坏死等。

2. 外伤劳损，脾胃失健

脾主运化、升清，化生气血津液，为"后天之本"。一方面，凡跌打损伤之证，败血凝滞体内，归于肝，肝脾不调，肝胃不和，常影响脾胃纳食和运化功能，导致气血生化乏源，从而造成骨折延迟愈合或不愈合；或脾运化水液的功能障碍，出现肢体肿胀，按之凹陷不起，甚则出现大量水疱。另一方面，脾主肌肉四肢，若劳逸失度，亦可致脾运化失健，患者神疲乏力，懒言少食，纳呆便溏，日久则肌肉瘦削，四肢痿软无力，或形成骨质疏松、慢性劳损等。平乐正骨在治疗伤科疾病时特别注意调理患者的脾胃，以促进其运化功能，从而有利于创伤的修复。

3. 心血瘀阻，筋骨失濡

心主一身之血脉，全身之血液有赖于心气的推动而运行有度，濡养周身筋骨；同时，心藏神，神驭气，对心脏的搏动及血液的运行具有一定的调节作用。若跌打损伤，瘀血阻络，心主血脉功能障碍，血行缓慢，则可致筋骨失养，久之患者形体消瘦、筋骨萎缩，或创伤日久不愈合。另一方面，心为"五脏六腑之大主"，心与其他四脏之间存在密切关系。心与肾之间水火升降互济，才能维持"肾主骨"的功能正常。若心肾不交，则肾藏精失常，患者可出现遗精、早泄、腰膝酸软、骨不连等，久之筋亦无所依而出现筋伤。"肝藏血，心行之"，肝藏血有度，心行血正常，筋骨方能得养。心血源于脾土化生的气血，若创伤患者肢体活动障碍，"久卧伤气"，脾虚而心气亏虚，亦可致心血瘀阻而造成筋骨失濡。肺朝百脉，能助心行血，心之行血亦有赖于肺主气司呼吸的功能正常运行。若肺气壅塞，则易致心血瘀阻，筋骨失养；反之，若心血瘀阻，也可影响肺的机能，导致肺肾之金水互生关系破坏，肾无所滋则骨无所养，各种骨病遂生。

（四）五脏协调平衡论对伤科辨证论治的指导作用

平乐正骨理论十分重视内外结合、整体辨治，强调疏通气血、调理脏腑，在药物治疗上创立了"破、和、补"的三期治疗原则。对于创伤的治疗，平乐正骨主张三期用药，各期均有相应的治则、治法及方药。

1. 创伤早期，疏肝理气

创伤早期，筋脉损伤，血溢脉外，瘀血停留，败血归肝，致血瘀气滞。临床上多表现为局部青紫、肿胀、疼痛、关节活动障碍。瘀不去则痛不止、骨不愈合，治则以疏肝理气、破血逐瘀、止痛消肿为大法。用药以"破"为主，代表方如活血疏肝汤、加味活血疏肝汤、加味复元活血汤等。祛瘀生新，亡血者补而兼行；同时，因气血互根，血药中必加气药才能加速病愈。另一方面，肝主血，败血必归于肝。肝受损，轻则连及脾胃传化之道，造成食少纳呆、少气懒言、肢体水肿；重则连及心肺，干扰上焦清静之腑，导致胸肋胀满、胸闷胸痛。故在疏肝理气的同时，应该顾及患者兼症，酌加健脾和胃、利水消肿或宣降肺气之品，才有利于创伤的修复。

2. 创伤中期，调肝和胃

创伤中期，瘀未尽去，新骨待生，气血不和，经络不通。患者经初期活血祛瘀治疗后，瘀血尚有残余，气血未完全恢复，肢体筋脉肿痛减而未尽，或伴胸胁满闷、腹胀纳呆，肝木失疏，犯及脾胃。若继用攻破之药则恐伤及正气，故用药以"和"为主。治宜调肝和胃、调和气血、接骨续筋、消肿止痛。代表方有加味橘术四物汤、加味柴胡疏肝散、调中和血汤等。

3. 创伤后期，健脾益气，补益肝肾

创伤后期，久病体虚，血海空虚，肝血不足，失于濡养，致筋脉拘急，筋肉失养而身体逐渐消瘦，关节不利，甚至筋驰、筋痿、筋挛、筋废。肾精虚损而髓空，骨折久不愈合，或伴腰背酸痛、腰脊活动受限；脾虚而气血生化乏源，气血化源不足又致脏腑经络功能更加紊乱。同时，因损伤日久，久病卧床，加之不同的固定限制肢体活动，故正气亏虚，营卫不和，气血运行不利，血络之中再生瘀滞，虚中有滞，易感受内外因而产生各种并发症。治宜补益气血、健脾补肝益肾。用药以"补"为主，寓补于通，辨证施治，方能取得较好的疗效。代表方如加味当归补血汤、加味益气丸、补肾益气壮骨丸等。

（五）五脏协调平衡论的临床应用举隅

尹某，男，60岁，2003年2月17日因左胫骨骨折钢板内固定术后8个月肢体肿胀、折端微痛、活动受限前来就诊。患者面色苍白，四肢不温，腰膝酸软，纳差便溏，

小便清长，夜尿尤多，舌淡胖，苔白滑，脉虚。查体：肢体肿胀，皮肤湿冷，骨折局部轻微压痛，踝关节功能受限。X线检查示：骨折线清晰，钢板固定无明显异常，折端无明显骨痂。诊断：骨折延迟愈合。辨证论治：此为损伤后期患者，以骨折延迟愈合为主病，骨折愈合有赖于脾胃运化之营血滋养、肝藏血与疏泄的气血调节和肾阳蒸化之精血充盈。损伤日久，气血耗伤，同时四肢不健、运动减少，加之年老脾虚，导致脾胃运化无力，水谷精微不能化生营血，筋骨失于濡养，故骨折延迟愈合。肝主筋，脾虚及肝，肝失疏泄，气血失调，血不养筋生精，则骨不愈合。肾主骨，久病伤肾，加上年老肾精不足，肾虚则骨失所养；肾阳亏虚，不能蒸化营血养骨，必致疾病缠绵难愈。因此，治疗本病的关键在于健脾益肝肾兼顾，先后天相互滋助、相互促进，才能达到加速骨折愈合的目的。治则以健脾益肾、补益气血为大法，用药以"补"为主。方用平乐补肾益气壮骨丸加减，其药物组成：川断 60g，骨碎补 60g，杜仲 40g，鹿茸 10g，煅自然铜 40g，土鳖虫 30g，党参 40g，白术 60g，茯苓 60g，山药 60g，三七 30g，黄芪 60g，枸杞 60g，枳壳 20g，上药共为细末，炼蜜为丸，每丸 9g。口服，每次 1 丸，每日 3 次。治疗 3 个月后，肢体肿胀、面白形寒、腰膝酸软、纳差便溏、小便清长等明显改善，X线片示骨折线模糊；效不更方，7 个月后全身不适症状基本消失，行走基本正常，复查 X线片示髓腔已通，折线消失，骨小梁通过骨折线，骨折临床愈合。

五、形神统一平衡论

形神统一平衡论是平乐正骨理论体系的又一大特色。平乐正骨理论认为，形神统一平衡论是中医骨伤学的基石，蕴含着人类生命科学的重要原理；在治疗伤科疾病的各个阶段都要充分重视"形"与"神"的关系，二者不可偏废。

（一）形与神的内涵

"形"与"神"，指人的形体与精神，是一对阐释人体结构和生命本质及其关系的密不可分的统一体。《素问·宝命全形论》曰："人生有形，不离阴阳。"《素问·阴阳应象大论》曰："阳化气，阴成形。"由此可见，"形"为有形之物，指形体结构，包括五脏六腑、筋骨肌肉、四肢百骸、五官九窍、气血津液等一切有形之体。"形"是产生一切生命机能和维持生命活动的物质基础。"神"与"形"相对，它是无形的，其含义有广义与狭义之分。广义的"神"是指人体生命活动总的外在表现；狭义的"神"是指人的精神、意识、思维活动，即通常所说的"七情五志"——情志。人体的生命活动以五脏为中心，五脏皆藏神。《灵枢·本神》曰："肝藏血，血舍魂；脾藏营，营舍意；心藏脉，脉舍神；肺藏气，气舍魄；肾藏精，精舍志。"魂、意、神、魄、志均属狭义之"神"的范畴。"神"依存于"形"，是"形"之生命活动的具体体现，是"形"存在的归结。

（二）形神统一的平衡关系

"形神统一"是平乐正骨"整体恒动观"的重要组成部分。人体由形、神两部分组成，二者既相互区别又相互联系，只有身心平衡、形神和谐统一才能保证机体健康。世界卫生组织曾明确指出：健康的概念，不仅是指生理上没有缺陷，而且还包含心理上的健康。对于形与神的辩证统一关系，早在2000多年前的中医专著中就已经有论述。《素问·六节脏象论》曰："五味入口，藏于肠胃，味有所藏，以养五气，气和而生，津液相成，神乃自生。"这就说明了人的外在形体、五脏六腑、四肢百骸等形的发生发展，只是生命的外在结构与物质基础；而人的情感、意志、思维活动，以及五脏六腑、四肢百骸的功能活动等神的发生与发展，才是生命的实质与归结。明代张景岳在《类经·针刺类》中明确指出："形者神之体，神者形之用；无神则形不可活，无形则神无以生。"南北朝时期的哲学家范缜云："形存则神存，形谢则神灭。"由此可见，形是神的载体，神为形的主宰，二者相互依存、不可分割。形与神的平衡统一是人体健康的前提，包括身心的平衡统一和五脏六腑、四肢百骸与其功能活动的平衡统一。它们在生理上相互依存、相互为用、相互促进，平衡统一；在病理上相互影响，一旦失衡则会造成形神俱损。

1. 形为神之宅，形神互根

形存则神存，形灭则神灭。神是形之产物，神必须依附形体才能存在，也必依赖形体健康才能发挥正常作用，故有"形体不敝，精神不散"之说。张景岳强调："神依形生""无形则神无以生""血脉和则精神乃居"等。这些认识都肯定了神本于形：一方面，因为有生命的人体存在，才会产生七情、六欲、五志等情志活动；另一方面，正是有了五脏六腑、四肢百骸的存在，才有其功能活动的发生与显现。"神"是内脏精气对外环境应答反应的产物，是脏腑、经络、形体官窍功能活动之总和，表现为脏腑之功能活动和人之精神、感觉、感情、意识、思维等多种内容。故形是神产生的物质基础，无形则神无以附。神寓于形体之中，脱离形体的神是不存在的。反之，神为形之主，神能生形。"神"是人体精神活动与五脏六腑、四肢百骸功能活动之总和及其外在表现。一方面，五脏六腑之受纳只有靠"神"之活动，才能化生成为气血津液等生命的基本物质，滋养五脏六腑、四肢百骸，使形体保持康健，机体保持旺盛的生命力；换言之，即五脏六腑、四肢百骸之"形"得"神"助，才能健康。另一方面，情志调畅则气血调畅，五脏六腑、四肢百骸方能得养，则形健。另外，无功能的形体形同虚设，终将消亡。故形依赖于神之扶养，形为神生，神能生形，无神则形必败。形与神互根互生、互为依存、相互为用、不可分割。

2. 神为形之主，形神合一

神不仅与形体同在，而且是机体生命活动的总和与主宰，神的盛衰是生命力盛衰的综合体现。刘河间谓："神能御其形。"人体的生命活动是以神为主宰，以五脏为中心，以经络为联系通路，以气血津液为物质基础，从而实现形神的统一。形神统一是生命活动正常运转的基本前提。《素问·上古天真论》云："……能形与神俱，而尽终其天年。""形与神俱"才能"尽终其天年"，说明了形神统一的重要性。《素问·移精变气论》曰："得神者昌，失神者亡。"形神和谐统一是健康的象征。《灵枢·本神》曰："百岁，五脏皆虚，神气皆去，形骸独居而终矣。"说明人之衰老亦是形神相离的结果，形衰则神无所主，神乱则形有所伤。"形恃神以立"，一旦精神受损，形骸也会受到损伤。人是形神相偕的统一体，人的生命（神）本于父母两精（形）的结合，形神俱备乃成为人。神不能脱离形体而超然于物外，形没有神的依附就徒存躯壳而已。神存则形健，神亡则形灭。只有神与形合，才能形体康健、气血旺盛、神采奕奕；神形离决，则形体衰败、气血虚弱、精神萎靡，甚则衰亡。

总之，形与神二者之间相辅相成，相互依附而不可分割。无形则神无以附，无神则形无以活；形为神之宅，神为形之主。形神合一、形神统一是生命存在的根本保障，也是机体健康的基本前提。

（三）形神失调是伤科疾病的重要病机

平乐正骨理论认为，人的精神情志心理活动与五脏六腑、筋骨肌肉、气血津液等有形之体是互根互生、相互依存的。形与神和谐统一，则身心平衡，气血畅通，筋骨得养，机体康健；而形神失调必将导致各种伤科疾病的发生。

1. 跌打损伤，气血失衡，形伤神乱

气血是神志的核心物质基础。五脏之"神"皆以气血为前提，气血上注于心而藏神，藏于肝而藏魂，养于肺而藏魄，奉于脾而藏意，资于肾而藏志。可见，气血是形藏神、形神统一的核心环节。平乐正骨理论认为，人是一个有机联系的整体，牵一发而动全身。首先，跌打损伤除导致局部功能受限或丧失外，还会导致全身气血失衡，血瘀气滞，经络受阻，进而造成五脏之神乱，出现脏腑功能失调、悲观、焦虑、急躁、沮丧、自卑、忧思、甚至失神等，即所谓的形伤神乱、形神失调。同时，气血失衡必然导致"神"所化生的物质基础失衡，脏腑、筋骨失养，进而加重形神失调。其次，损伤、劳损发生后，多数患者会出现惊恐、悲观、焦虑、急躁、沮丧、自卑、忧思等负面情绪。《黄帝内经》有"喜伤心，怒伤肝，思伤脾，忧伤肺，恐伤肾"。伤后的不良情绪反过来又会导致相应脏腑气机不畅，血行瘀阻，气血失衡，而形神失调，形成形伤神乱反侮形之恶性循环，影响疾病的康复进程。

形是神的物质基础，躯体疾病可以导致脏腑机能紊乱和精神情志活动异常。如《灵枢·本神》曰："心气虚则悲。"《素问·脏气法时论》曰："肝病者，两胁下痛引少腹，令人善怒。"《灵枢·经脉》曰："心不足则善恐，心惕惕如人将捕之。"这说明当五脏发生虚实盛衰（形病）的变化时，会直接影响其机能和人的情志活动（伤神），而有情志异常的相应表现。《景岳全书》指出："伤形则神为之消。"如心绞痛发作会引起患

者恐怖、焦虑；损伤发生后败血归于肝，肝气郁结，患者会出现烦躁易怒或抑郁症状，这些均说明身体发生疾病后，会引起情绪反应和心理活动异常，即神乱。

2. 七情内伤，神病伤形，筋骨失衡

《素问·疏五过论》曰："精神内伤，身必败亡。"情志致病（神病），不仅内伤气机，甚至身体消衰。平乐正骨理论一直重视精神情志因素对人体生理、病理的影响，认为心理活动与身体疾病的产生密切相关。《素问·阴阳应象大论》有"怒伤肝""喜伤心""思伤脾""悲伤肺""恐伤肾"等。突然强烈的精神刺激或反复持久的情志刺激，可直接中伤五脏，使人体脏腑功能损伤，导致气机失调，甚至气机逆乱。《素问·举痛论》曰："百病生于气也。"该气即指喜、怒、忧、思、悲、恐、惊等七情。怒则气上，喜则气缓，悲则气消，恐则气下，寒则气收，炅则气泄，惊则气乱，劳则气耗，思则气结。气机失调，伤气及血，气滞血瘀，气狂血躁，气虚血虚，气逆血乱。气血互相影响，气血失衡，则脏腑机能（神）失调，反过来影响气血生化，加重气血失衡。筋骨由气血所养，气血一旦失衡，筋骨必然失濡，则机体筋骨之动态平衡关系遭到破坏，神病伤形，故易患筋驰、筋痿、筋挛、筋伤，或易患筋骨痹、骨岩、骨痨、骨疽、甚至骨折等病。对于筋骨已伤者，则可影响形复（筋骨病之康复），甚或加重形伤，形成神乱侮形反扰神之恶性循环，影响康复进程。反之，如果思想娴静，心境平和，没有杂念，正气能顺从调和，则可使气血调和，身心及脏腑机能平衡，形神统一，筋骨得养则身体康健。《素问·上古天真论》谓："恬淡虚无，真气从之，精神内守，病安从来。"因此，通过调摄精神可以达到未病防病、既病促愈的目的。

（四）形神统一平衡论对伤科疾病治则、治法的指导作用

平乐正骨理论强调气血是形藏神、形神统一的核心环节，从而形成了形神统一、身心并重的整体临床诊疗思维模式。这一思维模式对于骨科疾病的临床辨证、治疗原则、治疗方法、组方用药及康复锻炼等皆有重要的指导作用。平乐正骨理论认为，伤科疾病多以形病为主、形神同病；其病理变化多为形病及神，亦有神病及形者；在伤科疾病的诊断、治疗、预防和养生各个阶段都要充分关注形神之辩证关系，既要观察人的躯体之形变，又要重视人的心理及脏腑机能紊乱之神变，尤其要从二者的相互作用之中全面地认识人的健康和病变。整体辨证以求其本，因证施治以求形神平衡、气血筋骨平衡，促进疾病早日康复。形神统一平衡论可启发临床治疗伤科疾病的新思路与方法，进一步丰富和完善中医骨伤学治则、治法理论。

1. 形神共养，动静互涵

张景岳云："形伤则神气为之消。"伤科患者大多发病突然，病程日久，易致伤、致残，从而会产生不同程度的恐惧、焦虑，抑郁、急躁、悲观等不良情绪。若患者意志薄弱、七情失调，则加重气血内耗，筋骨失濡，不利于伤科疾病的康复，甚至加重病情，危及生命。平乐正骨形神统一平衡论强调形神共养，身心并治。一方面，医者不仅要关注患者形体的治疗，而且要注重患者的精神调养与心理疏导，使得形壮神调，二者相辅相成、相得益彰。"神明则形安"，调神为治伤的第一要义。医者可通过倾听与疏导相结合的方式，建立医患之间的信任，加强医患合作；每次诊疗时要与患者耐心沟通，了解其内心的痛苦与担忧，消除其不安、恐惧等不良情绪，帮助其树立战胜疾病的信心；通过调养患者的心理健康，促进其形体的恢复，达到调"神"和强"形"的统一。另一方面，调养形神时要动静结合，刚柔相济。静以养神，动以养形。养形侧重于动，要顺应自然利其形，调摄饮食养其形，运动锻炼强其形，节欲保精固其形；养神侧重于静，要清心寡欲以宁神，怡情益性以畅神，勤于用脑以健神。练形不忘调神，调神不忘练形，形动有助于心静，心静有益于形动。如此，则动静互涵，养形以存神，养神以固形。二者兼顾，形神共养，相得益彰，促进疾病康复。

2. 形神共养，医患合作

美国医学博士卡尔·西蒙顿指出："生物反馈技术证实了一条生理学原理，即生理状态的每一个变化，都伴有自觉或不自觉的精神或情绪状态的相应变化；反之，精神或情绪状态的每一个变化，也都伴有生理状态的相应变化。"这从生物反馈技术角度证实了精神与肉体是一个不可分割的整体。平乐正骨理论强调形神共养，重视患者在治疗中的能动性，强调身心并重，医患合作。首先，在临床上应该以人为本，关注生命质量，以患者的利益为出发点。医生治疗的对象是人而不是物，人是万物之灵，有意识，有情感。良性的情志会促进气血畅流，筋骨自濡；而负面情绪则会导致气机不畅，气血失衡，影响康复。伤科疾病的发生往往是突如其来的，猝不及防，给患者的精神上带来很大刺激和压力。因而，在处理身体局部痛苦的同时，必须根据每个患者的具体情况，解除其精神上的顾虑，使患者正确认识病情，认识到情志因素对身体机能的影响、对康复的影响，使其建立起战胜病痛的信心；并在治疗措施上，尽量避免一切非生理性的约束，尽可能使患者在生活上接近于日常状态，以减轻对患者的心理干扰。其次，要提高患者配合医生治疗的主观能动性。使患者认识到自己才是治疗中的主力，任何医疗措施只有通过患者的内在因素和主观能动性才能充分发挥其作用，只有良好的医患合作才能促进疾病早日康复。在一定的条件下，患者的精神状态和主观能动性对疾病的发生、发展及转归起着至关重要的作用。

（五）形神统一平衡论的临床应用举隅

患者何某，男，38 岁。2004 年 5 月 20 日，因 2 年前感右髋及膝部酸胀疼痛，并逐日加重，随之双髋疼痛，活动量大及阴雨天后加重，不能翻身，前来就诊。查体：神情沮丧，跛行，双侧腹股沟压痛，"4"字试验阳性。舌质淡，苔白腻，脉弦滑数。X线检查示：双侧股骨头囊性变，关节间隙轻度变窄。CT 检查示：双侧股骨头密度不均匀，骨小梁紊乱，关节间隙稍变窄。诊断：双侧股骨头缺血坏死。此患者为气滞痰阻型股骨头缺血坏死。追询病史，知患者性格极为内向，素来沉默少语，少食纳差，自述有大量饮酒史。患者性情抑郁内向，久之则肝气郁结，气机阻滞，津行不畅，凝聚为痰，加之酒毒损伤脾胃，脾胃运化失职，湿聚为痰，顽痰不化，留滞经络，气血不通，筋骨失养而发病。此证为神病及形反侮神，源于长期情志不遂，气郁水停，聚而为痰，又脾为生痰之源，故应形神并治。具体治疗措施如下。

1. 沟通疏导，树立信心

患者身体有疾，加之性情素来内向，内心非常担忧疾病不能痊愈而导致残疾，故而神情沮丧、忧心忡忡，对疾病康复失去信心。因此，患者每次来诊，医者均有计划、有目的地与患者认真交谈，劝说疏导，使患者如实地将痛苦诉说出来，了解与发病有关的精神情志因素；取得患者的信任与合作，启发和引导患者树立战胜疾病的信心。这种"心理疏导"方法，有利于畅达性情，调畅气机，加速躯体疾病的康复进程。

2. 调神治骨，辨证施治

此病为气滞痰阻型股骨头缺血坏死，治宜理气通经豁痰、健脾益气化痰。方用通阳豁痰汤加减，其药物组成：黄芪30g，白附子5g，制南星6g，当归10g，续断12g，独活10g，木瓜10g，茵陈蒿15g，牡丹皮12g，茯苓15g，淫羊藿12g，枳壳10g，白术10g，生山楂10g，牛膝15g，甘草3g等。每日1剂，共10剂，水煎服。二诊：右腿疼痛减轻，左髋疼痛同前。上方去生山楂，加土鳖虫、白芍以柔肝和血、养血柔筋。每日1剂，共30剂，水煎服。三诊：髋部疼痛基本消除，腿部较前有力，关节活动度增大。效不更方，继续服用二诊方。水煎服，共30剂，每日1剂。四诊：因为患者家中有事停药1个月，出现晨起髋部不适，活动后减轻。二诊方去续断、牛膝，加红花、桃仁以加强活血通络之功。水煎服，共40剂，每日1剂。五诊：髋部疼痛消失，关节活动度尚可，遗留久坐臀部胀困。嘱其服用健脾益气、养血通络之筋骨痛消丸、加味益气丸6个月，巩固疗效。治疗全程配合：忌饮酒、免负重；鼓励患者参加一些力所能及的文体活动，丰富患者的生活内容，从而消除患者对疾病的过度忧思紧张情绪，从而达到调神治骨之目的；耐心教会患者不负重锻炼方法，使其消除恐惧、担忧情绪，大胆使用屈伸蹬腿法、旋髋法等进行主动功能锻炼，使之早日康复；定期复查X线片。六诊：见髋部疼痛消除，关节活动接近正常，X线片示股骨头形态基本正常，骨密度有所恢复。连续随访1年症状未复发，活动自如。

六、标本兼顾平衡论

标本兼顾平衡论是平乐正骨理论体系的又一大特色。平乐正骨理论认为，标与本对立统一，明确标本轻重缓急、把握标本的辩证关系是确立伤科疾病治则、治法的基础。在诊治伤科疾病的过程中，应充分认识标与本的辩证关系，标本兼顾，从而达到最好的治疗效果。

（一）标与本的内涵

标本是一个相对的概念，是用来说明相互关联的事物在变化过程中的各种矛盾关系，有着丰富的内涵。本，原指草木的根及茎干，引申为根基、根本的东西，一般指主要矛盾或矛盾的主要方面，代表疾病的病因或本质。标，原指树木的末梢，引申为表面的、非根本的东西，一般指次要矛盾或矛盾的次要方面，代表疾病的症状、表象。标与本是相对的，二者对立统一，标源于本，服从于本，受制于本，是本的延续及体现；无标就无本，无本也就无标。《任应秋论医集》云："病的标本问题反映了病的本质与现象、原因与结果、原生与派生等几方面的矛盾关系。"平乐正骨理论认为，全面理解标本的内涵是诊治伤科疾病的前提。

1. 从病因论，内因为本，外因为标

平乐正骨理论认为，伤科疾病是内外因素综合作用的结果。外因是伤科诸疾的重要原因，如外感六淫、邪毒感染、外力损伤等均可导致筋骨疾患，但外因必须通过内因才能起作用，外因是伤科疾病发生的条件，而非决定因素。内因才是"本"，是变化的根据。即使是同一种外因致病，由于患者的先天禀赋、年龄、体质、局部解剖结构等内在因素不同，患病的特点、种类、性质与程度也会有所不同。比如，跌倒时臀部着地，外力作用虽同，但老年人易发生股骨颈骨折，青少年则较少发生，这是因为老年人往往肝肾亏虚、筋骨失衡，即便是受到较轻微的外伤也会发生骨折。因此，只有正确理解内因与外因这一辩证关系，才能全面认识伤科疾病的发生、发展规律。

2. 从病机论，正气为本，邪气为标

平乐正骨理论认为，在伤科疾病的发生、发展、转归各个阶段，正邪双方力量的对比是影响病势的关键因素。《黄帝内经》曰："正气存内，邪不可干；邪之所凑，其气必虚。"正气（本）的盛衰对疾病的发展、转归起着决定性的作用。比如，肝血之盈亏直接影响筋的功能，肝血充盈则筋得血养而能束骨；肾精之盛衰直接影响骨的生长、发育及损伤后的再生修复；肝肾不足、精血亏虚则筋骨失濡，筋脆骨弱，则易受到外力、邪气（标）的影响。瘀血、痰浊、劳伤等是伤科疾病的重要致病因素，邪气积聚会进一步导致脏腑失调、气血失和、筋骨失衡。邪气与正气、标与本互相影响、互为因果。

3. 从本质与现象论，内病为本，外症为标

司外揣内是中医学认识疾病的基本原则，有诸内必形诸外。疾病内在的本质是"本"，外在表现为"标"。伤科疾病本源于脏腑气血、筋骨失衡，在外必然有其相应的表现。平乐正骨擅长应用望、闻、问、切四诊方法来诊察疾病，推究其本质，所谓"以象求本"，从标知本。

4. 从局部与整体论，整体为本，局部为标

平乐正骨理论认为，人是一个有机的整体，人体的脏腑、气血、筋骨、经络紧密相连，息息相通，生理上相互为用，病理上相互影响。局部疾病的发生是以机体脏腑、经络、气血等功能紊乱为基础的，是整体病理状态的具体反映。局部病证可以影响整体，整体病变也可以影响局部。整体为本，局部为标，临证时要全面考虑局部和整体的关系，不能注重一方而忽视另一方。

5. 从医患论，患者为本，医生为标

《素问·汤液醪醴论》曰："病为本，工为标。标本不得，邪气不服，此之谓也。""病为本，工为标"指的是基于标本兼顾理念的一种医患模式。"病为本"指疾病本身及患者自身是疾病治疗和康复的主体，为康复之"本"，具体表现在以下几个方面：①疾病发生的原因与时间、损伤的形式与程度、患者的痛苦程度、疾病的发生、发展及变化过程等医生赖以诊断及制订治疗方案的病史资料，均来源于患者的准确描述，其准确与否决定着治疗方案的正误，直接影响着疾病的治疗效果；②在疾病的整个治疗过程中，患者与医生的配合是否得当决定着治疗效果的好坏；③患者的起居饮食及精神情志状态对疾病的治疗与康复有着明显的影响，起居有常、饮食均衡、情志调畅有利于疾病的康复与治疗，反之则阻碍之。"工为标"指医者及其所采用的治疗措施为次要方面，为"标"，医生的所有诊察与治疗行为需在患者的配合下才能得以实施，才能达到其治疗目的。可见，任何医疗措施只有通过患者的内在因素和主观能动性才能充分发挥其作用。疾病的发展有其内在的规律，医者只是在认识、遵循疾病的自身规律并尽力创造有利条件促进患者康复。从这个角度来讲，患者才是治疗与康复的主体，医者扮演的是引导、帮助患者的角色。

（二）标本兼顾是伤科疾病的重要治则

分清标本主次、标本兼顾是治疗伤科疾病的首要前提。病有标本，治有先后，但是在临证时病情往往错综复杂，孰轻孰重、孰主孰次有时会显扑朔迷离。在治疗伤科疾病的过程中，要始终抓住主要矛盾，优先解决主要矛盾，同时兼顾次要矛盾。

1. 急则治标，缓则治本，标本兼顾

（1）急则治标：平乐正骨理论认为，标病或标证成为矛盾的主要方面时，应以治标作为重点。具体表现在两个方面：①急性损伤，标证甚急，可能危及生命。伤科疾病的发生虽以脏腑气血津液为本，但往往因跌仆、闪挫、扭捩、刀刃、坠堕等暴力因素而起，发作突然，病势急迫。此时，患者除以气血瘀滞、筋骨失衡为本外，剧烈疼痛、肿胀、出血，甚至脱血夺气、神志障碍等标证较峻，应以治标为主、标本兼顾。如骨盆骨折、股骨骨折、多发骨折等患者，出血量大，生命垂危，应采取紧急措施，制动、止痛、止血、固脱以治其标，待病情缓解、生命体征平稳后，再采用手法或手术整复骨折，恢复筋骨平衡，以治其本。②标病虽不急重，但易于变化，又易治愈，而本病却较稳定，一时难以根治，此时应以治标为主，待标病好转，再以治本为重点。张仲景曰："夫病痼疾，加以卒病，当先治其卒病，后乃治其痼疾也。"如慢性腰肌劳损以肝肾虚损、脏虚络痹、筋弛骨痿为本，症见慢性腰痛迁延难愈。复因岔气或外感风寒，出现腰痛加剧、筋急、筋挛、不能转侧及筋骨失衡等症。虽后发之症属标病，但若不及时治疗，则会步步深入、缠绵难愈，并影响对本病的治疗，所以当先以治标为主，施以理气通经、舒筋解痉之手法，以恢复筋骨平衡，再以养气血、益肝肾、强筋骨之法治其本。

（2）缓则治本：缓则治本指在病势缓和、病情缓慢的情况下，应针对疾病的根本所在进行治疗。该法多适用于慢性疾病或急性病恢复期，此类疾病多为本虚标实之证。在临床治疗时，应求其本、求其因，以治本为主，本强则标证自愈。如慢性腰痛患者，其本为肾虚，其标为腰部不适、轻度酸痛，施以补肾通络、强筋健骨之法，可以消除其病痛。平乐正骨理论认为，治本之法即所谓釜底抽薪之法，在治疗伤科疾病时只要解决了疾病的主要矛盾，其余矛盾便随之化解。另外，先病为本，后病为标。若后病是在先病的基础上发生且并不急重时，则可先治其先发之本病，后治其后发之标病。如四肢骨折后期，骨折逐渐愈合，但患者却常并发肢体远端肿胀。审症求因，为损伤日久，脾肾亏虚，水液不运所致，以脾肾亏虚为本，肢体肿胀为标。故治疗应以温肾健脾（治本）为主，辅以行气利水消肿（治标），如此方能标本兼顾。

2. 局部与整体结合，标本兼顾

人体是一个有机的整体，局部疾病是整体病理的具体反映。中医骨伤科内治法独具特色，内服中药等方法一般可以达到疏通气血、强筋壮骨的目的。但在诊治具体伤科疾病时应详审标本，辨证地、灵活地运用整体观念，正确地处理好标与本、局部与整体的关系。因为伤科疾病的局部症状往往比较突出，如果过分地强调整体，忽略局部损害对整体的潜在影响，则可能会延误疾病的康复。如腰椎间盘突出症，可以运用整体观念，以治本为主，用内服中药调补肝肾，并辅以外敷活血通络止痛膏；但如果椎间盘突出巨大，严重压迫神经，使局部症状成为主要矛盾时，应以减轻局部病理损害为侧重点，考虑局部手术解除压迫。平乐正骨理论认为，在诊治伤科疾病时，不仅要重视整体观念，更应注重局部与整体、标与本的辨证关系，根据具体病情辨明标本、主次、轻重。在伤科疾病的发生、发展过程中，局部"邪气"和整体"正气"的矛盾可以互相转化，有时以全身的"本虚"为主要矛盾，有时以局部的"标实"为主要矛盾。当局部损害严重、全身情况剧烈时，应标本兼顾、全身与局部同治；当全身情况稳定而局部损害突出时，应以局部治疗（治标）为主。平乐正骨理论强调，这种基于标本兼顾平衡论的辨证的整体观是诊断和处理伤科疾病的重要原则。

3. 医患合作，标本兼顾

平乐正骨理论非常重视医患合作，强调患者为"本"，医生为"标"。医生治疗应以患者为核心，以患者病情的动态变化为转移，加强与患者的沟通，及时告知患者病情的预后、转归，争取患者最大程度的配合；并结合具体病情从饮食、起居、功能锻炼等方面给予患者正确的指导，帮助患者树立治愈疾病的信心，解除其精神顾虑，促进其早日康复。另一方面，患者也要及时与医者沟通，使医者能及时掌握病情变化，不可讳疾忌医。如此，则能标本兼顾，医患良性互动，促进疾病痊愈。

4. 标本相移，动态审察

疾病变化多端，错综复杂，标本关系不是绝对、静止和孤立的，而是动态变化的，即所谓"标本相移"。随着治疗进程、外在条件、内在因素及正邪力量对比的变化，标本关系也随之发生动态改变。当原来处于主导地位的"本"转化到从属地位时，它可以成为新的"标"；当原来处于从属地位的"标"上升至主导地位时，它可以成为新的"本"。《素问·标本病传论》曰："知标本者，万举万当；不知标本，是谓妄行。"运用"标本兼顾"治则不可以僵化、固守，而要随着治疗进程及内外条件的变化动态观察、判断，及时把握疾病的主次矛盾，以便随着标本的变化对治疗方案做出科学的调整。

（三）标本兼顾平衡论的临床应用举隅

周某，女，41岁。2008年6月12日因左侧膝关节活动不利、疼痛难忍前来就诊。患者自诉前一日不慎摔倒，左膝关节摔伤，当时即感疼痛明显，自行热敷并外擦活络油，未见明显好转。患者平素怕冷喜温，手脚偏凉，白带质稀、量稍多，月经周期常延后，经血色偏黑，面色㿠白，口不渴，舌淡白胖大、边有少量瘀斑，苔薄白，脉沉细。专科查体：左侧髌骨部位肿胀、皮肤青紫、有条索状血肿，膝关节伸屈时疼痛难忍、活动不利，髌骨压痛试验阴性。X线检查示：膝关节无明显骨折。诊断：髌上囊血肿。辨证论治：患者女性，平素怕冷喜温，手脚偏凉，面色㿠白，口不渴，舌淡白胖大，为阳虚证；白带质稀、量多，月经周期延后，经血色偏黑，舌边瘀斑，为阳虚不能温运血液、血行瘀阻之象。再加上此次摔倒又加重瘀阻，脉络不通，不通则痛，故而局部疼痛难忍。运用平乐正骨标本兼顾平衡论分析，患者阳虚血瘀为"本"，血行瘀阻、不通则痛为"标"。患者当前最为痛苦的症状为疼痛，故缓解疼痛、治"标"为主是当前治疗的首要目标。先采用手法治疗以消瘀：嘱患者仰卧，放松患肢；医者一手握住患者左侧髌骨稍向上推，同时用另一手拇指指腹在此部位做逆时针揉按，以松解肌肉痉挛；点揉20～30次后，医者一手握住患者左侧踝关节，另一手按住患者左侧膝关节，先将患者膝关节伸直，随即迅速将其屈曲，然后再伸直，反复2次，使血肿消散，疼痛减轻。标症得到缓解后，再以治本为主，治标为辅，治宜益气温阳、化瘀通络。方用制川乌6g，黄芪45g，独活10g，羌活10g，当归10g，白芍15g，桑寄生15g，杜仲10g，牛膝10g，威灵仙10g，细辛3g，鸡血藤20g，乳香5g，木瓜12g，桂枝10g，甘草6g。水煎服，每日1剂，分2次口服，连服7剂，并辅以外敷平乐活血止痛膏。1周后诸症好转，上方加减后连服10剂而病愈。

七、动静互补平衡论

动静互补平衡论是平乐正骨理论体系的又一大特色。平乐正骨理论认为，动是绝对的，静是相对的，动与静对立统一，互补互用，动中有静，静中有动，相对平衡；把必要的暂时制动，限制在最小范围和最短时间内；把无限的适当活动，贯穿于防治伤科疾病的过程中。

（一）动与静的内涵

《吕氏春秋》曰："流水不腐，户枢不蠹，动也；形不动则精不流，精不流则气郁……"主张采用运动锻炼的方法治疗肢体筋脉弛缓、痿软无力的疾病。唐代蔺道人所著《仙授理伤续断秘方》指出："凡曲转（关节），如手腕脚凹手指之类，要转动，用药贴，将绢片包之，后时时运动，盖屈则得伸，得伸则不得屈，或屈或伸，时时为之方可。"强调患肢固定后要进行功能锻炼。这些论述，为平乐正骨动静互补平衡论奠定了理论基础。平乐正骨理论强调"动"与"静"互补互用，认为"动"与"静"的内涵主要表现在形体与心神 2 个层面上。

1. 形体层面上的"动"与"静"

形体层面上的"动"即活动，包括局部的"动"和全身的"动"。"动"贯穿于生命活动的全过程，是绝对的。伤科的"动"包括主动与被动的功能活动。适度、适时、适量的"动"，有助于患处的瘀血消散、肿胀消退，促进气血畅通，避免关节粘连，防止局部筋肉的萎缩、挛缩及关节拘挛，有利于肢体功能的恢复。治疗伤科疾病的目的就是从功能锻炼的"动"发展到生理功能的"动"。形体层面上的"静"即静止，包括局部的"静"和全身的"静息"与"静养"。伤科的"静"指对患处的制动、固定及机体的静息与静养，"静"是相对的。相对的静有利于损伤在静息状态下得到修复，为康复创造良好的基础条件。

2. 心神层面上的"动"与"静"

"动"与"静"不仅指外在肢体有形的活动与静止，还包括内在无形的调神与调息。心神层面上的"动"指运气调息；"静"指心神安静舒畅，情绪平和稳定。《素问·上古天真论》提出"呼吸精气，独立守神"；《南华真经注疏》曰："导引神气，以养形魂。"可见古人早就意识到，在形体锻炼中配合"和神""调息"可以更好地防治伤科疾病。"静则神藏，躁则消亡"，过度的情志活动会损伤脏腑，致使气血逆乱。如心神颓丧失望、抑郁寡欢、神形迟钝，则易导致气机阻滞，血行受阻，影响患者康复。平乐正骨理论认为，心神的动静平衡是必要的；在伤科诸疾的功能锻炼中，调形与调神整体配合，以意领气，以气贯形，以意领体，可使形神互助，利于康复。

综上所述，伤科的"动"包含了外动和内动，即指形体的功能锻炼和调神调息；伤科的"静"则包含了外静和内静，指形体的静守、静养和精神的宁静。外静而内动，形静而神动，内外的"动"与"静"是密不可分、互助平衡的。

（二）动静互补的动态平衡关系

平乐正骨理论认为，在伤科疾病的防治中，"静"与"动"是对立统一、互用互补、动态平衡的。没有相对的静止状态，筋骨组织就无以修复；没有主动和被动的功能锻炼，损伤肢体就无法恢复原有的功能。只有"动"与"静"有机结合，才能促进伤科诸疾的早日康复。

1. 从阴阳平衡理论理解动静互补平衡论

《素问·生气通天论》曰："阴平阳秘，精神乃治，阴阳离决，精气乃绝。"静为阴，动为阳，阴阳互根互用，动态平衡，"动"与"静"之间同样也是互根互用、动态平衡的关系。平乐正骨动静互补平衡论包含着丰富的辩证法思想，它根源于中医学之阴阳平衡理论。平乐正骨理论强调，动静互补互用、相对平衡的理论应贯穿于治伤的整个过程中。以骨折为例，骨折早期，血瘀气滞、阴损阳亢，故需"静"以养阴，治疗以"静"为主，辅以合理的微"动"，治宜行气血、化瘀血，以助阴长。骨折中期，随着骨痂逐渐生长，骨生即"阴生"，"阴生"则需"阳长"，才能达到新的平衡。此期宜动静并重、互补互助，养阴以生骨助阳，壮阳以助阴生骨。一方面，"动"以助阳、扶阴，即逐渐增加肢体活动，加强功能锻炼，恢复筋肉和关节的功能，使筋内柔而外刚、骨渐充渐强；另一方面，"静"以平阴、助阳，即维持适当的固定、相对的"静"息，使"静"逐渐过渡到合理的"动"，促进损伤修复，逐渐恢复筋骨及关节的功能。骨折愈合后，真阴已盛，便可去除固定，消除阴翳，以壮阳光。此期应以"动"为主，以"静"助"动"，即以功能锻炼为主，以必要的静息与养息来调节机体，增强功能锻炼的效应，动静互补、互助互用，最后达到筋强骨愈，肢体恢复正常，阴阳才能达到一种生理状态的平衡。平乐正骨在治伤过程中，就是运用动静互补平衡论，在不同的治疗阶段将"动"与"静"辨证结合，灵活运用，最终达到动静平衡、阴平阳秘、机体康复的目的。

2. 从生物力学角度解释动静互补的动态平衡关系

从生物力学角度来看，人体力的平衡形式有3种：①形态平衡，即从整体或局部看，保持正常外观形态；②结构平衡，其基础是关节和跨关节的肌肉、肌腱、韧带等组织结构完整；③功能平衡。前两种平衡形式是静态平衡，也是生命活动与功能调节的一种状态，故为静中有动。后一种平衡形式是动态平衡，须以静态平衡为基础，故为动中有静。从生物力学角度理解动静互补的动态平衡关系，其内涵主要体现在以下2个方面：首先，"静"是"动"的前提和基础。"静"指骨折断端的固定，使复位后的骨折断端保持几何位置的相对不变。在新骨形成的早、中期，新骨稚而不坚，或坚而不实，只有加以适当的固定与保护，才能使筋骨顺利康复，否则易造成新骨再次损伤，导致骨折延迟愈合或不愈合，进而影响"动"的生理效应，最终影响患肢的功能恢复。

随着生物力学的发展，骨折的固定已经从传统的硬性固定发展到弹性固定及有限固定，这样既可以有效地控制骨折不再移位，又可以保证骨折处的肌群在一定范围内舒缩，有利于发挥"动"的生理效应。其次，"动"有利于骨折断端获得生理应力，是骨折修复的必要手段。在骨折愈合过程中，肌肉的等长舒缩可以加强骨折断端的接触与嵌插，故肌肉的"动"可以达到骨折断端的"静"，并使骨折断端保持正向应力刺激，以加速骨折的愈合。在骨折愈合过程中，存在着骨折端局部应力和抵御应力的动态平衡。骨折局部最佳应力状态能促使成骨细胞活跃，破骨细胞作用减弱，促使骨形成增加，骨吸收减少，从而使骨痂形成，骨的重建修复过程得以迅速完成。骨折局部应力过高，可能造成新生骨小梁的崩解坏死，过低则可能发生失用性萎缩。因此，创造条件使骨折局部达到最佳应力状态对其愈合过程至关重要。早期主动的"动"（功能锻炼）与相对的"静"（适度的固定）互补应用，可以为骨折端提供一个正向的有利的力学刺激，使其获得最佳的应力，从而促进骨折愈合。绝对的固定制动，必然造成应力遮挡，导致骨折局部骨质疏松、骨不连、延迟愈合；或导致新生骨的抗剪切能力低下，遇轻微外力时易发生再骨折。故应在相对固定（"静"）的基础上配合合理微动（"动"），动静互补互用，通过合理微动给予骨折端最佳应力刺激，才能有利于骨折的愈合。

肌肉与骨折周围的软组织是整复和维持骨折对位的内在动力；同时，肌肉的收缩和舒张运动可以促进骨折端的血液循环，促进骨折端的"静"养修复。因此，平乐正骨理论强调，骨折整复固定后，在保持断端稳定的前提下，医者要发挥患者的主观能动性，指导患者及早进行骨折周围筋肉的自主活动，活动量和范围应由小到大，循序渐进，从而促使骨折修复及新生骨痂的塑形改造，提高骨愈合的质量。

3. 动静平衡是动态的平衡

平乐正骨理论认为，"动"与"静"的平衡关系并非一概而论、无固定的对等关系，而是动态的平衡。动静平衡论来源于中医学"整体观念"和"辨证论治"理论，故"动"与"静"的平衡应因人、因时、因地而异。

（1）因人而异，同病异治：每位患者的先天禀赋、饮食习惯、情志特点、职业环境、劳逸程度、年龄阶段等不同，不同的患者即使患同一种疾病，在治疗过程中，"动"与"静"的比例也会迥然不同。

（2）因时而异：①依季节时间而异。筋骨疾病的康复来源于气血的濡润，而气血的运行状态跟阴阳消长密不可分。一年之中有四季，一天之中有十二时，不同时间的阴与阳处在动态变换之中。故在防治伤科疾病的过程中亦应遵从"天人相应"的原理，依据阴阳消长的特点灵活确定"动"与"静"的量度，如此方能动静互补互用、阴阳互根平衡。②依损伤各期而异。损伤早期宜多静少动；中期宜动静并重；后期宜多动辅静。③依骨折内固定后内固定物取出的早晚而异。一般来讲，内固定物取出得越晚，内固定物对骨折处造成的应力遮挡就越大，局部的抗剪切能力越低，此时应注意静以护骨，逐渐活动，避免再骨折。

（3）因地制宜：①受伤时应就地取材，因陋就简，及时制动；②应根据伤者所处的地形地势不同，施以适当的"动"与"静"。"动"与"静"的方式和方法不是一成不变的，应因地制宜。

总之，平乐正骨理论认为，动静互补平衡应遵循整体观念，"动"与"静"并不是在一个点上的平衡，而是在"域"内变化着的动态平衡，"域"的最大值应以保证安全性为前提，同时又要达到恢复肢体功能的目的。平乐正骨理论认为，确定"动"与"静"比例的总原则是：①动静不可偏废，静中有动，动中有静；②动静比例的确定应遵循三因制宜、辨证施治的原则。"动"与"静"的量度要根据具体情况，如患者的体质，致病的原因，筋挛、筋痿、筋伤的部位及症状，骨折的类型和固定形式，以及康复情况等进行调整，而非是绝对的对等关系。

（三）动静失衡是影响伤科疾病康复的重要因素

平乐正骨理论认为，动静平衡是筋强骨健的前提条件，动静失衡是影响伤科疾病康复的重要因素。固定时间不当、固定物选择不当、功能锻炼不及时等原因可造成动静失衡，血液循环缓慢，从而导致肌肉萎缩甚至筋废、骨不连。例如，创伤后关节僵硬是伤科疾病常见的并发症，其主要病机为伤后长期制动（"静"盛），而不进行有效的功能锻炼（"动"不足），动静失衡，使气机不利，气滞血瘀，经脉闭阻，气血津液运行不畅，筋骨关节失去濡养，导致筋腱挛缩，瘀血不散，聚结成块，肌肉粘连变硬，最终导致关节僵硬、活动障碍。可见，创伤后关节僵硬是由于肢体长期固定，过静少动、动静失衡的结果。又如，骨折早中期若固定不当，动有余，静不足，可致新骨再次损伤，甚至发生骨不连。再如，骨折患者术后需卧床，过静少动，使气血循行无力、缓慢，常并发深静脉血栓，影响疾病康复，重则危及生命。总之，动静失衡是影响伤科疾病康复的重要因素。

（四）动静互补平衡论对伤科疾病治则、治法的指导作用

动静互补平衡论包括3项基本内容：①适度、适时的"动"可促进损伤修复过程中所必需的"静"（断端稳定）；"动"则通过主动适当的功能锻炼，肌肉有节律的舒缩运动，改善局部血液循环，加速新陈代谢，缓解肌肉痉挛，通利关节，增加协调性；而损伤局部的、早期的、适当的"静"又可以促进肌肉发挥更有效的"动"，动静互补、互助、互用，动态平衡，促进疾病康复。②全身的静息、静养，使气血得养，可增强局部的"静"效应，同时可调节、促助局部的"动"效应；而全身的"动"，可促进气血循行，增强局部的"动"效应，同时可调节、促进局部的"静"效应。③形体的外动和心神的内动，形体的外静和心神的内静，互补、互助、互用、协调平衡。形体的功能锻炼和调神调息结合，形体的静守、静养和精神的宁静相互促进，外静而内动、形静而神动，互助平衡，促进康复。平乐正骨动静互补平衡论要求在防治伤科疾

病的过程中，充分重视"动"与"静"的动态平衡关系。过分强调"动"，忽视制动、静养；或过分强调"静"，忽视功能锻炼，均是片面的。动静互补平衡论对确定伤科疾病的治则、治法有着重要的指导意义。

1. 动静互补、协调平衡是伤科疾病的重要治则

动静互补是平乐正骨治疗大法之一。"动"与"静"是矛盾的统一体，二者互补互用、相互促进。平乐正骨将动静互补平衡作为伤科疾病的重要治则。首先，动静互补平衡论要求医者全面理解动静平衡的内涵。在防治伤科诸疾的各个阶段均应重视动静互补互用、动态平衡关系；鼓励有利的动，限制不利的动；加强有利的静，避免不利的静；二者有机结合，做到动中有静，静中有动；从而使气血畅流，筋骨得养，关节得以通利，骨折得以修复。其次，治形调神，动静互补。动静互补平衡论强调从"整体观念"出发，运用动静互补原则，将心神层面的动静平衡与形体层面的动静平衡协调互用，重视心理与生理的整体平衡稳定，从而促使患者在身体和心理上全面康复。平乐正骨理论认为，身体的动静互补、协调平衡固然重要，但是患者的心神活动对伤科疾病的康复也有着重要的影响。伤科患者大多身体活动不便，容易产生自卑、焦虑、烦躁、自暴自弃等不良情绪。因此，医者应充分关注患者心神层面上的动静平衡，培养患者早期进行肢体功能锻炼的主动性。平乐正骨理论认为，在疾病的康复过程中，患者的精神状态和主观能动性对疾病的康复起着至关重要的作用。因此，在运用动静互补平衡理论时，还要充分考虑患者的情志特点、精神状态等因素，从而因人而异确定"动"与"静"的量度，兼顾外动与内动、外静与内静的互补互用与协调平衡，制订出能充分发挥患者主观能动性的、个性化的动静互补的康复治疗方案。

2. 动静互补平衡论对筋伤疾病治法的指导作用

筋伤是指由各种外来暴力或慢性劳损或风寒湿邪侵袭等因素所造成的肌腱、肌肉、筋膜、腱鞘、韧带及关节部位软骨等的损伤，相当于现代医学的软组织损伤。一直以来，骨伤学术界存在一种偏向，即重"骨"而轻"筋"，重"静"（固定）而轻"动"（功能锻炼），或片面强调"动"而忽略了应有的"静"。在治疗伤科疾病时只注意到骨折的固定与功能锻炼，而忽略了筋伤的治疗同样需要动静互补平衡。筋伤后，筋肉或损或移位或断裂，络脉随之受伤，血瘀气滞，导致疼痛、功能障碍。筋伤后，同样需要制动来限制受伤局部的活动（"静"）。特别是一些比较严重的筋伤，如肌腱、韧带的断裂，必须给予及时的固定，使受损之筋复位，以解除痉挛、减轻疼痛，为筋伤的修复创造有利条件。而且，在治疗筋伤时，也应注意动静互补互用、平衡协调。早期宜静，中期逐渐转动，后期以动为主辅以静，使气血畅通，筋肉得养，促进筋伤的修复、愈合。可见，在治疗筋伤疾病的过程中，功能锻炼与制动都很重要，应根据患者伤情、损伤部位、损伤时间等不同，动静互补、协调平衡、互助互用。治疗筋伤应遵从以下原则：①分期论治，动静互补。筋伤早期，应以"静"为主，以"动"为辅；以局部

"静"为主，全身"动"为辅；筋伤中后期，应以"动"为主，以"静"为辅，鼓励患者逐渐加强功能锻炼。需要注意的是，所谓分期，不是绝对地划分时间段，各期的转换是一个渐进的过程，所以动与静的调适也应是一个渐进的动态平衡过程，须视情况灵活运用。如固定时间过短或应固定而未固定，则可造成相应筋肉松弛、关节不稳或习惯性扭伤、错缝等。如固定时间过长或应锻炼而未进行锻炼，则会造成关节拘缩、肌肉萎缩而影响患肢功能。因此，在治疗筋伤的过程中，"静"（固定的方式、范围、时间）与"动"（锻炼的方法和时间）不是一成不变的，而是依实际情况处在动态平衡之中。②急慢有别，动静互补。急性筋伤多由外来暴力所致，应以"静"制"动"，以免因过早活动而使软组织不能得到完全修复，遗留隐患；慢性筋伤多由劳损所致，应以"动"制"静"，适当的活动可以防止筋肉退变与痿软失用。③防治结合，动静互补。平乐正骨理论注重未病先治、已病防变，强调预防重于治疗。筋伤的发生多与职业特点、素体虚弱、过逸少动或活动过度、慢性劳损等因素相关。因此，易患人群应该运用动静互补理论，注意生活中的动静适度与平衡，而预防疾病的发生。如司机久坐，应注意适当运动以防劳损；运动员活动过度，宜注意动静适度以防伤筋。另外，若已患病，应动静互补，适时休息与活动，积极、彻底治疗，以绝隐患。筋伤早期应使错缝的关节、断裂的肌腱得到良好的复位和固定，同时在治疗后运用理筋、调筋、护筋手法及适当功能锻炼，使肌肉强健，防止再次损伤。

3. 动静互补平衡论对骨伤疾病治法的指导作用

在治疗骨折、脱位等骨伤疾病的过程中，"动"与"静"相互依赖、相互促进、缺一不可。"静"能使患处合理制动固定、得到休息，"动"能促进气血流通、筋骨得养而修复。平乐正骨理论强调气血为纲、三期辨证，主张在骨折三期辨证论治过程中，"动"与"静"二者不可偏废，互补互用，协调平衡。以骨折为例，应根据患者的骨折类型、固定形式、患肢愈合情况等，在骨折初、中、后期，适时调整"动"与"静"的比例，以达到恢复肢体功能的目的。

（1）骨折初期：骨折初期以"静"为主，以"动"为辅。骨折初期即伤后 1～2 周内，骨断筋伤，血脉受损，血瘀气滞，不通则痛，筋骨失用。平乐正骨理论认为，此时应先使筋骨复位，并确保骨折断端有效的固定，以"静"（固定与休养）为主，辅以"动"（肌肉舒缩及健肢活动）。此期"静"的目的为：①保证骨折复位良好，并防止再移位；②使骨折处得到充分的静息，以利于损伤修复；③静卧休息，以调养气血，促进骨折愈合。而"动"的目的为：①行气活血、消瘀退肿、促进新骨生成；②预防肌肉粘连、萎缩及关节拘挛，保证关节功能恢复。功能锻炼的次数应由少到多，时间由短到长，幅度由小到大，循序渐进，以不影响患处筋骨稳定为原则，切忌任何粗暴的被动活动。如此，局部的"静"（固定）与全身的"动"互补互助，有效的"静"（固定与休养）与适当的"动"互补互助，达到动态平衡，共同促进骨折愈合。

（2）骨折中期：骨折中期宜动静并重。骨折中期即伤后 2 ～ 6 周，此时瘀肿疼痛逐渐消退，但瘀血未尽，新骨始生，骨折处日趋稳定。此期"静"（固定）的目的为：①帮助新骨按正常解剖形态生长；②防止新骨断裂，甚至造成错位。此期"动"（练功）的目的是：行气活血，祛瘀生新，和营续骨，防止局部筋肉萎缩、关节僵硬、深静脉血栓等并发症发生。除骨折处肌肉的舒缩活动外，还可逐渐进行骨折上下关节的活动，但动作应轻缓，活动范围应由小到大。如前臂骨折，此期可以做腕、肘关节屈伸活动，还可做握拳运动。

（3）骨折后期：骨折后期以"动"为主，以"静"为辅。伤后 6 ～ 8 周，骨折多已临床愈合，外固定多已解除，但肌肉有不同程度的萎缩、粘连，关节功能尚未完全恢复，此时需加强患肢功能锻炼及全身的活动，以促康复；而且筋骨虽长而未坚，如果用力过度，则易引起新骨断裂。故此期应以"动"为主，以"静"为辅，动静互补互用，维持动态平衡，共同促进疾病康复。此期"动"的目的是：①尽快恢复患肢的肌力和关节功能，使未坚之筋骨劲强，逐渐恢复筋骨的力学结构；②加强全身气血循行，促进机体全面康复。此期"静"的目的是防止肢体负荷过度，预防再骨折。在此期，上肢骨折患者应以关节的灵活度锻炼为主；下肢骨折患者则应以负重行走锻炼为主。但均须遵循循序渐进的原则，即活动范围由小到大、速度由慢到快、力度由轻到重、时间由短到长等，不能急于求成。总之，在动静互补平衡理论的指导下，固定为骨折愈合创造了条件，而功能锻炼又促进了骨折的愈合，保证了肢体功能的恢复。

（五）平乐正骨动静互补平衡论的临床应用举隅

仇某，女，36 岁，于 2003 年 5 月 18 日骑自行车不慎跌倒，臀部着地摔伤骶尾部。当时局部肿胀疼痛，不敢坐蹲，坐则尾部疼痛，咳嗽时轻度疼痛，站立、行走时不痛，未作治疗。伤后 12 天出现腰部疼痛，弯腰时明显加重，赴当地医院求治，诊断为尾骨骨折，给予经肛门手法复位配合内服药物等治疗后，肿胀、疼痛逐渐减轻，但站立仍感疼痛。于 2003 年 7 月 14 日来我院就诊。查体：骶尾部轻度压痛，痛点不固定，局部无肿胀；第 3 腰椎左侧椎旁压痛，腰肌紧张，弯腰时骶尾部酸胀不适；卧位翻身时，局部疼痛加重；舌尖红，苔薄黄，脉弦。诊断：尾骨综合征。方用加味泽兰汤。由于病程已近 2 个月，医者运用动静互补平衡理论，认为损伤中后期应以"动"为主，以"静"为辅，故指导患者进行腹、背肌功能锻炼，嘱其大胆弯腰、起坐，强调越是疼痛越要做某个动作，并晓之以理：尾骨不是负重骨，只是肌肉筋膜的附着点，动则气血通顺，筋得营养而病愈。2003 年 7 月 26 日复诊，骶尾部疼痛基本消失，时有发胀感，腰部仍疼痛。上方加黄芪 30g、升麻 5g、延胡索 10g、桑寄生 12g，继续做腹、背肌功能锻炼。2003 年 8 月 27 日复诊，腰部及骶尾部酸痛不适消失，敢于坐蹲，继续功能锻炼而痊愈。

八、膳食合理平衡论

膳食平衡论是平乐正骨理论体系的又一大特色。平乐正骨理论认为，人体是一个以"骨"为支架的杠杆系统。全身的骨骼通过筋肉及关节紧密相连，筋骨是一个相互关联的、处于动态平衡之中的统一体，牵一"骨"而动全身，养骨要从整体出发、从全局着手。饮食是骨骼营养的来源，是维持人体骨骼健康的物质基础。《灵枢·九针论》云："病在筋，无食酸；病在气，无食辛；病在骨，无食咸；病在血，无食苦；病在肉，无食甘。"可见，中医学早就认识到饮食性味可以影响筋骨的状态。平乐正骨理论强调，科学养骨应从平衡膳食、因人施膳、辨证施膳做起。正确的饮食调护在伤科疾病的康复过程中起着举足轻重的作用。平衡膳食、科学养骨能够增强患者体质，提高其抗病能力，预防伤科疾病的发生，促进疾病的恢复。

（一）膳食平衡论的内涵

《黄帝内经》对膳食平衡有着精辟而生动的论述："五谷宜为养，失豆则不良；五畜适为益，过则害非浅；五菜常为充，新鲜绿黄红；五果当为助，力求少而数；饮食贵有节，切切勿使过。"膳食平衡是指膳食中所含营养素种类齐全、数量充足、比例适宜，既能满足机体生理需要，又可以避免因膳食中的营养素比例不当，甚至某种营养缺乏或过剩所引起的营养失衡。平乐正骨理论认为，每种食物的营养各有其局限性，只有平衡配伍才能相得益彰；要拥有健康体魄，必须做到膳食营养供需平衡、各类食物配伍平衡；没有不好的食物，只有不合理的膳食搭配，适则益，过则害；科学的、平衡的膳食配伍，才能使人体"骨正筋柔，气血以流，腠理以密"。平乐正骨膳食平衡论的核心宗旨在于：膳食要平衡化、多样化，食物搭配应注意主食与副食的平衡、荤食与素食的平衡、寒性食物与热性食物的平衡、不同颜色食物的平衡、不同性味食物的平衡等；同时，膳食平衡还要注意量度，配伍量度的确定应该"以人为本"，因人而异，辨体施膳，或辅以药膳，顾护气血，强筋壮骨；已病者，病证结合，辨证施膳，补益气血，濡养筋骨，促进疾病的康复。

（二）膳食平衡是筋骨健康的基本保证

"饮食者，人之命脉也"，膳食营养是人类赖以生存的物质基础，而平衡的膳食则是机体与筋骨健康的基本保证。筋骨的状态直接受到气血的影响，气血充盈，则筋骨得养而健，反之则筋骨失濡而病；气血畅流，循行有度，则筋骨互生互根，保持平衡。气血旺则筋骨壮，气血亏则筋骨弱；气血平衡则筋骨泰，气血失衡则筋骨疾。脾为气血生化之源，肾为气血之根，肝肺为气血之舍，心主一身之血脉，五脏互相配合、协调平衡，则气血生化有源，循行有度。可见，气血平衡源于五脏平衡，只有五脏功能协调平衡，气血的生化与运行才能保持动态平衡。平乐正骨理论认为，五脏的协调平衡很大程度上源于膳食的摄入平衡。脾胃为后天之本，五脏之营养受之于饮食五谷，为气血生化之源；气血的生化首先依赖于胃的受纳，膳食过量、过味、不足或结构失衡，均会导致胃的受纳障碍，脾的运化失职，进而五脏失衡，肝肾不足，气血虚损，筋骨失养、失衡。食有五色，绿色养肝、红色养心、黄色益脾胃、白色润肺、黑色补肾，红、白、黄、绿、黑不同颜色的食物滋养不同的脏腑，五色协调搭配则能平衡脏腑阴阳；食有五味，酸入肝、苦入心、甘入脾、辛入肺、咸入肾，酸、苦、甘、辛、咸不同性味的食物滋养不同的脏腑，五味平衡配伍则能协调脏腑气机，平衡五脏阴阳。膳食平衡则五脏调和，五脏和则气血充，气血足则筋骨得濡，人体康健。膳食平衡是机体维持阴阳平衡、保持筋骨健康的基础。

（三）膳食失衡是伤科疾病的重要病机

1. 荤素失衡，筋骨失养

平乐正骨理论认为，荤食与素食应均衡搭配，不可偏颇。《素问·生气通天论》曰："膏粱厚味，足生大疔。"一方面，饮食过"荤"，易损伤脾胃，脾失健运，水谷不化，生痰生湿，阻碍气机，导致筋骨失养。另一方面，饮食过"素"，则会导致气血虚弱，筋骨营养不良，致骨痿筋弛。可见，荤素失衡是导致伤科疾病的重要原因。

2. 五味失衡，筋骨失养

五味长期偏嗜，必然导致五脏之间相生相克之动态平衡遭到破坏而致疾病。《素问·五脏生成》曰："是故多食咸，则脉凝泣而变色；多食苦，则皮槁而毛拔；多食辛，则筋急而爪枯；多食酸，则肉胝而唇揭；多食甘，则骨痛而发落……"五味偏嗜会造成脏腑失衡，出现皮、肉、筋、骨、脉等多方面的病理变化。

3. 寒热失调，筋骨失衡

《黄帝内经》指出饮食配伍应注意寒热搭配、性质平衡，过寒或过热均可伤及气血，导致脏腑阴阳失衡，表卫不固，感邪阻络，筋骨失养或失衡。《素问·调经论》曰："……因寒饮食，寒气熏满，则血泣气去……"饮食过寒可导致血行涩滞、阳气亏虚，气血失衡，必然导致筋骨失养。

4. 饮食不节，筋骨失养

食无应时、量无多少、质不均衡等饮食无常，均可导致脾胃损伤，影响气血生化，造成脏腑失调、筋骨失养。

（四）膳食平衡论对科学养骨的指导作用

元代名医陈直提出"善治病者不如善慎疾，善治药者不如善食治"的精辟论断，强调了对疾病预防及饮食疗法的重要性。平乐正骨重视养生防病，认为人是一个内外平衡的有机整体，均衡、合理的膳食可以养骨，促进筋骨健康，预防伤科疾病；伤科疾病继发于五脏失衡、气血失调、筋骨失衡，饮食应该以纠正失衡、恢复平衡为要。膳食平衡不仅能够科学养骨，预防疾病，还能够促进气血化生，促使伤科疾病早日康复。

1. 膳食结构平衡

（1）五味平衡：五味入胃，各归所喜，酸入肝，辛入肺，苦入心，咸入肾，甘入脾。不同性味的食物对脏腑各有不同的作用，酸、苦、甘、辛、咸五味调和，方可增进食欲，益气生血，濡养筋骨。如果过于偏嗜某一味，就会造成五味失衡、营养失调。平乐正骨理论强调，五味调和是最基本的养骨法则；五味调和，则五脏平衡，气血调和，骨正筋柔；日常饮食要尽可能多样化，不可偏食、偏嗜五味，只有这样才能使筋骨获得全面而充足的营养物质。

（2）荤素平衡：荤食与素食的比例搭配合理，有利于筋骨的保养和康复。传统观念认为，伤科患者要多食大鱼大肉等荤食。在此观念的影响下，患者长期过量食用荤食，不仅易诱发肥胖症、高血压病、高脂血症等，还会导致气血凝滞、血液循环不良，从而诱发骨质坏死；多食膏粱厚味，易生痰湿，痹阻经络，脏腑失调，筋骨失养。但长期过量食用素食，则会引起脾胃虚弱，气血生化无源，脏腑筋骨失养，骨质疏松，筋弛无力，抵抗力低下，从而使机体容易遭受外邪侵袭或骨脆易折。因此，平乐正骨理论强调，科学养骨应注意荤食与素食搭配平衡，保证摄入蛋白质、脂肪、碳水化合物、膳食纤维及各种维生素等均衡，以促进骨质健康。

（3）寒热平衡：食物有寒、热、温、凉之偏性，其对机体的作用也各有不同。配伍膳食时，食物的寒、热、温、凉四性需平衡组合，才能有益于健康。《灵枢·师传》曰："食饮者，热无灼灼，寒无沧沧，寒热适中，故气将持，乃不致邪僻也。"过食热性食物，易助长内火甚至伤及阴液、迫血妄行；或饮食过热易烫伤胃脘、咽喉，造成局部烫伤而形成慢性炎症。过食寒性食物或饮食过凉，则会损伤脾胃阳气，寒凝血瘀，筋骨失养。

（4）五色平衡：五色平衡，广义指通过搭配不同类别的食材，从而相应完成相生相克，以完成人体脏腑制化关系，建立人体稳态平衡的内环境。狭义而言，仅指蔬菜瓜果中植物性食物水果和蔬菜，由其色彩丰富，可按五色进行平衡配伍。对于每日的主食所食用重点是提倡多吃杂粮，这也涉及食物的颜色，从而达到吃对颜色，就能吃出健康。《灵枢·五色》曰："青为肝、赤为心、白为肺、黄为脾、黑为肾。"根据五色可以了解脏腑精气盛衰。进而综合调理人体的脏腑功能，养气血，安心魄，固本培元，减少人体精、气、神的损耗，保持人体阳气充沛，维持旺盛的生命力。古代医者运用五行五色，把人体和自然环境统一起来，在四季更迭、二十四节气变化中，与五脏紧密相连在一起，形成人体的代谢规律。透过五色食物的进食，让人体与宇宙之间形成一个相互收受、应通的关系，充分体现"天人合一"的观念，自然地养生。因此可以说，药补不如食补。在春天时候多食绿色食物，可以养肝；初夏时候多食红色食物，可以养心；长夏时候多食黄色食物，可以养脾；秋天时候多食白色食物，可以养肺；冬天时候多食黑色食物，可以养肾。按照五行五色理论多吃蔬果，以天然、无副作用的进食方式，让你的身体与环境达到一个最和谐的状况。

（5）粗细平衡：不同种类的粮食及其加工品的合理搭配，可以提高其营养价值。粮食在经过加工后，往往会损失一些营养素，特别是膳食纤维、维生素和无机盐，这些营养素往往存在于植物果皮和谷壳之中，而这些营养素也正是人体所需要或容易缺乏的。以精白粉为例，它的膳食纤维只有标准粉的1/3，维生素 B_1 只有标准粉的1/50。总而言之，多吃杂粮的好处是显而易见的。例如小米和红小豆中的膳食纤维比精白粉高8倍～10倍，B族维生素则要高出几十倍，这对于增强食欲，防止诸如便秘、脚气病、结膜炎和白内障等疾病都是有益的。另一方面，粗粮虽好，但是细粮有着更好的品相与口感，并且能够更好地消化吸收，对胃肠道没有刺激性。因此，人们在主食选择上，应注意粗细搭配。至于合适比例和合理搭配则有个体差异，因人而异。

（6）食类平衡：食物按其食类一般可分为两个大类：一类是动物性食物，包括肉、鱼、禽、蛋、奶及其奶制品；另一类是植物性食物，包括谷类、薯类、蔬菜、水果、豆类及其制品，以及食糖类和菌藻类。不同种类食物其所提供的营养素也不同：动物性食物、豆类含优质蛋白质；蔬菜、水果含维生素、矿物盐及微量元素；谷类、薯类和糖类含碳水化合物；食用油含脂肪；肝、奶、蛋含维生素A；肝、瘦肉和动物血含铁，所以只有通过合理平衡的食类搭配才能形成平衡的膳食结构。

近期的"中国网民营养知信行调查"显示，受访网民有17.8%的人群喜欢偏油重和高盐食物；有七成网民有饮酒习惯，而且其中10%为经常饮酒者；只有不到30%的人能够每天摄入五类食物。此外，还存在对豆类和奶类摄取不足的问题，调查人群中有7.3%的人每周摄入不到2次。

（7）营养素平衡：营养素是指食物中可为人体提供能量、构成机体、组织修复，以及具有生理调节功能的化学成分。它们维持人体健康及帮助生长、发育，并满足日常生活中的各种生理活动需求。人体所必需的营养素大致分为蛋白质、脂肪、糖类、维生素、水和无机盐（矿物质）6类，还包含许多非必须营养素。

根据现代营养学研究，食品按其所提供的主要营养素分类，大致可分为五大类：第一类为谷类、薯类、杂豆类，主要提供碳水化合物、蛋白质和B族维生素，也是主要热能和蛋白质的来源；第二类为动物性食品，包括肉、禽、蛋、奶、鱼等，主要提供蛋白质、脂肪、膳食纤维、矿物质、维生素A和B族维生素；第三类为大豆及豆制品，主要提供蛋白质、脂肪、膳食纤维、矿物质和B族维生素；第四类为蔬菜、水果，主要提供矿物质、维生素C、胡萝卜素和膳食纤维；第五类为纯热能食物，包括动植物油脂、食用糖和白酒、淀粉等，主要提供热能。

营养素平衡就是指以人体生理需求为纲领，合理配置各类营养素的摄取比例，在日常生活中根据此营养素比例进行膳食搭配，从而达到维持人体健康及生理均衡发展的目的。一般摄取比例，为碳水化合物热能占总量的55%～65%，蛋白质占

10% ～ 15%，其中优质蛋白质应占蛋白质总量的 1/2 ～ 2/3，动物性蛋白质占 1/3，脂肪占 20% ～ 25%。建议油脂以 2/3 植物油、1/3 动物油为宜。三餐供热比例为早餐占 30% 左右，中餐占 40% 左右，晚餐占 25% 左右，午后点心占 5% ～ 10%。除此之外，还应注意科学的加工烹调，食物经加工与烹调后应尽量减少营养素的损失，并提高消化吸收率，以及良好的用膳规律，一日三餐定时定量，且热能分配比例适宜，养成良好的饮食习惯。

简言之，一日膳食中食物构成需要多样化，各种营养素品种齐全，搭配合理，其中包括供能食物，即蛋白质、脂肪及碳水化合物；非供能食物，即维生素、矿物质、微量元素及纤维素，做到粗细混搭，荤素混食，从而能供给膳食者必需的热能和各种营养素。

（8）酸碱平衡：酸碱平衡是指食材中酸性与碱性物质进行合理平衡的搭配。我国劳动人民在与自然界的长期斗争中，留下了丰富的饮食文化。进入现代社会后，则可用现代科学理论和技术去发掘、提高，其中物质的酸碱性就可以作为食材分类的一种具体方法。比如，南方有些地区讲究把鳝鱼与藕合吃。因为鳝鱼含有黏蛋白和黏多糖，能促进蛋白质吸收和利用，它又含有比较丰富的完全蛋白质，属酸性食物；藕则含有丰富的天冬酰胺和酪氨酸等特殊氨基酸，以及维生素 B_{12} 和维生素 C，属碱性食物。这一酸一碱，加之两者所含营养素的互补，对维持机体的酸碱平衡起着很好的作用。实际上，我国人民长期以来所形成的烹调习惯，有很多是属于酸性食物和碱性食物搭配的。总地看来，动物性食物属酸性，而绿叶菜等植物性食物属碱性，这两类食物的搭配对人体的益处是显而易见的，对于化生气血、濡养筋骨大有裨益。

2. 膳食量平衡

"人以水谷为本"，饮食是维持人体生命的根本条件。饮食进入人体后，脾胃将其化生为水谷精微，再奉心化赤而为营血，借心之主血脉循行全身，濡养筋骨、脏腑、官窍等。膳食平衡则谷气充盈，血气旺盛，筋骨强健；反之，饮食不节，饥饱无度，则损脾胃，而气血不足，筋骨失濡。因此，平乐正骨十分强调食量要有节制，餐时要有规律，切忌暴饮暴食、饥饱无度、餐时无常。《素问·痹论》："饮食自倍，肠胃乃伤。"可见饮食过量超过了脾胃的消化能力，可导致胃肠受损，出现消化不良，气机逆乱，筋脉受损。华佗《中藏经》曰："饥饱无度则伤脾，思虑过度则伤心……"可见饮食不足与饮食过量一样会损伤脾胃。饮食不足，则脾胃虚弱，气血化生无源，脏腑机能衰弱，正气不足，而罹患各种疾病。所以，饮食有节，饥饱适宜是饮食的最佳境界。

3. 饮食与运动平衡

平乐正骨膳食平衡论要求机体营养供给与身体的消耗之间须保持动态平衡。进食前后动静互补平衡对于促进食物的消化吸收非常重要，主要包括以下几个方面：①饭前要"静"。人在运动时，脏腑因相对缺血而功能较低下，胃肠的纳食与消化功能也不例外。所以在饭前不宜做剧烈运动，以免胃肠因缺血而影响消化。②饭中宜"静"。进食时要宁神静气，专心致志，方可聚气以利饮食水谷充分受纳消化。《论语》早就提出"食不语，寝不言"，主张食前及食中宜静而专致，不可分心、谈笑妄语。③饭后"徐动"。就餐后需要适当运动，以利气机运行，促进食物消化吸收。"食后便卧令人患肺气、头风、中痞之疾，盖营卫不通，气血凝滞"，说明餐后若过"静"则会造成气血阻滞，食物停滞在胃肠，不利于食物消化，故饭后要适当活动。进食后散步有利于食物的消化与吸收，增进筋骨健康；但进食后剧烈运动，反而会耗伤胃气，影响消化与吸收。

4. 饮食与四时平衡

唐代孙思邈提出"春月少酸宜食甘，冬月宜苦不宜咸，夏月增辛聊减苦，秋辛可省但欲酸"，强调四时季节不同，饮食五味各有宜忌。一年四季气候变化，春温、夏热、秋燥、冬寒，人应顺应四时而养生，"春夏养阳，秋冬养阴"。春季万物勃发，阳气初生，在膳食方面应顺应万物生发之性，食用辛甘发散之品，不宜食酸收之味。同时，早春时节，春寒料峭，寒冷刺激可使体内的蛋白质分解加速，导致机体抵抗力降低而致病。因此在荤素搭配上，应注意补充蛋、鱼、虾、肉等富含优质蛋白质的食品，以提供充分的热能抵御寒冷；同时应均衡摄入花菜、卷心菜、西红柿、柑橘、柠檬等含有丰富维生素的"素"食，以增强机体的抗病能力。夏季炎热，阳热亢盛，在膳食方面应以清补、健脾、祛暑化湿为原则。"苦"能消暑清热，夏季食物搭配应多食用苦瓜、苦菜等苦味食品，慎食肥甘厚味及燥热之品，宜食绿豆粥、扁豆粥、荷叶粥、薄荷粥等祛暑生津的"解毒药粥"。同时，夏季暑热易耗气伤津，人较易疲乏，没有食欲。在饮食制作方面，要注意五色的搭配及烹调方式的多样化，以增进食欲。秋季燥令当行，在膳食方面应遵循"养阴防燥"的原则；宜食百合、银耳、甘蔗、梨、豆浆、冰糖等清润养阴之品；少食葱、姜、蒜、韭菜、辣椒等辛温伤津之食。冬季天寒地冷、阴盛阳衰，在膳食寒热搭配上应慎食寒凉。冬季在脏应肾，应以补肾养骨为主。五色之中，黑色入肾，故应多食用黑米、乌鸡、黑豆、乌贼骨、黑芝麻、黑木耳、海带、黑菇、黑桑椹、紫菜等黑色食品，以补肾填精、强筋壮骨。

5. 饮食与体质平衡

平乐正骨理论主张，膳食的搭配要均衡，在食物的具体种类、性味、比例的选择上，应该坚持以人为本、因人制宜的原则，进行合理配伍。体质是人体在生命过程中由遗传性和获得性因素所决定的固有特性。不同的体质属性，其气血盛衰、脏腑功能状态各有不同，筋骨特点亦有不同。平乐正骨理论主张以人为本、辨体施膳，特别重视人的个体差异，有针对性地纠正体质偏颇，以达到气血平衡，骨正筋柔。因人制宜、辨体施膳的具体内容包括：①气虚体质。此类人免疫力低下，易患筋弛、筋痿、骨痿等疾病。在配伍膳食时应注意适当增加具有益气健脾作用的动物性食物，如鱼肉、鸡肉等；忌食耗气之品，如空心菜、生萝卜、槟榔等。②血虚体质。此类人面色萎黄或淡白无华，易患慢性疾病，伤后恢复缓慢。应多食用动物肝脏、猪血、鸭血、甲鱼、乌鸡等具有益气养血作用的食物；同时应增加红豆、番茄、红枣等红色食物及黑芝麻、黑木耳、黑豆、首乌等黑色养血之品。③阳虚体质。此类人平素手脚发凉，尿频清长，易患骨质疏松症、骨关节炎等疾病。应慎食绿豆、冷饮、梨、荸荠等寒凉之品，多食用牛肉、羊肉、鳝鱼、辣椒、韭菜、胡椒等具有温阳益气作用的食物。④阴虚体质。此类人体瘦，常口干、眼干、便干、皮肤干，易患慢性骨病。应多选用糯米、绿豆、枸杞、鳖、雪蛤、银耳、蔬菜、水果等清润之品，以滋阴润燥；慎食羊肉、狗肉及辣椒等辛辣之物。⑤痰湿体质。此类人形体多偏胖，肌肉肥满松软，皮肤油脂较多，易患代谢性骨病、痛风等疾病。应慎食或忌食肥甘厚味之品；饮食宜清淡，多食含膳食纤维丰富的芥菜、韭菜、萝卜、荸荠等植物性食物。⑥气郁体质。此类人常忧郁寡欢，易于情绪低沉或烦躁。应注意多选择橙子、海带、金橘、佛手、柚子等辛甘发散之品，以行气解郁；少食乌梅、泡菜等收敛酸涩、易阻碍气机的食物，以防气滞血凝，导致筋骨失养。⑦血瘀体质。跌仆损伤可致瘀血，若治疗不彻底，瘀血不能及时消散，恶血残留日久可形成血瘀体质。由于血行瘀滞，此类人易患股骨头坏死等骨病。饮食宜多食香菇、紫菜、玫瑰花、葡萄、绿茶、少许黄酒等具有活血散结作用的食物；少食土豆、芋头等易阻碍气机之品及一切寒凉之品，以防寒凝血瘀、加重病情。⑧湿热体质。此类人面赤目红，常口苦、口臭、大便黏滞，湿热蕴结易致气机受阻，血行不畅，造成筋骨失养。饮食上应注意五味、寒热搭配，忌烟酒，忌食辛辣等辛温助热之品；宜食用藕、西瓜、绿豆、黄瓜、冬瓜等性味甘寒或甘平的食物。

九、起居有常平衡论

起居有常平衡论是平乐正骨理论体系的又一大特色。平乐正骨理论认为，起居有常是筋骨健康的基本保证。人体应遵循大自然的阴阳消长变化及其自身的生理运行规律，做到起居有常、作息有时、饮食有度、劳逸结合、畅悦情志、房事有节，则能保持脏腑健运、气血调和、筋骨平衡；反之则气血逆乱，筋骨失衡。

（一）起居有常平衡论的内涵

《素问·上古天真论》曰："上古之人，其知道者，法于阴阳，和于术数，饮食有节，起居有常，不妄作劳，故能形与神俱，而尽终其天年，度百岁乃去。"起居有常是指起卧作息和日常生活的各个方面有一定的规律并合乎自然界及人体的生理常度。它要求人们起居作息、日常生活要有规律，这是强身健骨、延年益寿的重要原则。晋代养生学家葛洪提出"养生以不伤为本"，"不伤"的关键在于平衡养生，起居有常。平乐正骨理论认为，起居有常是平衡养骨、保证筋骨健康的关键；起居有常、平衡养骨的理念应贯穿于日常生活的每一个细节中，无论白昼黑夜、春夏秋冬还是风霜雨雪，日常起居的各个环节均应注意顺应时节、合乎自然、不忘"适度"、护筋养骨；起居有常主要包括作息有时、劳逸适度、动静平衡、房事平衡、形神合一等。

（二）起居有常是筋骨健康的基本保证

中医自古重视起居有常对人体的保健作用。平乐正骨理论认为，筋骨相互依存，共同组成一套处于动态平衡之中的支架结构和杠杆系统，气血充盈，则筋骨保持平衡，人体康健。筋骨的功能赖于气血的濡养，而气血的状态则受日常起居的影响。若起居有常，饮食有节，劳逸结合，房事有度，情志调和，则人体阴平阳秘，脏腑协调，气畅血运，筋骨强壮；反之，若起居无常，作息无度，或沉迷房事，或恣食肥甘厚味，或躁怒抑郁，或过劳过逸，久之则可致脏腑功能紊乱，气血运行失常，筋骨营养得不到保证而产生筋驰、筋痿、筋挛、筋伤等。可见，起居有常是筋骨健康的基本保证。

（三）起居有常平衡论对科学养骨的指导作用

1. 天人相应，作息有时

《黄帝内经》云："天食人以五气，地食人以五味。"自然界是人类生命的源泉，与人类的生命活动息息相关。天人相应，人的作息应与自然界阴阳变化保持一致，方能使阴平阳秘，气血调和，筋骨强健。

一日之中随着昼夜晨昏及阴阳消长的变化，人体的阴阳气血也应相应调节而与之相适应。《素问·生气通天论》云："阳气者，一日而主外，平旦人气生，日中而阳气隆，日西而阳气已虚……是故暮而收拒，无扰筋骨……"顺应自然界阴阳变化规律而养生，则气血生化循行有序，筋骨无忧。一日之中，自然界阴阳动态消长，人体之阳气随着自然界阳气的变化，表现出生、长、收、藏等不同状态，黎明后阳出于阴，正午阳气最旺盛，午后阳气开始内敛，日落之后阳气逐渐潜藏于内。早晨太阳升起，阴消阳长，人应顺应阳气，清晨早起，吐故纳新，舒展筋骨，可选择八段锦、易筋经、太极拳等轻柔舒缓的运动项目，以通利关节、疏通气血，使阳气升发，气血畅流，筋骨得濡；午后阳气渐消，人体容易犯困，此时小睡可以养阳，促进气血调和；日暮阴气逐盛，阳气开始潜藏，卫外能力减弱，宜防寒保暖，减少活动，调神静气，谨守真气，按时入睡，熟睡以养阴，阴血充沛方能濡养筋骨。

一年之中随着春夏秋冬季节的更替及阴阳消长的变化，人体起居也应顺应四季气候做出相应调整：①春季养阳，舒展筋骨。春季阳气生发，万物始生，养骨应注意充分利用阳气上升、万物萌生、代谢旺盛之机，通过适当调摄，使春阳得以宣达，气血通达，筋骨得养。此时，人的情志应力戒抑郁、暴怒，做到心胸豁达、乐观向上，方能使肝气条达、全身气机调畅。春季宜"动"，应早睡早起，增加户外活动，让筋骨在春光中充分舒展，汲取大自然之阳气，强筋健体。②夏季炎热，酷暑蒸人。暑易伤津耗气，故夏季锻炼应在清晨或傍晚天气凉爽时进行，可做保健功、广播操、慢跑等强筋健骨运动，运动后要及时补充水分，以防津气耗损而致筋骨失濡。夏季起居应晚睡早起，顺应自然，保养阳气。中午炎热之极，人易感困倦，应适当午睡，静以养阴，以制亢阳。夏日多汗，腠理多疏，易感暑湿或寒湿之邪，故不可贪凉饮冷，或露宿户外，否则易中邪气，致气血凝滞，筋骨僵硬疼痛。③秋季养阴，濡养筋骨。秋季燥令当行，燥易耗伤津液，出现一派干涸之象，如鼻干、口干、舌干、皮肤干、大便干等，故秋季应重视滋阴润燥。此时，运动不可过度，以防过汗伤阴；情志应清心寡欲、心境宁静，急躁暴怒最易伤肝阴；饮食要清润滋阴。如此方能确保阴液充足，筋骨自濡。④冬寒宜藏，最宜补肾壮骨。冬季气候寒冷，阴盛阳衰。人体宜顺应这一变化，养骨以"藏"为要，应早睡晚起，养精蓄锐，注意保暖，以养阳气；多食用黑色及补肾食品，以益肾填精、强筋壮骨。

2. 动静平衡，劳逸适度

"动"与"静"、"劳"与"逸"是对立协调的辩证统一关系。平乐正骨理论强调，动静不可偏废，劳逸不可失度。动静互补、劳逸有度，方能经络通畅，气血调和，筋骨健康。《素问·宣明五气》云："五劳所伤：久视伤血，久卧伤气，久坐伤肉，久立伤骨，久行伤筋。"指出过动过劳、过静过逸，均可致气血损伤，筋骨失衡。一方面，过逸伤气，可致气血郁滞，伤及筋肉。张介宾曰："久卧则阳气不伸，故伤气；久坐则血脉滞于四体，故伤肉。"另一方面，运动过度，或过度体力劳动，可导致精血亏损甚至衰竭，形体枯瘦，筋骨失濡。正如《庄子·刻意》云："形劳而不休则弊，精用而不已则劳，劳则竭。"平乐正骨理论认为，在日常起居中应注意以下几个方面：①体脑结合，动静互补。脑力劳动偏重于静，体力活动偏重于动。动以养形，静以养神，体脑结合，则动静兼修，形神共养，五脏健运，筋骨平衡。②把握动静量度，辨体养骨。"生命在于运动"，一定范围内的运动锻炼或体力劳动有利于舒展筋骨，通畅气血，强健体魄。但是过动、过劳则可致气血耗损、肢体疲劳，久之筋骨失衡。因此，科学养骨既要重视"动"，又要注意把握量度，做到动中有静，静中蕴动。每个人因禀赋、饮食、职业、情志、地域等因素影响而形成不同的体质，故运动时的量和度也应有所不同。如血虚体质忌大动，多静养，宜做轻柔舒缓的运动项目，大负荷运动可使气耗血伤，久之会导致脏腑失调，筋骨失衡；而湿重体质宜多动，以达到汗出排邪、经络通畅的目的。

3. 膳食平衡，饮食有节

"人以水谷为本"，饮食是维持人体生命的根本条件。饮食进入人体后，脾胃将其化生为水谷精微，再奉心化赤而为血，借心之主血脉循行全身，濡养筋骨、脏腑、官窍等。平乐正骨理论认为，科学饮食应讲究膳食平衡，膳食平衡则谷气充盈，血气旺盛，筋骨强健；反之，饮食无度，膳食失衡，则气血不足，筋骨失濡。科学饮食应注意以下几个方面：①膳食平衡。食物搭配应注意主食与副食的平衡、荤食与素食的平衡、寒性与热性食物的平衡、不同颜色食物的平衡、不同性味食物的平衡等，如此则脏腑健运，气血生化有源，气血旺则筋骨壮。②饮食有节。食量要有节制，食时要有规律，切忌暴饮暴食、饥饱无度或餐时无常。③饮食制作注意烹调方式。慎用油煎、油炸、烧烤等烹调方式，以防燥热伤及阴血，阴血伤则筋骨病。

4. 房事有度，养肾壮骨

中医认为，男女之欲，乃阴阳自然之道。房中之事，能生人，能杀人，譬如水火。知用者，可以养生；不能用之者，立可致死矣。适度的房事，可以却老复壮，健康长寿；房事过于节制，久不交媾，肾精长久不泄而致精血瘀滞，肝肾亏虚，筋骨失濡；但房事过度可致真阴耗竭，肾虚阳痿，肌肉消瘦，齿松发脱，筋痿骨废。平乐正骨理论强调，保证筋骨健康必须注意房事养生，主张房事有度，以养肾壮骨。房事有度、养肾壮骨应注意以下 2 个方面：①房事有度，注意"开源节流"。开源，指在男女双方达性高潮之后，男性射精，女性亦有阴精分泌，故房事后要填精补肾，以确保精气盈满、肝肾充足。节流，指房事要有节制，男性要"惜精"，不可频繁射精，否则易致肝肾亏损，筋骨失养而痿废。②房事活动应顺应四时阴阳消长，法于阴阳，房事有度。春季万物生长，应顺应春之升发特性意气风发，但又不能任意放纵，房事过度易伤及肾精，精亏则可致筋骨失养。夏季阳气最盛，一年之中性欲最强，应顺其自然安排房事。但暑邪易耗气伤津，因此夏季易感困倦乏力，此时应静心养神，避免房事过频而伤气耗精。秋季阴长阳消，万物肃杀，此时应养阴为主，减少房事频度，避免频繁射精伤阴。冬季万物封藏，养生应以"藏"为主，节制性事，"藏"以养精蓄锐，养肾补肾，充精壮骨。总之，房事有度，应遵循春生、夏长、秋收、冬藏之规律，则精血充盈，筋骨平衡。

5. 形神合一，调神养骨

《素问·上古天真论》曰："恬淡虚无，真气从之，精神内守，病安从来。"调摄精神可以防病养生。平乐正骨理论强调，形神统一，神与形合，则可使气血调和，脏腑机能平衡，筋骨健康；反之，惊恐、焦虑、沮丧、躁怒等负面情绪会导致气机不畅，造成气血虚弱，筋骨失养，神形离决，久则形体衰败。形神统一是生命存在的根本保障，也是筋骨健康的基本前提。因此，平乐正骨理论认为，日常起居应重视修身养性，调神养骨，保持心境平和；情志调畅则气血调畅，五脏六腑、四肢百骸方能得养，筋骨乃健；同时，人要有健康向上的文娱活动与业余爱好，如打乒乓球、行书作画、养花、阅读等，使情有所托，保持心情舒畅，这样有助于筋骨平衡、颐养天年。

（四）起居有常平衡论的临床应用举隅

患者，曹某，女，38 岁，注册会计师，2012 年 10 月 11 日因小腿抽筋反复发作 2 年余，前来就诊。患者自诉 2 年前剖腹产生下一男婴，但产后恶露淋漓不尽，经抗菌、消炎、止血等治疗 3 个多月后，出血停止。此后常感头晕、眼花，而且月经量少，肢体麻木，腰膝酸软，足痿无力。自购"固元膏"等补药间断服用，上述症状略有改善。近来常常加班。1 周前晚上，小腿再次抽筋，疼痛难忍，约持续 5 分钟才缓解，近日已发作 4 次。询问其个人生活史得知，患者素来性格内向，患得患失，因工作压力大，常常工作至深夜，一日三餐没有规律。望诊：面色淡白少华，形体消瘦，舌质淡白。闻诊：说话声音低弱无力。切诊：脉细，尺脉弱。检查心肺无异常，血压 98/54mmHg。辨证论治：患者女性，经常熬夜，起居无常，工作压力大，易劳神耗血，加之患者性格内向，患得患失，肝血暗耗，且患者有产后恶露不尽之病史，致肝血更亏。血虚失养，故心悸、头晕、眼花；肝为血海，血海空虚，则月经量少；肝主筋，筋脉失养，故肢体麻木、小腿抽筋；肝肾同源，肝血不足，则肾精生化乏源，肾虚骨弱，致腰膝酸软，足痿无力，尺脉弱，为肝肾不足、筋骨失养之证。治宜养肝补肾、益气养血。方用补肝汤加减，其药物组成：当归 12g，何首乌 15g，白芍 20g，黄芪 30g，桑寄生 15g，杜仲 15g，伸筋草 15g，鸡血藤 30g，川芎 10g，阿胶（蒸兑）12g，党参 15g，炙甘草 6g。水煎服，每日 1 剂，分 2 次口服，连服 15 剂。嘱患者应用平乐正骨起居有常平衡论进行调理：①作息规律。每天晚上 11 点之前必须睡觉，以保证肝血得养。②膳食平衡。每日 3 餐按时、按质、按量吃，增加鱼、奶、豆等优质蛋白供应，搭配香菇、菠菜、羊肝、猪血等含铁丰富的食物。另外，嘱其回家自行用当归补血汤煮黑豆及鸡蛋，连汤带鸡蛋及黑豆一起食用，早餐服用，隔日 1 次。③劳逸适度。减少工作量，每日晚饭后自行练习八段锦。④调畅情志，调神养骨。对其进行心理疏导减压，嘱其多与朋友交流，心胸开阔，不要计较得失。2 周后复诊，诉其服药后，小腿抽筋仅发作 1 次，且自觉精神转佳，头昏、眼花诸症亦较前减轻。效不更方，上方又连续服 15 剂后，诸症消失，面色红润，精神清爽。

十、内外相关平衡论

人体是一个内外联系、自我调节和自我适应的有机整体。人体是由若干脏腑、形体、官窍组成，而各个脏腑、形体和官窍既各有不同的内外表里结构和功能，又通过经络互相联系在一起，浑然一体，气血渗灌其中，保持着互动协调的动态平衡，从而维持人体的整体性、统一性，使机体处于健康状态。

经络系统沟通上下表里，通过其沟通联系、运输渗灌气血作用及其经气的感受和负载信息的作用，对各脏腑形体官窍的功能活动进行调节，使人体复杂的生理功能相互协调，维持阴阳动态平衡状态。《灵枢·经脉》说："经脉者，所以能决死生，处百病，调虚实。"经络的调节作用，可促使人体机能活动恢复平衡协调。实验证明，针刺有关经脉穴位，可以对脏腑机能产生调整作用，而且在病理情况下尤为明显。如针刺足阳明胃经的足三里穴，可调节胃的蠕动与分泌功能。当胃的功能低下时，给予轻刺激，可使胃的收缩加强，胃液浓度增加；当胃处于亢奋状态时，给予重刺激，则可引起抑制性效应。又如针刺手厥阴心包经的内关穴，既可使心动加速，在某些情况下，又可抑制心动，故该穴在临床上既可治心动过缓，又可治心动过速。可见，经络的调节作用可表现出"适应原样效应"，即原来亢奋的，可通过它的调节使之抑制；原来抑制的，又可通过它的调节而使之兴奋。这是一种良性的双向调节作用，其目的是使人体功能达到内外平衡，这种作用在针灸、推拿、正骨等疗法中具有重要意义。

总之，人体虽然是由具有各自不同功能的若干脏腑、组织、器官所组成，但是他们在生理上相互联系，病理上相互影响，是以五脏为中心，通过经络系统，把六腑、五体、五官、九窍、四肢百骸等全身组织器官联系而形成的有机的整体，并通过精、气、血、津、液的作用，来完成机体统一的功能活动。这也是中医学内外相关整体观对人体本身生命活动认识的体现，充分反映了人体内部器官与外在的可见的官窍、皮肤、肢节是相互关联的，而不是孤立的，各个脏腑、组织或器官，都是人体整体活动的一部分，从而决定了机体在组织结构上的整体统一性。

十一、体重体态平衡论

（一）体重平衡

体重是反应和衡量人体健康状况的重要标志之一，体重过低和过重都不利于健康。体重过低说明身体的营养不良，可以影响未成年人身体和智力的正常发育；成年人体重过低可出现劳动能力下降、骨量丢失和骨折、胃肠功能紊乱、免疫力低下、女性月经不调和闭经、贫血、抑郁症等多方面病理表现。但是体重超标，又容易患肥胖症、脂肪肝、高脂血症、动脉粥样硬化、高血压、冠心病等许多重大疾病；体重超标还会加大骨关节的载荷与劳损，易发骨关节疾病。因此保持正常体重，维持体重平衡显得格外重要。

体重平衡可以通过体重指数来衡量，体重指数（Body Mass Index，BMI），又称身体质量指数，是用体重公斤数除以身高米数平方得出的数字，用公式表示为：$BMI = 体重（kg）/身高（m）^2$，是目前国际上常用的衡量人体胖瘦程度，以及是否健康的一个标准。专家指出最理想的体重指数是 22。正常是 18.5～23.9，因此，体重维持在 18.5～23.9 这个范围内时属平衡态，也即准健康状态。体重低于标准体重的 10%，体重指数＜18.5 者为体重过低，常见于营养不良、胃肠功能低下或代谢失常症，如甲状腺功能亢进和糖尿病等患者即常见体重下降、过低。前者需加强营养、调节胃肠功能，后者则需有针对性地调节代谢功能，以期恢复体重平衡，维持健康，增强机体抵抗伤病能力。体重指数位于 24～27.9 为超重，需要适当控制饮食和总摄入热量，且应适当增加运动量。体重指数大于 28 为肥胖，多见于怠惰少动，饮食不节者，应控制饮食，加大运动量。研究表明，体重指数增高，冠心病和脑卒中发病率也会随之上升，超重和肥胖是冠心病和脑卒中发病的独立危险因素。体重指数每增加 2，冠心病、脑卒中、缺血性脑卒中的相对危险分别增加 15.4%、6.1% 和 18.8%。一旦体重指数达到或超过 24 时，患高血压、糖尿病、冠心病和血脂异常等严重危害健康的疾病的概率会显著增加。

平乐正骨平衡理论认为，保持体重平衡的关键是要保持能量的平衡。一个人的体重取决于能量摄入和能量消耗之间的平衡，吃下去的食物为我们提供所需的能量，人的基本生命活动和各种身体活动消耗能量。因此，进食量和活动量是维持能量平衡的两个决定性因素。当进食量大于身体活动量需求时，多余的能量就会在体内以脂肪的形式积存下来，则体重增加；如果进食量少于身体活动量需求时，能量不足，则以消耗自身原贮能量为代偿，而引起体重降低，久之会造成体重过低和消瘦，进而造成机体营养不良、抗病能力低下。所以，为了保持健康的体重，要养成健康饮食习惯，食不过量，同时，适当体育锻炼。

保持体重平衡，提倡健康饮食行为，膳食成分均衡，饮食有节，理想饮食是一个参照。理想饮食的主要成分：50% 的碳水化合物，30% 的蛋白质，20% 的脂肪；碳水化合物的 80% 应为复合碳水化合物；摄入的饱和脂肪酸应低于不饱和脂肪酸 10%；另外还需要每天 25g 左右的纤维素。目前，中国居民膳食结构存在以下三个问题：①畜肉类及油脂摄入过多。②谷类食物摄入偏低。③奶类、豆类制品摄入量过低，导致钙摄入量不足。另外，蔬菜摄入量也不足，维生素缺乏。因此，为了维持体重平衡，养成健康饮食习惯，限制高胆固醇、高糖食物，餐后食用水果、坚果和其他有营养食品，少食用餐后甜点，有规律地食用健康早餐，晚上不吃高热量食物。

保持体重平衡，提倡适当运动锻炼，贵在"适当"，即选择符合自身条件（如年龄、体质等）的运动量和运动方式运动。运动能增加能量消耗，促进新陈代谢，提高基础代谢率，调节能量平衡，防止肥胖，提高机体的应激能力和抵抗力；同时，运动可使机体内部内啡肽的水平升高，有助于减轻剧烈运动后的疲劳和疼痛。规律性的体育运动如散步、慢跑、骑自行车或游泳等，可降低血清甘油三酯，增加高密度脂蛋白胆固醇，同时使体重下降。其下降幅度与单纯限制热量的下降幅度相等。

因此，维持体重平衡，不超重也不减重，关键在保持能量的平衡，一要做到健康饮食，均衡饮食；二要做到适量运动，规律运动。

（二）体态平衡

体态又叫形体，包括人的体形和姿态，是指人体结构及运动过程中的外在形态表现，具体讲就是人体的外形。"站如松，坐如钟，行如风，卧如弓"，这是古人对日常生活中立、坐、行、卧等基本姿态提出的要求。平乐正骨把人们满足正常基本姿态要求，以及病态下的纠偏求衡、日常生活中的体态维持与畸形预防等，归纳为体态平衡。

正常人体没有畸形，没有缺陷，体形匀称，姿态优美，全身协调，举止和谐，即为典型的、常态的体态平衡。典型的体态平衡建立在人体正常发育的基础上，特征是均衡、对称、整体协调，只有在四肢、躯干、头部及五官的合理配合下才能实现，否则将出现平衡失调。

体态平衡是脊柱四肢健康、运动协调、脏腑调和、经络通畅、气血充盈与体魄强健的基础，是预防疾病的有效方法。

1. 行、立、坐、卧姿态平衡

体态平衡具体表现为行、立、坐、卧四个方面。

（1）"行"姿的平衡：正常平衡行姿为：挺胸抬头，引颈垂肩，提髋绷腿，双膝并拢，微微相触，脚跟先着地，脚掌后着地，跨步时脚尖微微朝外，以大腿带动小腿，直线前行。行走时肩膀放松，双臂置躯干两侧，自然下垂，随步伐行进而相应交替前后协调甩动。

（2）"立"姿的平衡：站立时，身体自然、平稳，两上肢自然下垂，两眼平视，下颌微收，收腹挺胸，腰部平直，两腿直立，两足距离约与骨盆宽度相同。这样整个骨盆就会向前倾，使全身重力均匀地从脊柱、骨盆传向下肢，再由下肢传至足。站立时，上身不要倾斜，两下肢均匀受力。站立时可以将一脚脚尖稍微向外，另一脚斜放在该脚跟后，呈70°～75°的"T"形姿势，并将膝盖微弯，双脚并拢站直。将身体的重心平均地放在两脚掌中央。有史料记载，通过站立还可养肾，肾藏精，精生髓，髓能养骨。具体方法是：两脚尖和两脚跟并拢，使腿也靠在一起，均匀放松地站立，然后闭上眼睛，此时会有一种身体微微晃动的感觉。下肢并拢可使肾经和阴跷脉紧密地结合，对培补肾气有特殊的作用，还易于周身气血循行，融荣一体。

（3）"坐"姿的平衡：坐姿是保持上半身挺直，头颈端正，做到不耸肩、不驼背、不倾斜，眼睛距离桌面的距离大约为30cm，双肩后展，并尽量避免头颈部过度前倾或后仰，如有可能，最好在双脚下垫一脚踏或脚凳，使膝关节略高出髋部。如坐无靠背的椅子，不坐满整个椅子，将臀部轻放至椅面2/3处。如坐在有靠背的椅子上，则应在上述姿势的基础上尽量将腰背紧贴椅背，这样腰骶部的肌肉不会太疲劳；需要久坐时，建议选择带扶手、高度适合的靠背椅，椅子前放一脚踏，连续坐位时长不宜超过1小时。

（4）"卧"姿的平衡：良好的卧姿对脊柱的保健十分重要。卧姿良好体位要求胸、腰部保持自然曲度，双髋及双膝呈屈曲状，此时全身肌肉即可放松，休息时应以仰卧为主，侧卧为辅，要左右交替，以右为主；仰卧时可在双腘窝下面垫一软枕，以便双髋及双膝微屈，全身肌肉放松，这样可使椎间盘压力降低，减小椎间盘后突的倾向；侧卧时双膝关节微屈对置。枕头应放置于颈部中央，以防落枕。

2. 不同体态的负重平衡

平衡是指身体所处的一种姿态，以及在运动或受到外力作用时能自动调整并维持姿势的一种能力。平衡功能是人体的一项重要功能，人们在日常生活中会采取各种各样的姿势进行负重，在不同姿态的负重中动态调整、寻找并建立即时平衡，从而维持人体结构与功能的正常状态，预防和避免伤病。同时，维持人体负重平衡对维持人体正常生长发育及健康有着重要的意义。人体负重姿势的平衡是由视觉、内耳前庭、本体感觉等传感输入，大脑感知重心位置及外界环境变化关系，经中枢神经系统整合处理，再将讯息传至相应效应器（如相应肌肉），而瞬时调整踝、膝、髋等下肢关节，甚至躯干与上肢，来控制身体的活动以维持姿势的稳定与平衡。

人体调节和维持平衡是一个由多个系统参与的复杂生理学过程，主要包括3个环节：感觉输入、中枢整合与运动控制，其中任何一个环节出现损害，在临床上就表现为不同特点的平衡功能障碍。在人体的负重平衡中，骨骼肌肉系统以实际行动来调节维持，需要上肢、躯干、髋、膝、踝和足各关节及其相关肌群、韧带，包括筋膜等组织共同参与，协调运动，协同一致，才能实现人体不同体态的负重平衡。

负重平衡对于机体非常重要。其一，它是维持机体外在形态体态的基础，尤其在儿童生长发育期，是脊柱、四肢骨骼、关节正常发育，以及避免和预防畸形的前提和保障；其二，负重平衡使得骨骼关节承力均匀分布，有效地保护了关节功能，预防了由关节承重应力集中所造成的关节、韧带，甚至骨骼损害；其三，负重平衡调节正常，可避免突发承重力造成的运动系统伤害，如肌肉肌腱损伤甚至骨折；其四，负重平衡避免了因负重失衡、畸形所带来的五脏六腑、器官、经络等一系列病理影响与病变。

（1）上肢的承重平衡：上肢由肩、臂、肘、前臂、腕和手部与其上附着的肌肉韧带等组成，通过肩部、颈、胸和背部而与躯干相接。上肢的承重平衡来源于上肢各关节的协调性和稳定性、神经肌肉的完整性和协调性、协同肌与拮抗肌间的平衡性和协调性、各关节活动的综合协同性、双上肢活动的协同性和平衡，以及躯干和下肢的平衡与协调性等，它们共同承载和完成双上肢的生理活动，维护上肢的平衡。

上肢骨包括由锁骨和肩胛骨组成的上肢带骨和由肱骨、尺骨、桡骨、手骨组成的自由上肢骨。肩胛骨和锁骨构成的肩锁关节、锁骨与胸骨构成的胸锁关节及肩胛骨与胸廓构成的肩胛胸壁关节在上肢与躯干的连接中起着至关重要的作用，它们共同构成肩胸关节，主要起固定支撑上肢、传导和承载负重、扩大肢体活动范围的作用。肩胛胸壁关节本质上不是一个真正的关节，它是肩胛骨的前面和胸廓的后外侧面通过肩胛下肌、前锯肌等肌肉相隔并联接的一个衔接点，肩胛胸壁关节的运动是胸锁关节和肩锁关节共同运动的结果。肩关节也叫肩（盂）肱关节，是上肢承重的主要关节，由肱骨头与肩胛盂经韧带肌肉连接组成，由于关节头大关节盂小，为全身最灵活的球窝关节，可做屈、伸、收、展和环转运动，在承重的同时又显得比较灵活。臂的外展与前屈活动系由肩肱关节和肩胸关节共同完成，其中最初30°外展和60°前屈是由肩肱关节单独完成。超过此度数时，肩胸关节开始参与并以与肩肱关节活动成1∶2的比例活动。正常的肩胸关节有60°活动范围，肩肱关节有120°活动范围，两者之和为180°，所以当肩胸关节活动完全丧失时，肩部活动至少丧失三分之一。正常胸锁关节有前后30°、上下60°的活动范围，并有轻微环转运动，在上臂外展的前90°范围内，锁骨有40°抬高范围，即上臂每抬高10°，锁骨约抬高4°，主要由胸锁关节活动完成。正常肩锁关节有20°活动范围，部分活动在上臂外展最初30°范围内完成，部分活动于上臂外展到135°以上时完成。

由于活动范围较大，关节的灵活性强，上肢承重时肩关节的稳定性依靠其包裹软组织、喙肩韧带、盂肱韧带、关节盂唇、关节囊，以及关节面的相互接触、肩胛骨的倾斜和关节内压力构成的静态稳定结构和包括肩袖、肱二头肌及三角肌等肩关节周围的肌肉在运动过程中收缩产生的动态稳定作用共同维持，确保肩关节活动同时不失承重能力与稳定。

双上肢和下肢分置躯干两边，其协同和平衡是保证躯干平衡协调的前提，否则将直接影响到脊柱的承重与平衡；反之，躯干和下肢的平衡也直接影响上肢的承重平衡。

（2）脊柱的承重平衡：脊柱由颈椎、胸椎、腰椎、骶骨、尾骨借韧带、关节及椎间盘等连接而成，矢状位具有颈、胸、腰、骶四个前后生理弯曲，正常状态下在直立静态冠状位脊柱连贯笔直无弯曲，这些奠定了脊柱承重平衡的基础。脊柱上端承托颅骨，下联骨盆与髋骨，中附肋骨，并作为胸腔、腹腔和盆腔的后壁。脊柱具有支持躯干、保护内脏、保护脊髓和运动的功能。

众多的脊椎骨，由于周围有坚强的韧带相连系，能维持相对的稳定；又因彼此之间有椎骨间关节相连，而具有相对的活动功能。脊柱的活动取决于椎间盘的完整及相关脊椎骨间关节的和谐与协调。每个椎骨的活动范围虽然很少，但如全部一起活动，活动度与范围就很大。脊柱的稳定与平衡，是保障机体运动功能的核心，除了靠上述结构的维系外，躯干肌（包括颈项肌、胸腰肌、胸廓肌、膈肌、腹肌等）起着至关重要的作用，它们共同维护着躯干的生理曲度及生理活动，躯干前后和两侧肌力的平衡与协调尤为重要。人体直立时，重心在上部通过齿突，至骨盆则位于第2骶椎前左方约7cm处，相当于髋关节额状轴平面的后方，膝、踝关节的前方。脊柱上端承托头颅，胸部与肋骨结成胸廓。上肢借助肱骨、锁骨和胸骨及肌肉与脊柱相连，下肢借骨盆与脊柱相连。上下肢的各种活动，均须通过脊柱调节，来保持身体平衡。脊柱的四个生理弯曲，使脊柱如同一个弹簧，能缓冲震荡，加强姿势的稳定性，椎间盘也可缓冲震荡，在剧烈运动或跳跃时，可防止颅骨、大脑受损伤；脊柱与肋骨、胸骨和髋骨分别组成胸廓和骨盆，对保护胸腔和盆腔脏器起到重要作用。

脊柱各段的负荷为该节段以上的体重、肌肉张力和外在负重的总和。不同部位的脊柱节段承担着不同的负荷。由于腰椎处于脊柱可动关节的最低位，故承载机体自身负荷较大，又处于脊柱活动段与固定段的交界处，因而承受的剪切应力也大，损伤机会多，成为脊柱最常发生病痛的部位。当脊柱因生活习惯及姿势不良而导致脊柱所附属肌肉力量不平衡时，姿态就会异常，"弹簧"弹性就会降低，造成应力异常集中，日久引发各种脊柱疾病，甚至影响胸、腹、盆腔内脏器和四肢平衡。

（3）骨盆的平衡：骨盆，向上承接脊柱、间接承受头颅及上肢的全部重量，向下通过髋关节与下肢相连，是躯干和下肢运动的枢纽和支撑点，身体平衡的关键点，骨盆平衡与四肢的平衡和脊柱的曲度息息相关，是控制身体的重心、协调机体平衡的关键，是我们站立、行走和负重时承担重量的大功臣。

骨盆是由骶骨、两侧髂骨、耻骨与坐骨经骶髂关节及耻骨联合连接而成的环形结构。前骨盆环结构对骨盆的稳定作用占40%，由耻骨联合和耻骨支组成。耻骨联合由两侧耻骨体组成，其间有一较厚的纤维软骨，称耻骨间盘，耻骨联合虽有耻骨上、下韧带及耻骨前、后韧带加强，但上述韧带强度较弱，真正具有连接作用的是耻骨间盘。耻骨联合是微动关节。骨盆后环结构的稳定作用占60%，由骶髂关节及周围韧带、骶棘韧带及骶结节韧带等构成。人体直立时，上身的负荷直接作用于骶骨，再由骶骨经骶髂关节传递至双髋及下肢。骨盆的生理功能主要是传导和承载重力、支持和保护盆腔脏器。骨盆上接腰椎下连股骨，联系着躯干和下肢成一弓状结构，能承受较大的重量并进行力的传递。上半身落在第五腰椎的重力传至骶骨，经骶髂关节传至髋骨，站立时经髋关节传至股骨；坐位时则传向坐骨结节。骨盆还承担着分散由下肢传来的支撑反作用力的任务，以减缓行、跳等运动对胸腹腔脏器和脑髓的震动。

当骨盆因为生活习惯、姿势不良而改变位置时，即骨盆不平衡时，我们走路及站立的姿势就会被影响，日久则造成各种疾病。

（4）髋关节的平衡：髋关节由髋臼与股骨头构成，属于球窝结构，具有内在稳定性。髋关节通过股骨头、髋臼软骨面相互接触传导重力，支撑人体上半身的重量，承担下肢的稳定与活动。在众多的可动关节中，髋关节是最稳定的，在维持不同体态负重平衡中有着重要作用。

股骨颈与股骨干之间的角度即颈干角，成人为110°～141°。此角可以增加下肢的运动范围，并使躯干的力量传递至较宽的基底部。股骨干偏斜所致的髋外翻（≥141°）和髋内翻（≤110°）都将改变与髋关节有关的力线与承载负荷。股骨颈长轴与股骨远端两髁横轴之间的夹角为股骨颈前倾角，通常在12°～15°，前倾角大于15°会使一部分股骨头失去髋臼的覆盖。股骨矩位于股骨颈干连接部的内后方，在小转子的深部，为多层致密骨板构成，是股骨干后内侧骨皮质的延伸部分。股骨矩是股骨上段偏心受力的着力点，为直立负重时最大压应力承载部位，同时也受到弯矩和扭矩的作用，股骨矩增加了颈干连接部对应力的承受能力。

在正常状态下，髋关节各个方向的力保持平衡。髋关节因其结构优势在人体负重平衡中发挥重要的作用，主要表现在两大方面：①股骨上端形成多平面弯曲角（颈干角、前倾角），与骨盆和下肢呈多曲结构。其骨小梁呈多层网格状，应力分布合理，受力性能最佳，自重轻而负重大。②股骨干的力学轴线是自股骨头的旋转中心至股骨内外髁的中点，股骨上端承受的剪切应力最大，是骨折的好发部位。所以，在漫长的生物进化过程中，逐渐在股骨颈干连接部的内后方、小转子的深部，由多层致密骨板形成了一个特殊结构——股骨矩。股骨矩为直立负重时最大压应力承载部，同时也受到弯矩和扭矩的作用，它增加了颈干连接部对应力的承受能力。

　　髋关节生物力学体系处于动态平衡之中，随时可以调整保持身体重心的稳定。骨小梁的分布和骨截面形状均适应外力作用的需要，特别是能最大限度地防止弯曲应力的作用。

　　（5）膝关节的平衡：膝关节位于股骨与胫骨之间，是由髌股关节、内侧胫股关节和外侧胫股关节等三个关节连结组成，属屈戌关节。膝关节的稳定性主要取决于前后交叉韧带、后外侧韧带结构、后内侧韧带结构以及股四头肌扩张部（髌骨支持带）髌韧带的解剖和功能的完整性。膝关节对维持人体运动姿势平衡，以及完成各种复杂的动作等都起着重要的作用。

　　膝关节是人体活动量最大的关节之一，也是支撑人体体重最重的部位之一。膝关节的骨性结构、关节软骨、半月板、关节囊及附属韧带结构共同维护着膝关节静态与动态的稳定性。膝关节在完全伸直位，关节将发生扣锁，而获得最大的稳定性，这是因为膝关节处于完全伸直位时，股骨在胫骨上向内旋转；而于膝关节过度屈曲位时，股骨则向外旋转，此时将通过关节面的咬合和交叉韧带的制动作用，增强关节的稳定。

　　膝关节的负荷随人体的运动和步态方式有很大的变化，膝关节站立位的静态受力（双足着地）为体重的 0.43 倍，而行走时可达体重的 3.02 倍，上楼时则可达到 4.25 倍。正常膝关节作用力的传递借助于半月板和关节软骨的蠕变使胫股之间的接触面增大，从而减少了单位面积的应力负荷。在冠状面上，当一足站立时，人体的重力沿垂直重心线传递并经过膝关节的内侧，使股骨倾向胫骨内侧髁。此时，阔筋膜张肌和臀大肌通过髂胫束靠外侧力来保持平衡，这些力的和代表膝关节在此面上的总的支持力，其合力则是经过膝关节中心。力的不平衡和合力方向的改变将造成胫骨内、外侧髁的受力不均，从而产生膝关节内、外翻畸形，并呈渐进趋势。下肢力学轴是指从股骨头中心至距骨之间连成的一直线，在正常情况下，这一直线会穿过膝部的中心。下肢负重力线的不正可导致膝关节内外侧负重的不平衡，其结果是膝关节一侧的过度负重，是发生膝关节骨关节炎的主要原因之一。

　　（6）踝关节与足弓的平衡：踝关节，由胫、腓骨下端的关节面与距骨滑车构成。胫骨的下关节面及内、外踝关节面共同形成的"冂"形的关节窝，容纳距骨滑车，形成关节。由于滑车关节面前宽后窄，当足背屈时，较宽的前部进入窝内，关节稳定；但在跖屈时，如走下坡路时，滑车较窄的后部进入窝内，踝关节松动且能做侧方运动，此时踝关节容易发生扭伤。由于外踝比内踝长而低，可阻止距骨过度外翻，且踝关外侧韧带较薄弱，所以临床上踝关节内翻损伤最多见。踝关节及距下关节为人体承重轴上最下端的关节，向下前连接足部，人体的重量几乎全部落在踝关节上，尤其是活动时，踝关节要承受来自各方的力量，所以尽管踝关节的面积较小，但却在人体负重平衡中发挥着重要作用。

足弓是由跗骨、跖骨的拱形砌合，以及足底的韧带、肌腱等具有弹性和收缩力的组织共同构成的一个凸向上方的弓，可分为纵弓及横弓，足弓的主要功能是使重力从踝关节经距骨向前分散到跖骨小头，向后传向跟骨，以保证直立时足底支撑的稳固性，并缓冲站立和活动时人体与地面之间发生的重力与震荡力，缓解足部的疲劳、甚至劳损。它就像避震器一样，扮演着负重、活动和避震的三重角色。所以，足弓异常，使足部承压异常，如扁平足、高弓足、内翻足、外翻足、拇外翻等，除了容易产生疲倦之外，进而造成早发劳损、疼痛，行走方式异常。继而由下而上，影响膝关节的受力，股骨大转子与髋部的角度，使骨盆产生体位变异，再进而影响了脊椎的曲度，使得脊椎各关节面受力不平均，造成早发膝关节退化、脊柱病，甚至脊椎侧弯等。

平乐正骨平衡理论贯穿于疾病的诊断与治疗的全过程，在伤科诊疗方面，平乐正骨平衡理论认为，外伤、内伤、七情、六淫等病因均是自然界、自然与人、人体内部的失衡状态，这些失衡态影响人体脏腑的正常活动，而引发了机体的各种疾病，因此，诊断是对失衡态的判断；辨证施治即辨明失衡状态后，利用手法、手术、固定、药物、均衡锻炼等手段调理机体内部的各种失衡态，使之恢复平衡的过程，即治疗与康复；在养骨预防方面，防治筋骨亚健康疾病就是医生运用专业知识判断、发现与调理失衡先兆，阻止失衡与疾病发生的过程，平乐养骨理论根据人体筋骨关节系统的发展规律及生理、病理特点，采用多种科学方法进行养骨、护骨，保养形体，预防骨关节疾病，并做到"未病先防、已病防变和病后防复"。其核心是"维持筋与骨的平衡"，强调"天人合一，形神共养，形成良好的生活方式"，以达到气血调和、脏腑平衡、筋柔骨正、防病抗衰、益寿延年的目的。平乐正骨平衡理论以人体气血平衡与五脏协调平衡为基础，注重标本兼顾平衡，强调筋骨互用平衡，遵从动静互补平衡，重视形神统一平衡与天人合一平衡，同时顾护患者日常生活中的起居平衡与膳食平衡，努力调动和调节有利于保持或恢复人体平衡的各种因素，实现局部平衡和整体平衡、内平衡和外平衡的统一。

十二、平乐正骨平衡理论对伤科病机的认识

平乐正骨平衡理论认为，健康是平衡态，疾病是失衡态。疾病的产生是由于人体内在或外界各种因素发生异常变化，超过了人体适应限度，损伤脏腑气血所导致的平衡失调。筋骨亚健康疾病的产生亦是由于人体内外平衡的打破——失衡而引起的，平乐正骨养骨理论认为筋骨亚健康疾病的产生不外乎两个方面，一是太过引起失衡，二

是不及导致失衡。

（一）太过失衡

由于自然界有四时更替、六气的不同，人类生活又有饮食劳动及七情变化，当饮食、劳倦、情志或气候等因素超过了一定常度，违反了事物固有的规律，便会导致人体脏腑气血阴阳偏盛偏衰，机体功能失其常度而造成疾病。平乐正骨平衡理论认为，筋骨亚健康与疾病的产生与人们在生产生活中的某些因素太过有很大关系，主要表现为：劳倦太过、饮食太过、情志太过及自然界"六气"太过。

1. 劳倦太过失衡

"劳倦太过"是因劳累过度而产生形体、精神疲倦和脏腑功能的损乏而积劳成疾，包括形劳、神劳和房劳。正常的劳作与活动可以使人体气血通畅，筋骨强健，从而增强体质和抗病能力。但过度的劳作则会引起疾病，如《灵枢·九针论》曰："久视伤血，久卧伤气，久坐伤肉，久立伤骨，久行伤筋，此五久劳所病也。"因此，在养骨过程中，要守身体之衡，把握适度原则，做到劳逸适度，动静结合，才能活动筋骨，通畅气血，强健体魄。

2. 饮食太过失衡

正常的饮食是人体赖以生存的物质源泉。饮食太过致病一方面指饮食过量损伤脾胃，《素问·痹论》曰："饮食自倍，肠胃乃伤。"可见饮食太过可导致胃肠受损，筋脉受伤，气机逆乱。另一方面指偏嗜五味，日久形成体质偏颇，好发某些疾病。《素问·五脏生成》云："是故多食咸，则脉凝泣而变色，多食苦，则皮槁而毛拔，多食辛，则筋急而爪枯，多食酸，则肉胝而唇揭，多食甘，则骨痛而发落，此五味之所伤也。"如多食膏粱厚味，则易造成痰湿内生，阻痹经络而发为痹证，甚至顽痹，迁延难愈。因此，应重视饮食太过在筋骨亚健康与疾病产生中的作用，应把节制饮食作为一种习惯，争取达到"饮食和德，适节无过"的饮食的至高境界。

3. 情志太过失衡

情志是人体正常的生理反应，当情欲无节，刺激过度，超过人体适应的限度时，则易引发人体五脏失衡，发生本脏疾病，甚或变生他疾。古人有云，喜伤心、怒伤肝、思伤脾、悲忧伤肺、惊恐伤肾，他们很早就发现了情志过用对人体的损伤，过激的情感，过重的精神压力，过多的欲望追求可直接导致脏腑气血的失调，气机失常而造成精神情感病变。在养骨过程中，要通过情志养骨方法，重视精神修养，保持恬淡和谐的精神状态和愉悦平静的心境；做到不忧、不怒、不惧、不怨，排除各种名利和物质欲望的干扰，善于正视并适应现实，保持淡泊宁静的精神状态。

4. 自然界六气太过失衡

风、寒、暑、湿、燥、火是自然界中正常的气候类型，被称为"六气"。"六气"与大多数人都相安无事，处于一个相对平衡状态。正常的六气有利于自然界的生长收藏，人应之则不会生病或少生病。若太过如冬寒过甚，夏热过甚，秋燥过甚，春温过甚，使得人体无法适应而呈现为"过用"时，即成为"六淫"，而出现"风胜则动，热胜则肿，燥胜则干，寒胜则浮，湿胜则濡泄"。此时的六气就因"太过"而成为致病因素，在日常生活中，应注意慎起居、避寒暑、养正气，避免气候太过引起疾病。

（二）不及失衡

不及失衡是指人体气血亏虚或脏腑亏虚，以及日常生活中某些生活方式不足引起的失衡态，主要包括：气血亏虚失衡，脏腑亏虚失衡及运动不及失衡。

1. 饮食不及失衡

正常的饮食是人体赖以生存的物质源泉。"人以水谷为本"，饮食是维持人体生命的根本条件。饮食进入人体后，脾胃将其化生为水谷精微，再奉心化赤而为血，借心之主血脉循行全身，濡养筋骨、脏腑、官窍等。平乐正骨平衡理论认为，科学饮食应讲究膳食平衡，膳食平衡则谷气充盈，血气旺盛，筋骨强健。华佗《中藏经》"饥饱无度则伤脾，思虑过度则伤心……"可见饮食不足与饮食过量一样会损伤脾胃。饮食不足则脾胃虚弱，气血化生无源，脏腑失衡，机能衰弱，正气不足，导致阴阳、气血、脏腑、筋骨等全面失衡，而疾病丛生。

2. 气血不足失衡

气血是人体生命活动的物质基础。气血充盛则脏腑功能旺盛，气血虚衰则人体健康水平下降，继而出现病态。气血不足，一方面是因饮食无常或营养不良或脾胃运化失常，气血来源不足；另一方面是因为劳作起居无节，气血耗损太过所致。总之，气血不足导致气血失衡，经脉壅滞，气血不通，则致筋骨失养，百病丛生。在骨关节疾病的养护治疗过程中，应辨气血失衡的程度、因由，辨证施补，采取健脾、益气、养血、活血基本治法，最终达到邪祛正安的治疗目的。

3. 脏腑亏虚失衡

脏腑亏虚失衡之于伤科主要包括脾胃亏虚及肝肾亏虚两个方面。脾胃为后天之本，气血生化之源，如脾胃虚弱，运化乏力，消化吸收障碍，则气血化生不足，筋骨失养、失衡而疾；"肝藏血、主筋"，若肝藏血功能失调，易导致血虚，不能荣养筋骨，酿生疾病；肾"主骨生髓"，为先天之本，肾精充足可以生髓强骨，若肾精亏虚则骨髓生化乏源，骨无以充养则痿软。肾主先天之精，脾主后天之精，先天之精有赖于后天脾胃化生的水谷精微的不断充养，若饮食不节，年老体弱，脾胃运化功能受损或下降，则造成肾精匮乏、气血亏虚；肝肾同源，精血互生，肝肾亏虚，则精血不足；以上种种方虚状态，日久导致四肢百骸失养。可见，肝、脾、肾三脏在筋骨亚健康与疾病的发生发展过程中起着重要作用。因此，在养骨过程中应重视脏腑亏虚所引起的筋骨疾病，通过调理脏腑，补其不足，发挥脏腑间的协同作用，增强机体新陈代谢，使人体保持活力。

4 运动不及失衡

科学合理的运动不仅有利于身体的健康，而且对身体素质的提高有着很重要的作用。适度运动能促进气血运行，改善骨骼肌肉的血液循环状况，对预防骨关节、肌肉疾病及骨质疏松症有良好作用。长期运动不足会对人体健康带来严重影响，使心肺功能显著减弱，血液供应和氧气摄入量明显减少，消化功能减退，新陈代谢下降，还可降低人体免疫力。长期运动不足是导致肥胖症、糖尿病、高血压、脑溢血、心脏病等疾病的重要原因。对于长期久坐伏案工作的人群来讲，运动不足很容易引起颈椎病及颈部劳损、腰部劳损等骨关节疾病。

中篇　平乐正骨平衡法

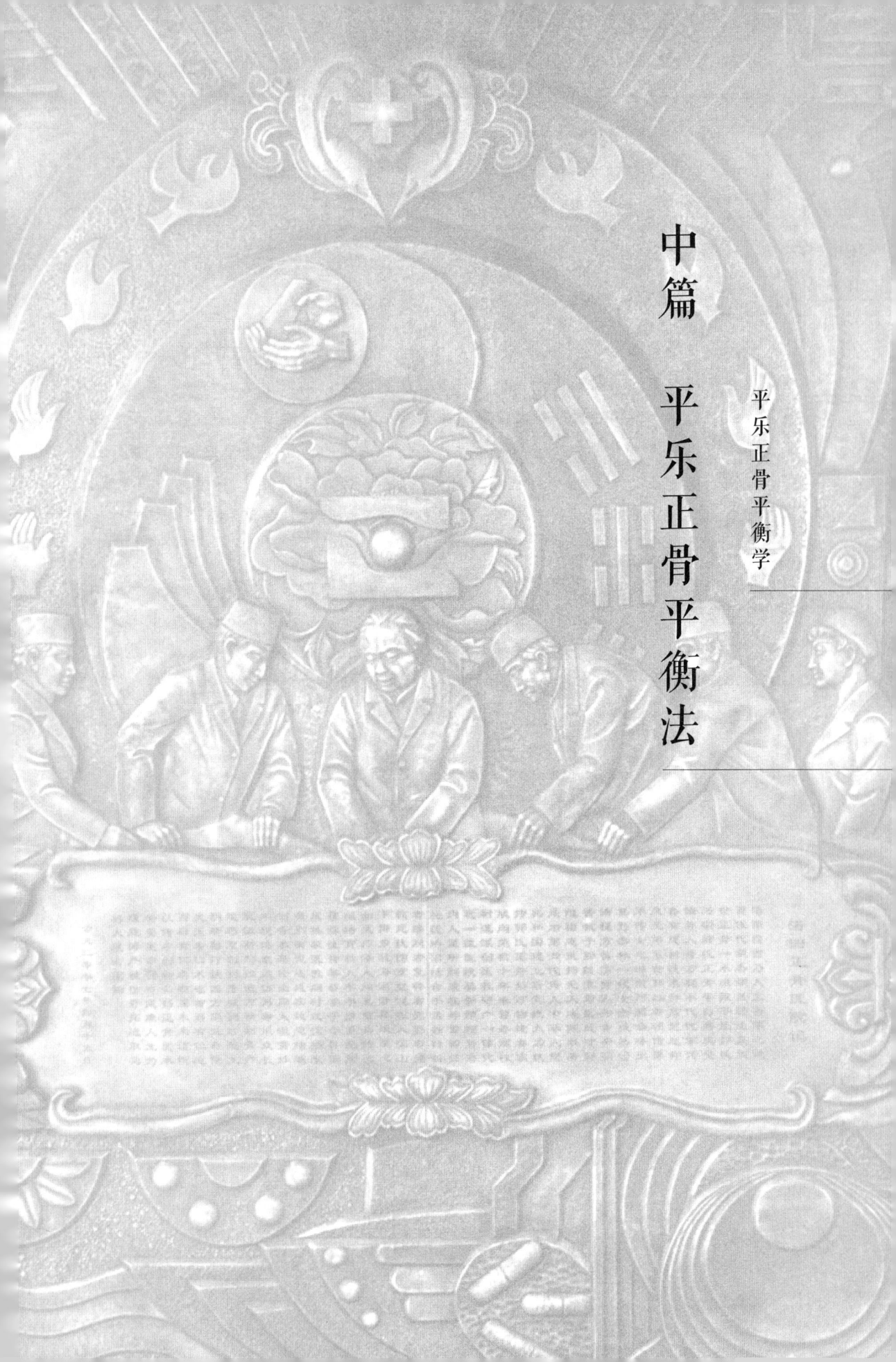

　　平乐正骨平衡法是在平乐正骨平衡理论指导下，在骨与关节疾病的预防、治疗、康复及养护过程中，判断筋骨失衡的部位、性质和程度，通过手法、药物、固定、康复等方法与手段，纠偏调衡，恢复平衡的系列方法。平乐正骨手法、药物、固定、康复是一个有机整体，本身具有平衡的属性，在伤科疾病的防治过程中或侧重一点，或综合应用，宗平衡为法。治疗过程中，应根据病情特点，论先后、分缓急、辨轻重，判断疾病损伤的病理特点及临床表现，明确筋骨失衡的部位、程度和性质，确定施法的先后、缓急及轻重，以恢复平衡为目的。

　　平乐正骨平衡法包含两方面的含义，一是平乐正骨的治疗方法本身具有平衡的属性，以平乐正骨手法、固定、药物、康复、养骨为代表；二是施术者在临床中应合理应用，综合运用，处处有平衡，眼到、手到、心到。应用平乐正骨平衡法时，具体应做到：手法要精准，固定应适度，用药贵合理，康复须有效，方可促进疾病好转，恢复机体与筋骨平衡。手法是基础，固定是关键，药物是保证，功能锻炼则是有益补充。

第三章　平乐正骨平衡手法

在骨伤科治疗中，手法具有极其重要的位置，在临床上应用范围很广。平乐正骨平衡手法是平乐正骨平衡理论在平乐正骨手法治疗方面的具体应用和体现。以平乐正骨平衡理论为指导，精巧、准确地运用平乐正骨手法可养骨护筋，保养形体，还可明确诊断伤病，恰当复位。总之，能减轻患者痛苦，缩短疗程，提高疗效，达到疗病除疾、恢复平衡的目的。平乐郭氏正骨历代传人在长期的临床实践中不断深化对平乐正骨手法的认识，不断提高对平乐正骨手法的治伤及养骨技巧的认识，巧妙运用，变化于心，深受广大患者的欢迎。

第一节　平乐正骨平衡手法的治疗原则

一、整体辨治，筋骨并重

平乐正骨理论强调人体是一个小天地，组成人体的四肢百骸、脏腑气血等在结构上互为一体、不可分割，在功能上相互依存、相互为用。同时，人与自然环境、社会环境也是一个有机的整体，自然界的四时四气变化及社会生态变化等因素无不与人体健康息息相关。在骨伤科疾病治疗过程中，平乐正骨重视人体本身的统一性、完整性，认为"伤一发而动全身"，局部病变会引起五脏六腑、气血经络等整体的病理反应；强调构成人体的各个组成部分之间，在结构上不可分割，在功能上相互协调、相互为用，在病理上相互影响，因此，在运用手法治疗骨伤科疾病的过程中，强调整体治疗，注重人的整体性，把治疗局部的伤与恢复全身的脏腑、气血平衡结合起来。同时，治疗过程中，充分考虑自然环境及社会生活对患者的影响，从四时天气变化、饮食、起居、工作环境等方面对患者进行指导，避免不利于患者伤病愈合的因素。

平乐正骨平衡理论认为，筋与骨保持着相互依存的动态平衡关系。筋与骨在生理上相互依存，在病理上互相影响。骨病必及筋，筋损则束骨无力，亦影响骨之功能。平乐正骨在手法治伤过程中重视筋骨并重，认为骨强则筋健，筋健则骨强。筋骨并重是平乐正骨手法治疗伤科疾病的重要原则，其本质是提示医者要全面理解筋骨平衡的内涵，在手法治疗伤科诸疾的过程中重视筋与骨的相互依存、相互为用、巧相辅佐、动态平衡关系，做到二者兼顾，避免顾此薄彼，从而达到优化治疗、减轻损伤、促进康复的目的。

二、标本兼治，动静互补

明确标本轻重缓急、把握标本的辨证关系是确立伤科疾病治则、治法的基础。在诊治伤科疾病的过程中，应充分认识标与本的辨证关系，标本兼顾，从而达到最好的治疗效果。在运用手法治伤过程中，遵循标本兼治，一是急则治标，缓则治本。如股骨骨折、多发骨折等患者，出血量大，生命垂危，应采取紧急措施，制动、止痛、止血固脱以治其标，首顾气血平衡，待病情缓解、生命体征平稳后，再采用手法或手术整复骨折，恢复筋骨平衡，以治其本。二是诊治具体伤科疾病时应详审标本，整体辨证，灵活施法，正确地处理好标与本、局部与整体的关系。三是治疗过程中强调医患合作，医生治疗应以患者为本，以患者病情的动态变化为核心，加强与患者的沟通，及时告知患者病情的预后、转归，争取患者最大程度的配合；并结合具体病情从饮食、起居、情志、功能锻炼等方面给予患者正确的指导。

在治伤过程中，平乐正骨强调动静互补，认为动是绝对的，静是相对的，动与静对立统一，互补互用，动中有静，静中有动，相对平衡；把必要的暂时制动，限制在最小范围和最短时间内；把无限的适当活动，贯穿于防治伤科疾病的全过程中。如骨折后患肢失去支撑作用，功能受到影响，在手法整复后、骨折未愈合之前，需要一个安静的环境，以防止骨折再错位；而骨折断端之间，却需要生理性嵌插刺激活动，以缩小两断端的间距，加速骨折愈合，但要防止影响骨折愈合的剪力活动和旋转力活动。总之，根据病情，以固定制动，限制和防止不利的活动，反过来亦可鼓励适当的、适时的、有利的活动，并依伤病的不同时期进行动态辨证，施以适当理筋、活筋手法，以促进气血循环，做到形动精流，以加速骨折愈合。

三、因人制宜，恰到好处

因人制宜，恰到好处，强调在手法治伤过程中应根据患者的年龄、性别、体质等不同特点，来制订科学的治疗方案，采用相应的治疗手法，把握适度的原则，既不可千篇一律，又不可矫枉过正。年龄不同、性别不同及体质等不同，则生理功能、病理反应各异，治宜区别对待，运用手法治疗伤科疾病应充分考虑到这些因素，如幼儿、老人与素体羸弱多病者忌用、慎用强手法等。

运用平乐正骨手法，还应注意不同个体筋骨局部的解剖特点及病理特点，施术时注意患者全身状况，做到整体平衡在心，局部平衡在手，因人施治，恰到好处，即注意手法的力度，不矫枉过正，不顾此失彼，不蛮暴施力。

四、扶正祛邪，补虚泻实

平乐正骨强调，病有虚实，当明辨而治之，虚则补之，实则泻之，方能取得良好效果，手法施治亦然。

扶正祛邪，指通过平乐正骨系统手法扶助机体的正气，，以增强体质，提高机体御邪、抗病能力，避免邪气侵袭和损害，达到战胜疾病、邪去正安、恢复健康的目的。补虚泻实强调的是手法的补泻效应，因疾病有虚实之分，治疗方法有补泻之别。扶正祛邪、补虚泻实作为治疗原则其目的是恢复机体内外平衡。

临床实践证明，手法能通经活络，舒筋利节，调节阴阳、脏腑、气血，提振人体正气，提高抗病能力，起到预防保健作用。使机体内的阴阳处于相对平衡状态，"阴平阳秘"，则身体健康。人体处于不同的病理状态时，施以不同的手法可以产生不同的治疗效果。如机体处于虚证，施以缓柔提补等手法可以起到补虚的作用。如机体因为邪气偏盛而出现实证，点穴泻邪等手法也可以达到泻邪祛病的作用。手法的补泻作用与施术的部位，手法的轻重、频率，经络的循行方向、患者的机能状态密切相关。在施术过程中，着眼整体，辨证论治，方能奏效。

第二节　平乐正骨平衡手法的治疗原理

一、通经活络，消肿镇痛

平乐正骨手法具有疏通经络的作用。当手法作用于体表时，则能引起局部经络反应，并通过经络系统而影响其所属的脏腑、组织的功能活动，使百脉疏通，五脏安和，四肢百骸筋骨得以保养而健。对于伤病而言，如跌仆扭挫，易伤及筋骨气血，导致血瘀气滞，阻滞经络，局部肿胀疼痛。按、摩、推、揉、点穴等手法，能疏通经络，促进损伤组织周围的气血运行，使瘀血逐渐吸收消散，从而起到活血化瘀、消肿镇痛的作用。

二、整复筋骨，重建力学平衡

调整紊乱，通利关节，重建力学平衡是平乐正骨手法的一大特色。平乐正骨手法自成体系，内容丰富，在施术过程中，根据筋骨失衡的部位、性质、轻重，施以相应的手法。在手法复位方面，筋骨同治，首务正骨，以骨伤复位为先，次调筋之失衡。正骨调筋，纠正伤骨的重叠、成角、侧方、旋转移位等失衡态，重建力学平衡，促进伤肢功能恢复，实现结构与功能的平衡统一。在手法治筋方面，治筋治骨，调筋为先，纠正筋伤的筋滞、筋翻、筋痿、筋痹、筋痉、筋急、筋缓、筋强等应力失衡态，重建筋骨应力平衡。在手法养骨方面，筋骨同养，尤重养筋，"按其经络，通郁闭之气，摩其壅聚，以散瘀结之肿"，达到疏通经络、调和气血、骨正筋柔、气血以流的目的。

三、舒筋利节，促进伤病康复

平乐正骨手法具有松解粘连、舒解筋急、筋挛，通利关节的作用。筋骨一旦损伤，则见筋脉拘挛，肢体关节的活动度受限。如果失治或误治，日久则会形成筋骨粘连，进一步影响肢体关节活动，轻者仅关节不利，重者完全冻结、畸形，甚至痿废不用。施加手法，辅以主动的功能锻炼，可达到松解粘连、滑利关节、恢复功能的目的。例如，平乐正骨"活节法"，通过伸屈、收展、侧屈、旋转、环转、抖摆、拔伸等手法操作，可加速局部的气血运行，改善局部营养，促进津液的生成，增强津液对关节的润滑作用。使强硬的关节灵活，挛缩的筋肉舒展；筋弛无力的肢体恢复筋肉力量；肿疼的部位气血和顺，肿减疼止；此外，对劳损和痹症引起的肢节筋骨疼痛也有很好的效果。适当的手法可松解粘连，舒筋活络，通利关节，促进关节与肢体功能恢复。

四、调节平衡，改善内脏功能

平乐正骨平衡理论认为，人体以五脏为中心，联络四肢百骸、五官九窍、气血津液、精神情志等，形成了以心、肝、脾、肺、肾为中心的 5 个机能子系统的整体。经络内属脏腑，外络肢节，沟通表里，是气血运行的通道，脏腑平衡的杠杆，具有"行气血、营阴阳、濡筋骨、利关节"的功能。手法主要通过对局部穴位和经络的刺激，以及脏腑相关躯干力线、承载和运动平衡的调整，疏通经络，激发经络系统的调节作用，来改善内脏的功能，实现调节平衡的作用。

第三节　平乐正骨平衡手法的分类

平乐正骨平衡手法分为检查手法、正骨手法、治筋手法、养骨手法和康复手法五类。

一、检查手法

检查手法是借助手法了解伤病局部的情况，用于判定伤病部的失衡状态，初步确定病情的轻重缓急，明确诊断的一种简便快捷的方法。

（一）触摸法

触摸法（图 3-3-1）是医者用手仔细触摸伤处的一种检查方法，即用拇指或拇、食二指轻柔地由远而近、由轻而重的触摸皮肤、筋肉及骨骼。一般触摸多在软组织较薄的骨表浅部位进行，若伤部筋肉丰厚，须由肌间隙探触；若肿胀严重者，可先揉按驱散瘀血后，再行触摸才能检查清楚。

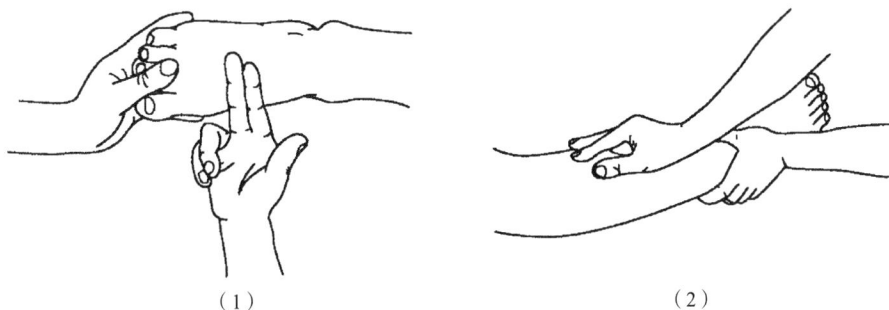

图 3-3-1　触摸法
（1）触法；（2）摸法

　　触和摸虽有相似之处，也有不同之点，除可结合应用外，摸乃用手或指稍加压力摸抚患处，以检查有无凸凹不平等畸形。而触有接触之意，即用手指轻轻触皮肤，除可用手触患肢末梢或体表某部，以察其凉、热、感觉情况外，还可借助某种器具，如棉絮、钝针、竹签轻轻触划肢体某部，以察其感觉、运动反应等。

　　（二）按压法

　　按压法是用手指在伤处上、下、左、右、前、后进行按压的一种检查手法。借以了解有无疼痛，并根据疼痛的情况辨别是骨折或软组织损伤。按压法亦可用两个手指相辅按压患处，以测定有无波动或漂浮感，用以判断有无积血、积液或积脓等。

　　（三）对挤法

　　对挤法是用两手或两指于相对方向挤压，借以测定有无疼痛来确定损伤性质的一种检查手法。常用于检查胸部和骨盆的损伤，以确定有无肋骨和骨盆的骨折。

　　（四）推顶法

　　推顶法是医者一手持患处，一手持患肢远端并沿肢体纵轴向近端推顶，来测定有无传导痛，借以判定有无骨折及骨折愈合情况的一种检查手法。常用于长管状骨的惊纹、无移位和临床症状较轻，甚至尚能走路，甚或 X 线亦无明显阳性显示的一类骨折，也可用作对长管状骨骨折愈合情况的测定。本法也可与叩击法结合应用。

　　（五）叩击法

　　叩击法是医者一手持患处，一手握拳由患肢远端沿肢体纵轴向近端叩击，以测定有无传导痛；或用手指叩击或拍击体表某部，来测定音响；或借助器具叩打肢体某部，以察其反应，借以判定骨折的有无及损伤情况与性质的一种检查手法。常用于检查长管状骨骨折愈合情况、脊柱的病变或损伤，以及胸腹部的损伤和神经系统的疾患，或对骨病（骨破坏）的初步推断。

　　（六）扭旋法

　　扭旋法是医者一手持患部，一手持肢体远端并沿肢体长轴扭旋，以测定有无传导痛及旋转受限或异常，借以判定有无隐性骨折、脱位或筋肉损伤的一种检查手法。常用于长管状骨的惊纹、无移位、临床症状不典型的一类骨折和关节脱位及筋肉韧带损伤的检查。

（七）伸屈法

伸屈法是医者一手扶持损伤的相应关节部，一手持肢体远端，作相应关节的伸屈活动，以测定关节的功能情况，用以辨别肢体损伤的性质、范围、轻重程度，借以确定是脱位还是韧带损伤或关节周围骨折的一种检查手法。常用作关节脱位、关节周围韧带损伤和关节周围或近关节部骨折的检查。用本法检查前，应先令患者作相应关节的主动伸屈活动，根据主动活动情况，再行手法检查。

（八）二辅法

二辅检查法是医者用两手相互辅助的一种检查方法。其一，是医者一手持伤处，一手持伤肢远端，作前后或左右的轻柔摆动，以测定有无骨和关节的异常活动，借以判定有无骨折和筋肉韧带损伤。其二，是用于测定骨折愈合情况时，用两手分持近骨折处的上下部位，作相反方向的轻柔摆动，以测定有无骨软或关节的异常活动，借以判定骨折的愈合情况。

（九）对比法

在伤科疾病的诊断过程中，医者运用视诊、触诊、动诊、量诊对患肢进行检查时，对患肢的肿胀、疼痛、功能及皮肤温度、感觉、肌力、肌张力、反射等检查时，应注意与健侧对比，相互参照，以知常达变，有助于明确疾病的性质、程度，做出准确的诊断，避免误诊漏诊。

（十）弹拨法

弹拨法是根据病情，以拇指或拇食二指，或协同其他手指做与患部筋肉走向相垂直方向的弹拨动作，借弹拨筋肉、肌束、肌腱、韧带等，以判定组织有无伤病及伤病的性质与种类等；或手持指（趾）末端弹拨指（趾）甲，判断有无病理反射，以初步判断病位，为确诊提供依据。

（十一）器具辅助法

器具辅助法指借助相关的器具进行检查的方法，如借助叩诊锤、听诊器、皮尺、直尺等器具以判定病位、病性与病情。

二、复位手法（正骨手法）

骨折、脱位的本质在于筋骨失衡、功能丧失。复位手法是用来整复骨折和脱位的方法，其目的是重建筋骨的力学平衡，恢复肢体功能。平乐正骨平衡理论认为，临床所见的骨折楔形千变万化，脱位多种多样，归纳起来均与其局部的解剖特点、肌肉肌腱的分布特征、伤时各向力的均衡与失调等因素息息相关。这些因素，决定着骨折、脱位的类型、移位的方向、损伤的程度、损伤的性质和复杂性，以及局部与全身平衡失调的程度、病情的缓峻、有无兼证等。所以，施法时应在顾护全身脏腑气血等的情况下，根据骨折、脱位的不同类型，认真分析局部的失衡机制和失衡状态及复位的难易程度，或选用一法一则，或合用数法数则，利用生物力学（杠杆）等原理，巧妙借力用力，有效规避组织再损伤，通常均能获得满意的复位。平乐正骨强调，在实施手法前应综合分析病情，根据筋骨失衡的部位、性质、轻重，在辨证的基础上进行手法复位，以恢复其筋骨的平衡及正常的形态和功能。医者追求解剖复位，目的是为了更好、更完全地恢复其功能，但切忌不顾一切地盲目追求解剖复位而反复多次的施以手法，以免造成筋肉、气血的过多损伤而影响其功能恢复。

（一）拔伸牵拉法

拔伸牵拉法是整复骨折和脱位的基本手法，也可用于创伤后期遗留的关节不利、筋肉挛缩。严格说来该法含拔伸和牵拉两法，拔伸和牵拉虽有共同之处，但又有不同点，临床应用也各有所侧重。

拔伸，一般情况下不需助手，多是医者拔患者伸，由轻到重，使肢体伸向远侧，常用于创伤引起的关节挛缩，手足部位骨折，指（趾）间关节脱位等。与牵拉比较，用力相对较小，所需时间也较短。

牵拉：即将肢体牵拉到治疗所需的方位，可分为短时牵拉和持续牵拉。短时牵拉一般需要助手配合，或用布袋加以辅助，常用于较为严重的骨折、脱位或骨折合并脱位。如肱骨外科颈外展型骨折的整复，常需要两个助手，一助手用布袋经患侧腋窝于健侧反牵拉，另一助手持伤肢前臂顺畸形姿势牵拉并相持3～5分钟，以纠正两折端的重叠移位。持续性牵引系指借助器具进行长时间的牵引，如骨牵引、皮牵引、布兜牵引等，常用于一次性复位困难或不宜于一次性手法复位的患者，如股骨干骨折、颈椎骨折、陈旧性髋关节脱位等。

（二）推挤提按法

推、挤、提、按为一法四则。推，为单向用力；挤，包括单向推挤和双向对挤，故推和挤既可单独应用，亦可联合应用；提，使下陷复起；按，使高突平复。这四种手法常需在牵引的基础上进行，临床根据骨折脱位的不同部位、不同类型和伤后时间的长短，或单一应用，或联合应用。如股骨或胫腓骨骨折，经牵引骨折端重叠已经拉开，若出现侧方移位可用推法或挤法矫正，前后移位可用按法或提法矫正。陈旧性肘关节后外侧脱位，用常规的牵引按压屈肘法很难复位，甚至会引起鹰嘴骨折，若在屈肘位顺畸形姿势牵引下医者用推挤手法（即用两拇指从外后侧推脱出的桡骨小头向前内侧），使脱出在外后侧的桡骨小头先复位而尺骨脱位即可随之复位。髌骨体横断骨折，可用上、下对挤法使之复位。髋关节后上脱位，表现出肢体短缩，用提牵法可使之复位。胸腰段屈曲型骨折脱位，表现出局部后突，用按法可以使高突平复，此外，推、挤、提、按还可用于近关节骨折和关节内骨折。总之，该四则手法是临床应用最为广泛的手法。

（三）折顶对位法

折顶对位法也叫成角对位法，该法根据力学原理，借用巧力使骨折对位，适用于近关节部位和某些长管状骨干的横断型骨折。骨折后由于筋肉收缩，两骨折端多重叠移位，加之局部血肿，内部张力增加，牵拉复位比较困难，应用折顶法复位较易成功。该法的要领是在筋肉松弛的情况下，将两骨折端推向同一个方向，并使之成角接触，在保持其成角相抵的同时，再行反折使之复位。如儿童尺桡骨下段同一水平骨折，骨折端多呈横断槎形而向背侧重叠移位，若采用其他手法不容易复位，使用本法则较易复位。医者面对患者，两手紧握其腕部，两拇指于背侧扣住尺桡骨远折端，在肌肉松弛的情况下，两拇指用力向掌侧按压远折端，其余四指向背侧提腕掌，使尺桡骨两折端于掌侧成角相抵，然后反折使之复位。

（四）嵌入缓解法

嵌入缓解法为会意手法，临床常用于以下三种情况：一是皮肉嵌在两骨折端之间，如髌骨骨折、儿童肱骨髁上骨折、锁骨骨折、胫腓骨骨折等。有时可见锐利骨槎将皮肤顶起，稍有不慎即可造成开放性骨折。二是移位的骨块嵌夹在关节缝内，如肱骨内髁三度骨折、内踝骨折等，会严重影响关节功能。三是脱位的关节头被肌腱、筋膜或关节囊缠绕交锁，这种情况常见于拇、食二指掌指关节脱位，脱位后的指呈弹性摆动状态。以上骨折、脱位，用其他手法均难奏效，必须应用本法使嵌入的骨折块或软组织得以解脱而恢复原位。该法也需在筋肉松弛下缓缓扩大畸形，使脱位的关节或骨折两端松解张口，然后根据不同情况施以不同方法。缓解骨片嵌入关节缝的方法是利用关节伸屈及远端肢体的旋转，使关节间隙改变及部分筋肉紧张而将其拉出。缓解脱位嵌入筋肉的方法是持远端左旋或右旋即可解脱，或扩大畸形向一个方向牵拉，同时推脱出的关节头滑动，即可将纽扣状嵌夹解脱出而复位。如儿童肱骨髁上伸展型骨折有时可见肘前侧皮肉嵌夹，术者在筋肉松弛状态下，先顺势推肘后，使两骨折端向前突起成角，而前侧的两骨折端就会张口松解，术者乘机用拇指推肘窝前外侧，利用皮下组织的牵拉，被嵌夹的软组织即可缓解。又如肱骨内髁三度骨折，骨折片嵌夹在肘关节间隙的内侧，术者一手持腕一手持肘，两手向相反方向用力，使肘关节过伸，前臂外展、外旋、扩大肘关节内侧间隙，利用屈肌总腱的紧缩牵拉，将骨折片拉出来。再如第一掌指关节背侧脱位，掌骨头从掌侧穿出，筋肉（屈指肌腱）可嵌夹在脱位后的关节之间，用牵拉屈曲法难以使其复位。医者可先将掌骨头向掌侧推以扩大畸形，同时屈曲掌指关节，如此可使筋肉松弛，然后捏持脱出的近节指骨围绕掌骨头侧屈旋转，即可缓解嵌夹的软组织而顺利复位。

（五）回旋拔槎法

回旋拔槎法，是纠正骨折背向移位的手法，当骨槎背向不能用拔伸牵拉复位时，应在筋肉松弛状态下，以近折端为轴心，将远折端环绕近折端回旋，背向移位即能矫正。骨折背向移位可能与暴力的方向、肌肉的牵拉和肢体的扭转有关，或为伤后骨折未作临时固定，而搬运移动所致，临床常见于儿童肱骨外髁骨折和四肢长管状骨的骨折。长骨的斜行槎背向移位不容易确定，近似横断有背向槎，有时X线片也难以判断，只有在治疗中，用其他手法（包括持续牵引）难以复位时，才会想到是背向槎，旋即采用回旋拔槎法，往往能顺利使背向槎合拢。其方法是在筋肉松弛的状态下，以近折端为轴心，持远折端围绕近折端回旋，若向一侧回旋不成功，再向另一侧回旋；两侧都不成功，可配合牵拉法，在筋肉紧张的状态下，再施行回旋法，背向槎多可拔正吻合。

（六）摇摆推顶法

摇摆推顶法，适于骨折复位后尚有残留移位，或横断、齿状槎骨折有部分移位者。其方法是在维持牵拉的情况下，医者双手于前后或两侧捏持骨折端，在约30°的范围内，根据变位情况作前后、左右的摇摆活动，而使残留移位复位，从而使两折端更加紧密的对合与稳定。对于四肢长骨横断骨折，复位后保持对位，医者持远折端沿纵轴推顶，使骨折端复位更加紧密，从而有利于骨折的稳定和愈合。

（七）倒程逆施法

倒程逆施法又称原路返回法，多用于关节脱位的治疗。所谓倒程逆施，就是逆着脱位发生的过程，采用相应的手法，再使其一步一步地回归原位。现以肘关节后脱位为例来说明。肘关节后脱位发生的过程（即脱位机制），多是患者前倾跌倒，手掌撑地，地面的反作用力，沿前臂向上传导，交叉剪力先迫使肘关节伸直、过伸，继而传导力使尺骨喙突超越肱骨滑车顶点，形成了肘关节后上方脱位，当外力停止后，由于筋肉挛缩，脱位后的肘关节形成半屈曲状的弹性固定位。用本法复位步骤：医者先将肘关节伸直，再过伸，继而牵拉使尺骨喙突向远侧滑降，当其越过肱骨滑车顶点后，维持牵拉，按压肱骨下端向后，同时屈肘即可复位。

（八）旋撬复位法

旋撬复位法是用来整复关节脱位的手法。该法是利用脱位关节的解剖特点及其损伤机制，借用杠杆力量，即可巧妙地使关节复位。如髋关节后上方脱位，通常髂股韧带完好，股骨头脱出后停留在髋臼后上方的髂骨外侧面。用本法复位时，患者仰卧，助手按压两髂前上棘固定骨盆，医者两手分别握持患肢的膝、踝关节，顺畸形姿势屈膝屈髋，当大腿贴近腹壁时，脱出的股骨头即绕髋臼后外缘而逐渐滑动到髋臼后下方，此时医者将患者大腿由内收内旋逐步变为外展外旋，在保持外展外旋位的同时，缓缓伸展其下肢，借助髂股韧带的紧缩力，股骨头便可顺利滑入髋臼而复位。

（九）牵引复位法

平乐正骨牵引复位法是在平乐正骨平衡理论的指导下，治疗因肌肉丰厚、肌力较强所致的难复性骨折、脱位及特殊性脊柱骨折、脱位等的一种方法。平乐正骨重视肌肉、关节及其附属组织、韧带等组织微细结构在疾病产生中的作用，认为筋出槽、痉挛、骨错缝、骨折移位等是筋骨失衡的一种重要表现。根据病情，辨证运用特定的牵引法与牵引力对病变部位实施持续牵引，解除局部阻力后复位，使骨正筋柔，恢复筋骨相对平衡，经络通畅，气血以流，促进疾病康复。

（十）金针拨骨法

金针拨骨法是在平乐正骨撬入法的基础上发展而来的。此法广泛应用于四肢骨折尤其是儿童骨折，临床上凡因特殊部位或特定因素无法复位，或复位困难，或固定困难者，大多可通过钢针撬拨达到复位固定目的。方法是将金属针经皮插入骨折间隙，用撬、赶、推、旋、分、合、压、拨等方法，使移位的骨折端得以排除障碍而复位。

（十一）牵拉按压法

牵拉按压法是平乐正骨治疗腰病的经验手法，此法主要用于腰椎间盘突出症、腰椎压缩骨折等疾病的治疗。患者俯卧位，双手平放于身体两侧，全身放松，第一助手双手分别放于患者双侧腋下牵拉上半身，或两助手借助牵引带自背部经腋窝向前缠绕牵引，第二助手分别固定双上肢，以免牵引带滑脱，第三、四助手分别牵拉患者双下肢，上下助手同时发力对抗牵引，牵引力线轻度向背侧倾斜，使患者稍牵离床面，力量要对称、均衡、适度。术者立于患者左侧，用双手掌根部叠加按压患者腰部病变处，先沉缓用力按压，致腰椎各关节至锁定状态时突发寸力，使楔变的骨折复位、突出的椎间盘还纳。术前要充分准备，了解患者的全身状态；手法操作过程中要根据患者的反应调整力度，如有不适，即刻停止操作，改仰卧体位，以便观察处理；术后要求患者在床上平躺 10 ～ 15 分钟，其他术后管理按各病常规进行。

三、治筋手法

治筋手法是主要用于治疗筋伤的基本手法。"筋者，束骨利关节也"。劳损筋弛、筋挛，或外力侵及人体，造成损伤，轻者仅及皮肉，为肿为疼；重者过筋中骨，而致骨折、脱位；再重者，可连及脏腑，危及生命。然而，无论何种损伤，虽有轻重不同，时间久暂之异，但都或轻或重地伴有一定程度的筋肉损伤状态，因而临床上常见大量的筋伤患者。平乐正骨治筋手法，以调筋护骨、舒筋利节、促进筋骨平衡与康复为目标，通过调筋纠正筋滞、筋翻、筋痿、筋痹、筋痉、筋急、筋缓、筋强等应力失衡态，重建筋骨应力平衡，恢复肢体关节功能。平乐正骨治筋手法既能舒筋活血、消肿止疼，又可调理气血、强壮筋骨、通利关节，使损伤肢体恢复正常功能与平衡。

（一）揉药法

揉药法是传统的按摩法和外擦药相结合的一种治疗方法。该法将药物行气活血的功效与按摩通经活络相结合，使毛窍开放，有利于药物的渗透、吸收，从而充分发挥其药效，二者相辅为用，相得益彰。其中包括粉剂揉药法和液剂揉药法。

1. 粉剂揉药法

该法所用药物主要是展筋丹，将药物制成粉剂，并将药物涂在皮肤上，应用一定手法，按摩使药物通过皮肤吸收，达到调理筋骨与气血平衡、祛瘀活血、通经止痛、强筋壮骨、疏利关节等治疗目的。适应证：凡外伤所致的气血瘀滞、肿胀疼痛、筋骨关节疼痛、功能障碍；肢体麻木不用、筋强筋急、筋挛筋缩、筋弛筋软无力，或筋肉萎缩，或闪扭岔气等，均可采用揉药法治疗。禁忌证：红肿热疼的热毒聚结，局部皮肤破损或起有皮疹、水疱者忌用。主要分为穴位揉药法、疼点揉药法和关节处揉药法。

（1）穴位揉药法：经络内连脏腑，外络肢节，沟通内外，贯穿上下，是气血运行的通道。经络的穴位，则是经络在体表的枢纽，以司气血转输。通过对损伤肢体的相应穴位进行点穴按摩揉药，可调节脏腑经络的功能，并通过药物的渗入，起到祛瘀活血、通经止痛、强筋壮骨、通利关节等作用。

（2）疼点揉药法：机体损伤处，必有肿疼及瘀血存在，如局部挫伤、扭伤、闪腰岔气等新鲜性损伤可选择疼点进行揉药治疗，祛瘀活血、通经止痛、通利关节。亦可用于陈旧性损伤。

（3）关节处揉药法：多用于关节疼痛、功能障碍者，常作为骨伤疾病的后期疗法，通过药物作用，达到舒筋利节、消肿止疼的效果，且多用于活筋法之前，一般在关节的阳侧揉药。

展筋丹的具体用法将展筋丹装入鼻烟壶瓶内，用时以拇指指腹蘸展筋丹粉少许，然后将拇指置于选好的揉药点上，其余四指固定在肢体上，以拇指在局部皮肤上作旋转揉摩活动。手法宜轻，只起到摩擦作用，不能使局部皮肤活动，使药物渗入皮内吸收，每次旋摩 50 ～ 100 圈，以药尽为度，每日可进行 1 ～ 2 次，每处揉药 3 ～ 5 点，每点揉药 3 ～ 5 次。

展筋丹揉药注意事项：①揉药处的皮肤应清洁干燥。②手法要轻柔，部位要固定，依靠拇指指腹在皮肤上作顺时针方向的旋转揉摩，旋圈不宜过大，一般范围以一元硬币大小为宜，否则药物分散，不利于吸收，疗效不佳。③揉药点的选择，是根据病情需要，或循经取穴，或伤处附近取穴，或疼点附近，或关节周围，但一般多用于体表的阳侧。④新伤手法宜轻，或配合局部的轻推、轻按；陈旧伤或筋骨伤的后期治疗，常配合活筋和练功，以促进功能恢复；急性疼痛，多用循经取穴，或配合点按、揉、捏等手法。⑤足底、手掌和瘢痕处不宜选作揉药点，因局部皮肤粗厚，药物不易渗入。

2. 液剂揉药法

常用的液剂药物为展筋酊、白酒和红花水等。

（1）展筋酊：是展筋丹的酒浸溶液，故功用、适应证、禁忌证同展筋丹。用时将展筋酊涂于患处，迅速以手指或手掌加以揉摩，待其吸收干燥后再涂再摩。每处 3 ～ 5次，一日 1 ～ 2 次。

（2）白酒：先将白酒加温，以手指或手掌蘸白酒少许，在患处缓缓揉摩，酒干后再蘸再摩，每处 3 ～ 5 次，每日 1 ～ 2 次。白酒揉药法有散瘀滞、开结聚、疏通经络、调和营卫的作用，一般适用于筋肉伤的中后期，或慢性劳损的气血不和、麻木、疼痛；或用于筋肉疲惫、酸疼不适，以及褥疮初起的瘀血凝滞等症。

（3）红花水：为红花的水或酒浸液，以手指或手掌蘸红花水少许，在患处徐徐揉摩，药干后再蘸再摩，每处 3 ～ 5 次，每日 1 ～ 2 次。本法有活血消肿止疼的作用，一般用于外伤后肿疼和褥疮初起，但局部皮肤破损者禁用。

（二）理筋法

理筋法具有活血化瘀、消肿止疼、舒筋活络、宣通气血等作用，其中包括揉摩法、捏拿法、推按法、弹拨法和牵顺法五则。

1. 揉摩法

揉摩法是用指腹或手掌放置患处，作直线来回或旋转的抚摩动作，手法比较轻柔，有消瘀退肿、舒筋止疼的作用。本法适用于筋骨亚健康状态局部酸困不适，或筋伤初期局部肿疼，或外伤后筋急疼痛。

2. 捏拿法

捏拿法是由拇、食二指和其他四指相对，用力捏拿筋肉较厚的部位，做一紧一松的捏拿动作，有疏通气血、松解粘连及挛缩的作用，适应证同揉摩法。

3. 推按法

推按法包括推和按两种手法。按是对患处垂直的施力；推是在按的基础上向一个方向推移的动作。两者多结合应用，但有时也可单独应用。推按法有理气、活血、解郁的作用，一般应用于筋骨亚健康状态局部酸困不适，或新、旧损伤的疼痛及闪腰、岔气、筋肉挛急等。本法又分拇指推按法及手掌推按法两种。

（1）拇指推按法：适用于面积较小的部位，在伤处局部或其周围，做由上而下或由下而上或左右方向的推按动作。

（2）手掌推按法：适用于面积较大、肌肉较丰厚的部位，由一掌或两掌，或两掌相叠，在伤处局部或其周围，或沿脊柱两侧做由下而上或由上而下或左右方向的推按。

4. 弹拨法

弹拨法是根据病情，以拇、食二指或协同其他手指做与患部筋肉走向相垂直的推拉动作，弹拨筋肉、肌束、肌腱、韧带，类似拨动琴弦的动作。主要用于松解筋肉粘连。

5. 牵顺法

牵顺法是指医者用单手或双手紧握住患肢远端，另一手或助手扶托固定相应部位，顺应异常姿势或体位的方向做持续牵引松解的手法。牵顺法较一般牵法复杂，更突出'顺势而为'的特点。

患者取合适的体位，医者立于患侧，一手或双手紧握患肢远端，另一手或助手扶托固定肢体近端的相应部位，顺着异常姿势或体位的方向持续或间断性牵引，施力由轻到重，必要时可配合抖法。本法主要用于筋滞、筋翻、筋痉、筋急、筋强、筋错、筋出槽等。

（三）活筋法

活筋法是一种恢复机体生理平衡和功能的被动性关节活动法，是理筋治伤手法中非常重要的一种手法。无论骨折或脱位，还是跌扭伤筋，活筋法都适用。活筋法能使强硬的关节变得灵活，挛缩的筋肉舒展；筋弛无力的肢体恢复筋肉力量；肿疼的部位气血和顺，肿减疼止；此外，对劳损和痹症引起的肢节筋骨疼痛，也有很好的效果。

活筋法可每日进行1次，每个关节活动3～5次，应先轻后重，再轻收功。每次活筋达到患者的最大耐受程度。可根据每次治疗时患者的反应，调整手法的轻重。即每次活筋后，若患者立即感到轻快，病情有所好转，即说明手法恰到好处；若活筋后没有一定反应，说明手法过轻，未达到治疗目的；若活筋后病情加重，经过休息仍不能缓解者，说明手法过重，应根据情况加以调整。

平乐正骨常用的活筋法有伸屈法、旋转法、牵抖法、收展法、拔伸法五则。

1. 伸屈法

伸屈法是通过相应的手法，使关节做适当的伸屈活动，以改善关节功能。

2. 旋转法

旋转法是通过相应的手法，使关节做沿纵轴的旋转或环转或回旋活动，以改善关节功能。

3. 牵抖法

牵抖法是牵拉患肢远端，根据病情需要，轻柔地或大力地或迅猛地抖动患肢，以实现对关节或躯干的治疗作用，改善关节功能。

4. 收展法

收展法是通过相应的手法，使关节做内收、外展的活动，以改善关节功能。

5. 拔伸法

拔伸法是医者缓缓用力牵拉患肢，同时患者应主动配合做患肢的伸展，使患肢向远端舒展，以改善关节功能。

以上各法根据需要，可以单独应用，也可数法协同应用。在施行手法的过程中，可配以助手固定患肢，或作反牵拉。

（四）通经活络法

通经活络法是常用于以上三法之后，用以安抚、疏通周身的气血，通经活络，其中包括循经点穴法、拍打叩击法和循经推搡法三则。

1. 循经点穴法

循经点穴法是根据患处的深浅、筋肉的厚薄，用拇指或肘尖，循与患处相应的经穴，或相邻近处的经穴，或阿是穴，进行点按、研揉以通经气、活血、止痛，并根据病情需要，采用补法或泻法。

2. 拍打叩击法

拍打叩击法是根据病情需要，选用空心拳或空心掌，在患处或患肢做拍打、叩击，以安抚气血，通调经气，舒展挛缩，镇静止痛。

3. 循经推搡法

循经推搡法指先将施术部位涂抹药剂等相应推拿介质，然后用手掌紧贴皮肤，稍用力下压沿经络循行上下方向或左右方向直线往返摩擦，使之产生一定的热量，加强药力渗透，增强疗效的一种推拿手法。本法具有活血化瘀、通络止痛、软坚散结、缓解痉挛的作用。

医者肩及上肢放松，掌指关节微屈，五指稍分开，着力部位紧贴体表的治疗部位，用力深沉平稳，沿经络循行方向自上而下呈直线移动，往返摩擦。推进的速度宜缓慢均匀，每分钟 80 次左右。操作向下的压力要适中、均匀，掌指着力要和缓连贯，用力要均匀。

（五）正脊手法

正脊手法为采用特定的手法对脊柱部位或脊柱功能区域的疾病进行施治，从而使脊柱的力线或脊柱的紊乱状态得以改善或纠正、恢复脊柱平衡的一种治疗方法。禁忌证：①脊柱肿瘤、结核、骨髓炎、椎间盘炎及严重骨质疏松者；②脊柱骨折者；③脊髓损伤或变性者；④严重脊髓型椎间盘突出症；⑤伴有严重血压异常、心肺功能不全者；⑥妊娠期及月经期妇女；⑦脊柱手术后或有先天性畸形者等。手法操作过程中应注意：①注意用力协调，切忌粗暴操作，动作均匀有序，不可过快。②患者年龄过大、身体较弱者慎用，且手法宜缓、宜柔。

平乐正骨常用的正脊手法有屈曲调脊法、斜扳调脊法、牵弹三步法、牵引按压法、提拉推顶法、膝顶调胸法及平脊按压法七则。

1. 屈曲调脊法

屈曲调脊法，是指将脊柱呈屈曲姿势，通过按压、滚动等动作，以达纠正脊柱关节错位、松解粘连、舒筋通督作用的一种正脊手法。该法能舒展及拉伸腰背部肌肉、筋膜、关节囊及韧带，缓解痉挛，解除关节滑膜嵌顿，滑利关节，纠正脊柱小关节错位，使失稳的椎体序列得以好转甚至恢复，使皱褶的黄韧带得到一定程度的舒展、变薄，椎管内容积及神经根的通路得到某种程度的扩充，畅通气血，起到舒筋通督之功效。本法主要应用于腰椎滑脱症、腰椎管狭窄症、腰椎小关节紊乱症、急性与亚急性腰椎间盘突出症。该法由托臀按膝及滚床两种手法组成。

首先是托臀按膝，患者仰卧，双下肢屈髋屈膝，医者立于患者右侧，左手前臂按压其双膝前下方，右手掌心朝上托扶骶臀部，双臂一托一按，向下、上方同时交错用力，反复操作 5～7 次。其次，行滚床手法，患者仰卧位，医者立于患者一侧，令其屈颈低头，双下肢并拢，极度屈髋屈膝，双手抱紧膝关节下方，患者身体呈蜷曲状，医者一手向上托扶颈后部，一手扶于双小腿前方，并向下按压。如此双手一上一下交错用力，使患者自骶臀至肩背部呈连续滚动状态。反复 10～15 次为一组，一般一次可做三组。

2. 斜扳调脊法

斜扳调脊法是指医者用双手或双肘沿着脊柱纵轴方向，向相反方向用力，使脊柱关节被动旋转或移位的一种正脊手法。该法多用于颈椎、胸椎及腰骶部，具有纠正关节错位、松解粘连、滑利关节、舒筋活血的作用。斜扳调脊法常包括颈椎斜扳调脊、胸椎斜扳调脊及腰椎斜扳调脊三种手法。

（1）颈椎斜扳法：患者坐位，颈项部放松，头稍微前倾。医者站在患者侧后方，一手扶住患者头顶部，另一手托住患者下颏部，两手协同动作使头向患侧慢慢旋转，当旋转到有阻力时稍微停顿一下，随即用寸劲做一个突发性的、有控制的快速扳动，此时常可以听到轻微的"咯咯"声响。

（2）胸椎斜扳法：以胸椎右侧错位为例，患者取左侧卧位，双上肢屈曲，抱头护胸。医者站在患者对面，用左肘部固定骨盆，左手掌轻扶患处以下的脊柱，右手用力将肩部轻轻向前下推按，当交锁的力量传递到患椎棘突时，随即用寸劲做一个突发性的、有控制的快速扳动，即可听到弹响声。

（3）腰椎斜扳法：患者取侧卧位，患侧在上，双上肢屈曲，抱头护胸，屈膝屈髋；健肢在下，自然伸直，腰部放松。医者面对患者站立，一手按住其肩前部，另一手用肘部抵住患者髂后部，双手协同做相反方向的用力，即手掌将肩部向后推，肘部将髋臀部向前按，使患者腰部做被动扭转，当有明显阻力时，交锁力量传到患椎棘突处，用寸劲做一个增大幅度的、可控的突然扳动。此时常可以听到'咯咯'声响。

斜扳调脊法，具有纠正脊柱小关节错位、松解软组织粘连、缓解肌肉痉挛、舒筋活血通督的作用，能减轻或消除神经根的卡压，促进炎性物质和水肿的消退，减轻或消除疼痛；亦能滑利关节，改善脊柱的活动度。该手法主要适用于颈椎病、颈椎后关节错位，下胸椎的胸椎小关节紊乱症，以及腰椎后关节紊乱症、急性腰扭伤、腰椎间盘突出症等。

3. 牵弹三步法

牵弹三步法为牵引疗法与正骨推拿疗法有机结合的一种治疗腰椎间盘突出症的中医传统疗法，该疗法由牵引、弹压整脊及扳伸治疗三个阶段综合而成。该疗法为平乐正骨颇具特色和代表性的系列正脊方法之一，是对中医传统推拿和正脊手法治疗的系统优化组合，是非手术治疗腰椎间盘突出症一种有效的治疗方法。

第一步：牵引。患者取俯卧位，用牵引床或骨盆牵引带牵引，牵引前排便，牵引重量为患者体重的 1/3 左右，每次 30～50 分钟，病变椎间隙处于上下牵引带之间，每日 2 次，尾部牵引仰角 30°，误差 ±5°，每次牵引解除后要求患者卧床 30 分钟后再下地。如上所述牵引 12±5 天后，患者腰部骶棘肌紧张基本得到松弛，入院时神经症状有所缓解后可进行第二步治疗。

第二步：弹压。患者床头牵引 10～15 天后，在有电脑力度显示的牵引床上实施弹压手法。具体方法为：患者俯卧于牵引床上，胸部和髋部常规缚扎牵引带后，使病变间隙之腹部悬空，将牵引重量根据患者耐受程度设定为超体重 10%～30%，持续牵引 10～15 分钟，待患者骶棘肌充分松弛后实施弹压手法。医者站立于患侧（中央型突出者站立于症状较重的一侧），一手掌根按压于相应病变节段的棘突间隙，中指正对脊柱方向（或上或下），另一手虎口叠加于腕背部，双肘关节伸直，向腹部垂直连续弹压，（弹压过程中，嘱患者张口呼吸，切勿闭气），压力为 30～50kg（电脑牵引床可显示弹压力公斤数），频率为 100～120 次 / 分，此时牵引力维持不变，患者如无不良反应，连续弹压约 10 分钟即停止手法，逐渐减小牵引重量至电脑显示牵引力为 0，患者同身手掌置于腰骶部，用直尺越过手掌连接 T12 椎体棘突和骶骨岬，直尺下的 T12 棘突、手掌、骶骨岬在同一水平面以下表明手法到位，嘱患者深呼吸，去除牵引带。如未达到标准，视患者耐受性可重复操作一遍，仍不能达到标准者不再强求。

第三步：扳伸。弹压后行扳伸手法，具体为患者健侧卧位（中央型突出者症状较轻侧卧位），健肢贴紧床面并伸直，患者尽量屈曲。医者面对患者，一手肘推肩向后，一手肘压臀并用拇指压住病变间隙的上位棘突（如有棘突偏歪则以偏歪棘突为准），双肘交错用力，调整力线，当力线传导至拇指下并有阻抗感时突然发力，闻及"喀嚓"弹响声同时拇指下有关节松动感时即告复位。然后嘱患者仰卧，腰骶部垫厚约 10cm 的海绵软垫，助手固定骨盆，医者将患者双下肢分别直腿抬高，并做踝关节背伸，高度以患者能耐受为限，但不低于 50°，不高于 100°。先健侧、后患侧（中央型突出则先症状较轻侧、后症状较重侧），每侧 3 次。术后患者绝对卧床 3 天，直线翻身，平卧时腰下加自制腰垫，高度不低于 2cm，以维持腰曲；并应用 20% 甘露醇 250mL 静滴，每日 1 次，连用 3 天。绝对卧床 3 天后，患者床上行腰背肌锻炼、四肢活动 1～2 个小时，测血压正常后，佩戴腰围下床活动，注意保持正确姿势，避免突然弯腰。

牵弹三步法之牵引疗法主要采用卧位背伸间断牵引，其目的为松解脊周动力肌，缓解脊柱周围软组织的紧张和神经根的缺血、水肿；然后采用等体重甚或超体重、脊柱背伸、病变节段悬空之牵引，给手法治疗创造良好的时机，待此牵引至脊柱周围软组织松弛时行连续弹压手法治疗。有研究证实，通过强有力的牵抖按压、腰部旋转等手法治疗均可改善腰部生理结构，松解粘连，利于椎间盘的回纳或改变突出椎间盘与神经根的位置关系。弹压结束后，解除牵引，改侧卧位斜扳手法，侧扳后行仰卧位直腿抬高拉筋治疗。曾有学者证实扳法可纠正腰椎小关节错缝。

4. 牵引按压法

牵引按压法是指在牵引的状态下施以向下按压的手法，从而达到调整曲度的治疗方法，多用于患有腰部疾患伴有生理曲度欠佳的患者。

患者取俯卧位，用牵引床或骨盆牵引带牵引，在牵引的过程，医者站于患者一侧，一手掌根按压于相应病变节段的棘突间隙，中指正对脊柱方向（或上或下），另一手虎口叠加于腕背部，双肘关节伸直，向腹部垂直连续弹压，力量适度，以患者可耐受为度，一般每次按压 2 ～ 3 分钟即可，频率为每分钟 20 ～ 30 下，每日按压 2 次，按压后患者仍应继续保持牵引。

患者在背伸牵引下接受按压治疗，可松弛腰椎小关节，有效恢复患者腰椎生理曲度，同时背伸牵引下按压有使突出椎间盘还纳或产生变位、变形的可能。

5. 提拉推顶法

提拉推顶法，是指在人工牵引提拉颈椎的同时，在颈椎患处给予向下颌或鼻尖方向的一个向前向上的推按动作，以改善或恢复颈椎曲度的一种正脊调曲法。该法具有整复调曲的作用，主要应用于颈曲异常的患者。

患者坐于低凳上，双上肢自然放于双腿上，医者立于患者侧后方，一侧肘关节及手指抱托患者下颌、后枕部，并紧贴医者胸部，并适度给沿纵轴方向的力上提牵拉，另一手拇指顶按住颈曲反弓中心处，其余四指帮扶安放在颈部侧方，在上提牵拉逐渐适度背伸的同时，拇指用力向鼻尖方向瞬间做小幅度有控制的推顶动作，手下关节滑动移位或有弹响声即可。

该手法向上提起牵拉可放松颈部肌肉，松弛紧张关节囊，拉大椎间隙，解除小关节嵌顿，使颈椎在一定程度上处于暂时失稳状态，利于手法成功实施；然后再给予向前向上的推力，使异常的颈曲和紊乱的小关节得以纠正，从而恢复颈椎正常结构，为脊柱内外力学平衡创造良好条件。

6. 膝顶调胸法

膝顶调胸法是指医者借助膝关节对患者胸椎病变施以手法以治疗胸椎疾患的正脊手法，具有松解粘连、滑利关节、整复错缝的作用，主要适用于胸椎小关节紊乱的患者。

具体操作方法：患者端坐于方凳上，双手十指交叉扣住并抱于枕部。医者立其后方，一足登于方凳上，膝关节屈曲并抵住要施术部位，双手与前臂自其腋下伸至肩前，双前臂钩住肩前部，用两手握住患者双前臂中段，嘱患者深吸气，医者握住前臂的两手用力下压，而两前臂则用力上台，将患者双肩向上向后牵拉，顶于病变胸椎的膝部同时向前向下用力，与前臂的上抬力形成对抗牵拉至最大限度时，持续片刻，两手、两臂与膝部协同发力，施以"巧力寸劲"，使患者肩背部快速地后伸扩胸，两力交错，可听到胸椎后方发出清脆的"咔哒"声，即告正脊成功。

该法利用医者双前臂与患者双手腕形成的杠杆作用，医者膝前部的支点合力，既起到了向上牵引又能得心应手调整平衡效应，使错位得以整复；另膝顶调胸法能够使患者在一定程度上改变胸廓运动，增大关节间隙，解除关节囊嵌顿，松解粘连，活顺胸椎小关节，有利于促进损伤后炎症的吸收，从而解除神经的机械性压迫和炎症刺激。

7. 平脊按压法

平脊按压法即推按法的衍生手法，是平乐正骨手法中专门针对脊柱骨关节相关疾病的特殊诊疗手法，用于纠正胸腰椎小关节紊乱、胸肋关节紊乱征、脊柱曲度异常、腰椎后关节紊乱征、未分化脊柱关节病等疾患。该平脊按压手法是根据人体脊柱的解剖特征、生物力学特点，以及经络腧穴的分布规律、脊柱骨关节相关疾病的病因病机，运用手法在推、压的复合力学作用下，将胸腰椎、胸肋关节的错位、偏移、卡压、嵌顿予以纠正和调节，从而达到整脊和通督的目的，恢复脊柱的弹性和活动度。该手法独特，配合呼吸，操作简便、安全高效，是专门针对脊柱本身相关疾病的手法。其主要作用为恢复脊柱的力学平衡，并通过神经反射调整内脏功能，甚至影响某些内源性物质的生成等。督脉统帅全身阳气，行经背部正中，平脊按压手法通过对脊柱部位进行操作，达到流通气血、调和脏腑、祛除疾病的目的。

患者俯卧于治疗床上，术者立其左侧，双手叠加按压于患者椎体上，从上往下一个一个椎体进行按压，同时嘱患者进行呼吸配合，发力时嘱患者进行呼气，收力时吸气，一呼一吸与手法作用相互配合，作用力斜向下方，用力柔和，忌闪动与不配合呼吸。如此从胸椎开始到骶椎一点一点进行平脊按压，忌间隔太大，操作幅度不一。使作用力均匀地分布到每一个椎体、椎间关节，重复操作 15 ～ 20 遍，在按压的过程中，发生紊乱的关节能得到自然地复位，无需其他特殊的手法。

四、养骨手法

平乐正骨养骨手法是以平乐正骨平衡观及整体观为指导，以平乐正骨五脏协调平衡论、气血共调平衡论、筋骨互用平衡论及天人合一为理论基础，遵循中医经络学说，并结合西医的解剖学和病理诊断，运用平乐正骨特定手法作用于身体的特定部位，通过"推而行其血、摩而顺其气，拿而舒其筋，按而调其经，点而理其络，揉而活其血"，进而调节机体脏腑、气血、阴阳与筋骨生理状况，以保健形体、养筋护骨、促进发育、延缓衰老、维护筋骨平衡、预防筋骨系统疾病、提高生活质量为目的的推拿按摩方法。

平乐正骨养骨手法主要有九种方法。九种方法是一个整体，有共同的理论基础和理论指导，各个方法自成体系，又相互补充，在操作上各有特色，在功能上相互补充，在运用上各有侧重。九种方法具体包括：循经点穴法，推经补泻法，舒筋活血法，醒脑开窍法，牵抖舒理法，揉按疏解法，拍打醒肌法，空拳振气法，轻柔活节法。

平乐正骨养骨手法的操作原则：以"舒""适""柔""衡"为原则。"舒"即手法舒缓、舒适，以使心境与形体舒展，生息与活动自如；"适"即用力适度，避免用力过重、动作过激；"柔"即轻柔，法到之处不觉其苦；"衡"即调理平衡、维护平衡、激发气血与脏腑平衡。

（一）循经点穴法

循经点穴法是以平乐正骨平衡理论为基础，以经络学说为依据，根据患处的深浅，筋肉的厚薄，用拇指或肘尖，循与患处相应的经穴，或相邻近处的经穴，或阿是穴，进行点按、研揉以通经气、活血、止痛，并根据病情需要，采用补法或泻法。本法具有疏通经络，行气活血，扶正祛邪，平衡脏腑、气血、阴阳与筋骨的作用；常用于缓解亚健康人群疲倦无力、胸闷不适、腹胀纳呆、颈肩僵硬、手足发凉、手足麻木等躯体症状，以及治疗腰腿痛、颈椎病、肩周炎、关节炎、腰椎间盘突出症、骨质增生、外伤后遗症、急慢性扭挫伤等病症；主要包括点揉法、点按法、压放法和点拨法。

1. 点揉法

点揉法是以拇指指端、中指指端或肘尖部着力于治疗部位，由浅而深垂直向下用力的同时，做环旋揉动，直至受术者产生强烈得气感时，继续点揉 3 ～ 5 秒钟，然后再慢慢回到起始的位置，如此反复操作。本法具有破瘀活血、解痉止痛、祛风散寒、胜湿止痛的作用，适用于腰骶部、臀部、腿部等肌肉丰厚处及骨缝处等部位。需要注意的是，手法操作时应做到重而不滞，柔和渗透。

2. 点按法

点按法是点法与按法的结合，多用指端或屈曲的指间关节部着力于体表一定部位或穴位，点而按之的手法，可分为拇指指端点按法、拇指屈指点按法、示指屈指点按法及中指点按法。以拇指指端点按为例，医者拇指伸直，用拇指指端着力于治疗部位或穴位，其余四指张开，置于相应位置以助力，拇指主动用力，逐渐垂直用力向下按压。点法具有通经活络、消积散结、开通闭塞、消肿止痛、调节脏腑等作用。点按法具有着力点小，用力集中，渗透性强，适用于全身各部位或穴位。需要注意的是，操作时点取部位或穴位要准确，不可突施暴力，对年老体弱、久病虚衰的患者力度要轻柔。

3. 压放法

压放法是以指端按压在体表穴位上，停留后快速放开的手法。"压"是向下压；"放"是往上快速放开，术者用拇指或中指指端置于穴位上，向着穴位的深部下压，使指端在穴位的皮肤水平之下，压下即放，放后再压，一压一放为 1 次，一般以 50 ～ 80 次为标准。压放法具有疏通经络、行气活血、扶正祛邪、平衡阴阳的作用，适用于颈肩部、腋窝部、腘窝部、腹股沟部等处的穴位。在操作过程中，下压部位要保持在穴位的中心，使动的力的方向和穴位中心成垂直线，用力平稳、持久，不可偏歪、移动。手法刺激的量和时间应根据患者的体质、病情、耐受力等情况灵活掌握。此外，应注意压、放一定要保持着适当的速度，动作协调。

4. 点拨法

点拨法是点法与拨法的结合。用指深按于体表一定部位或穴位，先点再拨，点而拨之，做与肌腱、韧带呈垂直方向滑动的手法。拇指伸直，用拇指指面着力于治疗部位或穴位，其余四指张开，置于相应位置以助力，拇指主动用力点按至一定的深度，待有酸胀感时，再做与肌纤维肌腱、韧带呈垂直方向拨动的手法。若单手指力不足时，可用双手拇指重叠进行操作。点拨法刺激量较大，是治疗筋伤与顽固性筋挛的常用手法，具有解痉止痛、剥离粘连、疏离肌筋、通经活络利关节等作用，适用于颈项部、肩背部、腰部、臀部、四肢部等。在操作过程中，应注意施力的大小，且应根据治疗部位辨证而定。点拨的方向、角度、幅度，应根据肌筋的走行与具体病症表现而定。在点按拨动中，腕关节应相对放松，使拨动有力而不失柔和。

（二）推经补泻法

推经补泻法是在平乐正骨平衡理论指导下，根据辨证施治的原则，医者用手以一定力量、运动方向、速度选取相应经络与经穴，施以一定时间的推法。推经补泻法作用于患者的体表、肌腠，使力传达到脏腑、筋膜及肌肉深处，从而使肌体内部的组织细胞、器官发生一系列的理化代谢变化，达到补其不足、泻其有余的作用。此法可促进脏腑维持其正常的生理功能，改善机体局部血液循行和新陈代谢，达到行气活血、通经活络、强筋壮骨、维护筋骨平衡的作用，适用于所有亚健康状态人群。推经补泻法主要包括指推法、掌推法、拳推法和肘推法。

1. 指推法

用手指指腹着力于一定部位或穴位，其余四指分开助力，前臂主动带动拇指作内收运动，运用适当的压力，按照经络循行的方向，做单方向的直线推动。

2. 掌推法

五指并拢，用手掌、掌根着力于一定部位或穴位，运用前臂力量做单方向直线推动。如需增大压力时，将另外一只手平放于其上使双手重叠缓缓推进。

3. 拳推法

医者平握拳状，以食、中、无名、小指的指间关节突起处着力或以拇指第二节桡侧面和食、中、无名、小指第二节着力于体表一定部位，以肘关节为支点，运用前臂力量向一定方向直线推进。

4. 肘推法

屈肘关节，以前臂尺侧或尺骨鹰嘴部着力于体表一定部位，以肩关节为支点，向一定方向直线推进。

一般指推法接触面积小，刺激量中等，适用于头面部、颈项部、四肢部、肩背部及腰臀部；掌推法适用于面积较大的部位，如腰背部、胸腹部及大腿部等；拳推法是推法中刺激较强的一种手法，适用于腰背部及下肢部；肘推法刺激最强，适用于腰背脊柱两侧华佗夹脊穴及两下肢大腿后侧，常用于体型壮实，肌肉丰厚及脊柱强直或感觉迟钝的患者。

在操作过程中，应注意单方向推进，线路要平直，不可歪曲斜推。速度不可过快，压力不可过重或过轻，要轻而不浮，重而不滞。操作时为防止推破皮肤，可使用展筋按摩乳及红花油等介质以舒筋护肤。

（三）舒筋活血法

舒筋活血法是在平乐正骨平衡理论指导下，主要针对人体筋系统进行养生保健的手法组合。舒筋活血法主要针对筋系统失条达等原因，而引发疼痛、肌痉挛等一系列症状，通过推拿手法直接放松肌肉，通过肌肉牵张反射与保健推拿直接抑制肌肉痉挛、消除疼痛，从而有效地放松肢体，消除肌筋过度紧张、挛缩和僵硬，保持肌肉的正常弹性，达到疏通经脉、行气活血、理顺经筋、维护筋骨平衡的作用。适用于由于经气不利、筋肌挛急而引起的筋系统病症，亦可用于筋系统亚健康疲劳状态的调理及正常人养生保健，对于全身各部位慢性劳损也有治疗作用。舒筋活血法包括滚筋法、推筋法、拿筋法、按筋法、揉筋法、捋筋法、走罐法等。

1. 滚筋法

滚筋法包括指滚法、掌滚法和前臂滚法三种。指滚法是用手背近小指侧部分或小指、无名指、中指的掌指关节突起部分着力，附着于治疗部位，通过腕关节伸屈和前臂旋转的复合运动，持续不断地作用于被按摩的筋肉部位。掌滚法是用手掌尺侧小鱼际部着力于局部，通过腕关节伸屈和前臂旋转的复合运动，持续不断地作用于被按摩的筋肉部位。前臂滚法是用前臂尺侧着力于局部，通过前臂旋转滚动及肘、肩的复合运动，持续不断地作用于被按摩的筋肉部位。

2. 推筋法

推筋法是用指、掌、拳或肢体其他部位着力于体表筋肉部位，运用一定压力顺筋经方向做单方向（或弧线）推动的手法。

3. 拿筋法

拿筋法是用拇指与其余四指相对用力，捏提体表筋肉部位的手法，"捏而提起"是其操作要点。

4. 按筋法

按筋法是用指、掌、肘着力于体表筋肉部位，逐渐用力下压，按而留之的手法。

5. 揉筋法

揉筋法是用指、掌、肘或肢体其他部位吸定于体表筋肉部位，做轻柔缓和的旋转运动，并带动该处皮下组织活动的一种手法。

6. 捋筋法

捋筋法是指夹持或双掌拿握体表筋肉部位进行顺筋经走向的、由近端向远端捋搓的一种手法。

7. 走罐法

走罐，即在拔罐前，先在走罐部位的皮肤或罐口上，涂上一层具有润滑作用的介质，再以闪火法或滴酒法将罐吸拔于所选部位的皮肤上，然后，医者以左手扶住并拉紧皮肤，以右手握住罐体，做顺筋经走向的上下推行。

（四）醒脑开窍法

醒脑开窍法是养骨手法中作用于头部的一种重要手法操作，因"脑为神明之府，诸阳之会"，通过特定推拿手法作用于头部穴位，可使经脉气血得以流畅，阴阳得以平衡。本法具有补精益髓、濡润经脉、调畅头部气血、提振全身阳气、维护阴阳平衡的作用，适用于无器质性疾病的头脑不清、昏沉，以及视物不明、记忆力减退、机体阴阳失调等。运用此手法，可以清利头目，疏通头部经脉气血，促进脑部血液循环，达到醒脑明目、止眩生发、镇静安神、增强记忆及防止脑老化、调节阴阳平衡、防病健身等效果。

醒脑开窍法包括循经指推法、指揉法、点按法、雀啄法、负压振鼓法、合十通窍法等手法。

1. 循经指推法

患者仰卧闭目，医者坐于患者头端，①推眶周：医者先以双拇指按于攒竹穴向外稳稳推刮，经鱼腰穴、丝竹空穴至太阳穴；再以双拇指按于四白内穴向外稳稳推刮，经四白穴至四白外穴，如此上下轮流推刮 10 次。②推五经：医者先以双拇指并按于印堂穴部，点按片刻后向上推至神庭穴，后沿督脉向上后继续稳稳按推，经上星穴、囟会穴、前顶穴、四神聪穴止于百会穴；次以双拇指分别按于两侧阳白穴部，点按片刻后向上后至曲差穴沿太阳经继续向上后稳稳按推，经承光穴、通天穴止于络却穴；再以双拇指分别按于两侧太阳穴部，点按片刻后向上后至头维穴沿少阳经向上后稳稳按推，经正营穴、承灵穴转向后下止于天冲穴。如此轮流推按 10 次。

2. 循经指揉法

经络与路线同上，沿经揉按，轮流 10 次。

3. 循经点按法

经络与路线同上，沿经穴点按，并以双手中指分别对应点按天柱、风池、完骨三穴，轮流 10 次。

4. 循经雀啄法

医者双手呈半握拳状，以双手十指对称放置于头部相应部位，以肘腕运动带动十指顺经筋轻轻啄叩局部的方法。

5. 负压振鼓法

负压振鼓法是以双手掌对按于双耳，双手食中二指交叉置于双耳后下方乳突部（食指在外，中指在内），先用食指骤然划过中指弹击乳突 3 次，再以双掌缓缓施压于双外耳，然后骤然放松，反复 3 次。

6. 合十通窍法

医者双手合十，掌指微曲呈虚掌状，以肘腕抖动为动力，带动双掌尺侧循经上下轻轻叩击于患者头顶局部的方法。

（五）牵抖舒理法

牵抖舒理法是以平乐正骨平衡理论为指导，根据患者病情的虚、实，采用补、泻的手法。《素问·举痛论》曰："痛而闭不通矣。"《证治要诀》云："痛则不通，通则不痛。"此种手法可达到疏通经脉、通利关节、松解粘连等治疗作用。常用于关节周围软组织损伤、肩周炎、腰部扭伤、腰椎间盘突出、腰椎退行性变等症见关节活动不利、肌肉酸痛者，也可用于养生保健、缓解关节肌肉疲劳等。

牵抖舒理法包含牵抖法和舒理法两个手法。

1. 牵抖法

牵抖法即牵拉患指或肢远端，沉稳抖动，以达理筋活血、振气通经、松解粘连、通利关节、维护筋骨平衡的目的，对关节或躯干的亚健康状态和拘挛等有治疗作用。

2. 舒理法

舒理法即采用平乐正骨基本手法如拿法、揉法等对关节周围肌肉及韧带拿捏分理、揉按舒理，以疏通气血、松解粘连及挛缩的方法。

（六）揉按疏解法

按揉法是由按法与揉法复合而成，分为指按揉法和掌按揉法两种。按揉法兼具按法与揉法的优点，主要作用为疏通经络、疏解肌筋，以达气血调和、筋骨平衡的目的，为临床保健常用手法。

1. 指按揉法

指按揉法是用单手或双手拇指螺纹面置于体表一定部位，其余四指置于对侧或相应的位置以助力，腕关节悬屈，拇指和前臂主动施力，进行节律性的按压揉动。

2. 掌按揉法

①单掌揉按法：用掌根部着力于体表一定部位，余指自然伸直，前臂与上臂主动用力，进行节律性按压与顺时针揉动。②双掌揉按法：用双掌重叠着力于体表一定部位，以掌部用力，以肩关节为支点，身体稍前倾，将身体上半部的重量经肩、臂传至手部，进行节律性按压揉动。

指按揉法接触面积较小，按揉力量集中，适于颈项部、肩部、肩胛骨内侧缘及全身各部腧穴。掌按揉法接触面较大，按揉力相对分散。其中单掌按揉法力量相对较弱，多用于肩部、上肢、脊柱两旁的膀胱经线；双掌按揉法则按揉力量强而深透，适于背部、腰部及下肢后侧。

（七）拍打醒肌法

拍打醒肌法是以中医学理论及平乐正骨平衡理论为指导，选用空心掌，利用手腕抖动力带动双手循经进行有节奏的拍打，使患者感觉到舒服、皮肤潮红微热的方法。此种手法具有通调经气、舒展肌筋、镇静止痛、促进平衡的治疗作用，是骨亚健康状态的常用手法。

（八）空拳振气法

空拳振气法是以单手或双手半握成空拳，以腕部屈伸抖动带动手部，用掌根及指端着力，单手或双手交替叩击施术部位，或以空拳的小指及小鱼际的尺侧叩击施术部位，由于拳心腔的共鸣，即可发出悦耳的响声，产生有弹性的冲击力，从而起到疏通经气、振提人体正气、促进平衡的一种手法。

空拳振气法是一种冲击性手法，是用抬离施术部位一定距离的手，以一定的速度，垂直叩击施术部位，从而对施术部位产生一种较高强度的振动刺激的手法。特点是强度较高、作用时间极短，在瞬间刺激中产生一个冲击波，此波可传递到深层组织，使器官、组织和细胞产生振荡，改善微循环，增强新陈代谢，提高神经的兴奋性和传导能力，加强中枢神经系统对机体机能活动的调节。本法可以达到疏经通络，调和阴阳，流通气血，祛瘀散结，消除疲劳，提振正气，振奋精神的作用；适用于肩、背、腰、骶、四肢等肌肉较为丰厚、部位较为宽阔之处，对于麻木、酸痛、沉重等症具有特殊的疗效，对头痛、颈项僵硬、肌肤麻木、感觉迟钝、肌肉紧张痉挛、肢体酸困、倦怠、腰背肌劳损、足跟痛等效果尤为突出；包含叩法和击法两种。

1. 叩法

以空拳正面或空拳的尺侧在体表一定部位或穴位，轻快而有节奏叩击的手法，称为叩法。叩法刺激程度较击法为轻，且点到为止，有"轻击为叩"之说。

2. 击法

除用空拳，还可用指端、小鱼际、掌根、拳背及特制器械（桑枝棒）有节律地击打体表一定部位或穴位的手法，称为击法。击法根据医者着力部位的不同，可分为拳击法、掌击法、侧击法、指端击法、棒击法。其特点是：较叩法施力较重，接触时间长，传力较深。

（九）轻柔活节法

轻柔活节法是一种恢复机体生理活动能力的被动性关节活动法，是理筋治伤、维护关节功能与筋骨平衡手法中非常重要的一种手法。

轻柔活节法重在轻柔，能使僵硬的关节变得灵活，挛缩的筋肉得到舒展，筋弛无力的肢体恢复筋肉力量，肿疼的部位气血和顺，肿减疼止。轻柔活节法具有松解粘连、舒筋活络、通利关节、促进关节与肢体功能恢复等作用，主要适用于关节酸困、僵硬不适等亚健康状态，且对劳损和痹症引起的肢节筋骨疼痛亦有很好的效果。轻柔活节法包括伸屈法、收展法、旋转法、环转法、抖摆法、拔伸法六种。

1. 伸屈法

医者一手（或助手）固定关节近端，另一手持肢体远端，使关节做适当的伸屈活动。

2. 收展法

医者一手（或助手）固定关节近端，另一手持肢体远端，使关节做内收、外展活动。

3. 旋转法

医者一手（或助手）固定关节近端，另一手持肢体远端，使关节做沿纵轴的旋转活动。

4. 环转法

医者一手（或助手）固定关节近端，另一手持肢体远端，使关节做沿多轴向的联合环转活动。

5. 抖摆法

医者一手（或助手）固定关节近端，另一手持肢体远端，根据关节的不同轴向，轻快用力地抖摆肢体远端的疗法。

6. 拔伸法

医者一手（或助手）固定关节近端，另一手持肢体远端，向远端缓缓用力牵拉肢体，多与他法配合使用。施法过程中患者应主动配合做患肢的伸展，使患肢向远端舒展。

另外，轻柔活节法还广泛适用于骨折、脱位及跌扭伤筋中后期。其中，伸屈法适用于创伤中后期及恢复期关节挛急、粘连、屈伸不利及关节松解术后的患者。收展法为肩、髋、腕、踝等多轴关节特有的被动内收、外展的活动，适用于关节脱位、关节及近关节损伤恢复期关节挛急、粘连、收展不利及关节松解术后的患者。旋转法适用于创伤中后期及恢复期关节挛急、粘连、旋转不利及筋膜松解术后的患者。环转法为肩、髋、腕、踝等多轴关节特有的功能疗法，适用于上述关节脱位、关节及近关节损伤恢复期关节挛急、粘连、活动不利及关节松解术后的患者。抖摆法适用于创伤中后期及恢复期肌腱、韧带、神经、关节粘连，活动不利的患者。拔伸法适用于创伤中后期及恢复期关节挛缩、周围粘连、活动障碍的患者。

五、康复手法

平乐正骨康复手法是用以解决伤病肢体筋肉废用、关节及脏腑功能障碍的手法，是平乐正骨促进康复的主要方法和手段，包括关节调整法、关节松动法、推拿手法、展筋丹揉药法和肌筋松解法。

（一）关节调整手法

1. 拔伸法

拔伸法是固定肢体或关节的一端，牵拉另一端，或使用对抗力量对关节或肢体进行牵拉，使关节伸展的一种关节调整手法，又称为"拔法""拽法""牵拉法""牵引法"。该法具有舒筋活血、整复关节、理顺肌腱、矫正畸形、松解粘连、解除嵌顿、缓解痉挛、恢复肢体关节平衡等作用，是治疗骨折和关节脱位不可缺少的手法。临床常用于治疗四肢关节损伤出现的功能障碍、粘连、挛缩、小关节错位、脱臼、骨折，以及颈项部、腰部关节错缝与椎间盘突出等症。慎用于骨折内固定术后未愈合者，关节周围皮肤破损、溃烂者，肌腱、韧带断裂损伤未恢复者及恶病质患者等。

拔伸法施法时应注意：①被拔伸关节要充分放松，拔伸动作要平稳而柔和，用力要均匀而持续，不可用突发性的猛力牵拉，力量由小到大，逐渐增加，以免造成牵拉损伤；拔伸到一定程度后，须持续2～5分钟或以上。②根据病情轻重缓急的不同和治疗部位的不同，适当控制拔伸的角度、力度和方向。如果运用不当，不但影响治疗效果，甚至还会造成不良后果。

拔伸法操作方法的共性是：固定肢体或关节的近端，术者沿纵轴方向牵拉其远端；或在关节两端做相对用力的牵拉。临床应用时根据治疗部位的不同，操作方法也不同。

（1）颈项部拔伸法

①颈椎掌托拔伸法：患者坐位，颈部放松，呈中立位或微前倾。医者立其后方，以双手拇指顶端按住其两侧枕骨下方风池穴，两掌分置于两侧下颌部以托夹助力，两手掌指及臂部协调施力，拇指上顶，双掌上托，缓慢地向上拔伸1～2分钟，以使颈椎在较短时间内得到持续牵引。

②颈椎肘托拔伸法：患者坐位，颈部放松，呈中立位或微前倾。医者立其身后，以一手托扶其枕部，另一侧上肢屈肘，肘窝托住其下颌部，手掌扶住对侧颜面部以加强固定，然后协调施力，向上缓慢拔伸1～2分钟，以使颈椎在较短时间内得到持续

牵引。

③颈椎仰卧拔伸法：患者仰卧位，颈部放松。医者坐于床头，以一手托扶其枕部，另一手托扶其下颌部，然后双手协同施力，向其头顶缓慢拔伸。拔伸时间可根据病情需要而定，使颈椎得到持续的水平位牵引。

（2）肩关节拔伸法

①上举拔伸法：患者坐于低凳上，两臂自然下垂。医者立其患侧肩后，双手握其臂部，先做数次屈伸活动，再自前屈位缓缓向上抬起，至最大限度时，向上拔伸持续1～2分钟。

②对抗拔伸法：患者坐位。医者立其患侧，以双手分别握其腕部和肘部，然后医者于肩关节外展45°～60°时缓慢用力牵拉，同时嘱咐患者身体向另一侧倾斜，或由助手协助固定其身体上半身，与之牵拉力对抗。

③手牵膝顶拔伸法：患者坐位，两臂自然下垂放松。医者立于患者患侧肩后，用一侧膝部顶于患者同侧腋窝部，双手握其腕部或肘部，逐渐用力向下拔伸。

④手牵足蹬拔伸法：患者仰卧位，患肩侧位于床边。医者半坐于床边，以邻近患者一侧的足跟置于患者腋下，双手握住其前臂部，缓缓向外下方牵拉，手足协同施力，使其患侧肩关节在外展20°左右位得到持续牵引，并同时用足跟顶住腋窝与之对抗，持续1～2分钟，再逐渐使患者肩关节内收、内旋。

（3）肘关节拔伸法：患者坐位或仰卧位，上肢放松。医者立其患侧，以一手固定肘关节的近端，另一手握其前臂远端或腕部，然后双手协同向相反方向施力，缓缓进行拔伸。亦可双手握住患者的前臂远端或腕部，嘱其身体向另一侧倾斜对抗，或一助手用双手固定患者上臂加以对抗，进行持续拔伸牵拉。

（4）腕关节拔伸法：患者坐位或仰卧位。医者立其患侧，以一手握其前臂下端，另一手握其手掌部，双手协同向相反方向施力，进行缓缓拔伸。亦可双手握住患者的掌指部，逐渐用力拔伸，并嘱其身体向另一侧倾斜，形成对抗用力，或一助手用双手固定患者上臂加以对抗，进行持续拔伸牵拉。

（5）掌指关节拔伸法：患者坐位或仰卧位。医者立其患侧，以一手握其腕部或手掌部，另一手捏住患者手指，双手协同向相反方向施力，进行缓缓拔伸。

（6）指间关节拔伸法：患者坐位或仰卧位。医者立其患侧，以一手捏住手指近侧指骨，另一手捏住患者同一手指的远侧指骨，双手协同向相反方向施力，缓缓进行拔伸。

（7）腰部拔伸法：患者俯卧位，双手用力抓紧床头或助手用力拉其腋下，以固定其身体。医者立于床尾，双手分别握住其两踝部，或用推拿巾将其双踝固定在一起，然后向下逐渐施力牵拉。在牵拉时，医者身体上半部应顺势后仰，以加强牵拉拔伸的力度。

（8）髋关节拔伸法：患者仰卧位，双手抓紧床头，或一助手按其髋部固定。医者立其患侧，一手扶按其膝部，另一手臂穿过其腘窝后，握住扶膝之手的前臂下段，并用腋下夹住其小腿下段，缓缓用力向下拔伸，身体亦同时随之后仰，以增强拔伸之力。

（9）膝关节拔伸法：包括屈曲拔伸法和伸直位拔伸法两种。

①屈曲拔伸法：患者俯卧位，患肢屈曲90°。术者立于患侧，用一侧膝部按住大腿后侧下端，双手握其踝部，向上拔伸膝关节。

②伸直位拔伸法：患者仰卧位，下肢自然伸直，助手双手（或肘部）抱住患侧大腿远端，术者双手握住小腿，两人协调用力，向相反方向持续拔伸。

（10）踝关节拔伸法：患者仰卧位。一助手固定小腿部，医者立于患侧，以一手托握足根部，另一手握其足掌部，双手协同向远端施力，缓缓进行拔伸。在拔伸的过程中，可配合踝关节的旋转与屈伸活动。

2. 扳法

扳法为临床常用手法，其特点是手法节奏明快，具有舒筋活络、滑利关节、松解粘连、整复错缝、促进气血流畅及恢复肢体关节平衡等作用。临床常用于治疗四肢关节运动障碍、脊椎小关节错位、脊柱侧弯等生理曲度异常、软组织粘连等病症。

扳法多用寸力速发速收，其禁忌证包括：①脊髓型颈椎病、腰椎间盘突出症有脊髓受压者；②有骨质病变者，如骨与关节化脓性炎症与结核、骨肿瘤及有严重骨质增生或骨质疏松症者；③四肢关节外伤，骨折未愈合者；④习惯性关节脱位者；⑤脊柱关节结构性畸形者等。

施法时应注意：①不可逾越关节运动的生理范围。超越关节生理活动范围的扳动，容易使关节自身及附着于关节的肌肉、韧带等软组织受到损伤。②不可粗暴用力和使用蛮力。③不能强求关节的弹响声，在对颈椎和腰椎应用扳法时，可听到"咔嗒"声响，这是关节弹跳时所发出的响声，一般认为这是手法到位的标志，说明手法成功。但由于疾病的性质不同，在实际操作中若不能获得这种响声时，不要勉强从事，以免因使用粗暴蛮力，造成不良后果。

（1）颈部扳法

①颈部坐位斜扳法：患者坐位，颈项部放松，头部略前倾或中立位。医者立其患侧后方，以一手扶按其头顶后部，另一手托其下颌部，双手协同用力，使患者头部向患侧慢慢旋转，待旋转至有阻力时，稍微停留片刻，随即用"巧力寸劲"做一个有控制的、稍增加幅度的、短促的、骤然的扳动。此时常可闻及"咔嗒"声。

②环枢关节扳法：患者坐于低凳上，颈微屈。医者立其患侧后方，以一手拇指顶按住第二颈椎棘突，另一手肘部托其下颌部，手掌扶其对侧耳后，双手臂协同施力，将患者的颈椎缓缓向上拔伸。在拔伸的基础上，使颈椎向患侧旋转至有阻力时，停留片刻，随即用"巧力寸劲"做一个有控制的、稍增加幅度的、短促的、骤然的扳动，

同时顶按棘突的拇指协同用力，将病变棘突向对侧推动。

③颈部旋转定位扳法：患者坐位，颈项部放松。医者立其患侧后方，以一手拇指顶按住病变棘突旁，另一手托其下颌部。然后医者先嘱患者颈部慢慢前屈，至顶按棘突的拇指下感到棘突活动、关节间隙张开时，即保持这一前屈幅度，并向患侧侧屈至最大限度，托其下颌部的手向患侧旋转至有阻力时，停留片刻，随即用"巧力寸劲"做一个有控制的、稍增加幅度的、短促的、骤然的扳动。与此同时，顶按棘突的拇指协同用力，将病变棘突向对侧推动，此时常可闻及"咔嗒"声，且拇指下会有棘突的跳动感，标志着手法成功。

④颈部仰卧位斜扳法：患者仰卧位，全身放松。医者坐其头端，以一手托其下颌部，另一手托其枕部，双手协同施力，缓缓将颈椎向上拔伸。在拔伸的基础上，将颈向患侧旋转。待旋转至有阻力时，停留片刻，随即用"巧力寸劲"做一个有控制的、稍增加幅度的、短促的、骤然的扳动。此时常可闻及"咔嗒"声。

（2）胸背部扳法

①扩胸牵引扳法：患者坐位，双手十指交叉扣住并抱于枕部。医者立其后方，以一侧膝部顶住其病变胸椎，双手分别托握住两肘，嘱患者做前俯后仰运动，并配合深呼吸（即前俯时呼气，后仰时吸气）。如此活动数遍，待患者身体后仰至最大限度时，用"巧力寸劲"将其两肘向后方突然拉动，与此同时膝部向前顶抵，常可闻及"咔嗒"声。

②胸椎对抗扳法：患者端坐于方凳上，双手十指交叉扣住并抱于枕部。医者立其后方，一足登于方凳上，膝关节屈曲并抵住要施术部位，双手与前臂自患者腋下伸至其肩前，双前臂钩住肩前部，两手握住患者双前臂中段，嘱患者深吸气，医者握住前臂的两手用力下压，而两前臂则用力上台，将患者双肩向上向后牵拉，顶于病变胸椎的膝部同时向前向下用力，与前臂的上抬力形成对抗牵拉至最大限度时，持续片刻，两手、两臂与膝部协同发力，施以"巧力寸劲"，做一个有控制的、稍增加幅度的、短促的、骤然的扳动，常可闻及"咔嗒"声。

③扳肩式扳法：患者俯卧位，全身放松。医者立其患侧，以一手经健侧腋下托其肩前部，另一手掌根着力，按压在病变棘突的患侧，用拉肩之手将患者肩部向后上方拉起，同时按压患椎的手缓缓向健侧推动，至有阻力时，双手协同施力，以"巧力寸劲"做一个有控制的、稍增加幅度的、短促的、骤然的扳动，常可闻及"咔嗒"声。

（3）腰部扳法

①直腰旋转扳法一：以右侧病变向右旋转为例。患者坐位，两下肢分开，腰椎伸直。医者立其左后方，助手以两下肢夹住患者的左下肢以固定其下半身，医者左手抵住其左肩后方，右臂经其右腋下伸入肩前，右手握住肩部，然后医者双手协同施力，左手向前推其左肩部，右手向后上拉其右肩部，使腰椎向右旋转。待有阻力时，以

"巧力寸劲"做一个有控制的、稍增加幅度的、短促的、骤然的扳动，常可闻及"咔嗒"声。

②直腰旋转扳法二：以右侧病变向右旋转为例。患者坐位，两下肢并拢，腰椎伸直。医者立其右前方以下肢抵住患者的下肢以固定其下半身，以左手按其右肩前，右手按其左肩后，双手协同施力，使患者腰椎向右旋转。待有阻力时，以"巧力寸劲"做一个有控制的、稍增加幅度的、短促的、骤然的扳动，常可闻及"咔嗒"声。

③腰椎旋转定位扳法：以右侧病变向右旋转为例。患者坐位，腰部放松，两臂抱于胸前。一助手立于患者左前方，双手按压于左下肢大腿上端，以固定其下半身，不能晃动。医者坐于患者右后方，以左手拇指端顶按于腰椎偏歪棘突的右侧，右手臂从其右腋下经胸前握住左肩，嘱咐患者腰部前屈，至医者拇指下感到棘突活动，即稳住这一前屈角度。然后使患者向右侧侧屈至病变脊椎被限制在这个脊柱曲线的顶点上。此时，接着再使脊柱向右侧旋转至最大幅度时，略停片刻，右手向前下压其左肩部。右肘部上抬，左手拇指则同时用力向左侧顶推偏歪的棘突，双手协同施力，以"巧力寸劲"做一个有控制的、稍增加幅度的、短促的、骤然的扳动，常可闻及"咔嗒"声。

④腰部斜扳法：患者侧卧位，健侧下肢在下，自然伸直；患侧下肢在上，屈髋屈膝。医者立其前面，以一手或肘按其患侧肩前，另一手或肘按其臀部（骨盆髂部），双手协同施力，先做数次小幅度的腰椎旋转活动（即按肩之手施力使其肩部后旋，按臀之手，使其臀部前旋）。待腰部完全放松后，再使腰椎旋转至有阻力时，以"巧力寸劲"做一个有控制的、稍增加幅度的、短促的、骤然的扳动，常可闻及"咔嗒"声。

⑤腰部后伸扳法

方法一：患者俯卧位，两下肢并拢。医者立其一侧，以一手按压其腰部，另一手托抱其双下肢膝关节上方，然后医者双手协同施力使患者腰椎后伸。当后伸至最大限度时，双手协同施力，以"巧力寸劲"做一个有控制的、稍增加幅度的、短促的、骤然的扳动。

方法二：患者俯卧位。医者立其患侧，以一手按压其腰部，另一手托抱住健侧下肢膝部上方，双手协同施力下压腰部并上抬患侧下肢，当患者下肢被抬至最大限度时，施以"巧力寸劲"做一个有控制的、稍增加幅度的、短促的、骤然的扳动。

方法三：患者健侧卧位，医者以一手抵住其腰部，另一手托握患侧膝部上方，双手协同施力，向前抵按腰部并向后牵拉患侧下肢，至最大限度时，施以"巧力寸劲"做一个有控制的、稍增加幅度的、短促的、骤然的扳动。

（4）肩关节扳法

①肩关节前屈扳法：患者坐位，患侧肩关节前屈30°～150°。医者半蹲于患肩前外侧，以双手分别置患肩前、后方将患肩锁紧、扣住，患侧上臂置于医者内侧的前臂，然后医者双手臂部协同施力，将患者患臂缓缓前屈抬起至有阻力时，以"巧力寸劲"

做一个有控制的、稍增加幅度的、短促的、骤然的扳动。在做扳动之前，亦可使肩关节小幅度的前屈数次或进行小范围的环转摇动数次，以使其肩关节尽量放松。

②肩关节外展扳法：患者坐位，患侧手臂外展45°左右。医者半蹲于患肩外侧，以双手分别置患肩前、后方将患肩锁紧、扣住，患侧上臂置于医者肩部，然后医者肩部与双手臂部协同施力，将患者患臂缓缓外展抬起至有阻力时，以"巧力寸劲"做一个有控制的、稍增加幅度的、短促的、骤然的扳动。

③肩关节内收扳法：患者坐位，患侧上肢屈肘置于胸前，手搭于健侧肩部。医者立其健侧肩后，以一手扶按于患肩固定，另一手托握其患侧肘部，缓慢将患者患肢向健侧胸前上托收，至有阻力时，以"巧力寸劲"做一个有控制的、稍增加幅度的、短促的、骤然的扳动。

④肩关节上举扳法：患者坐位，双臂自然下垂。医者立其患肩后方，以双手握住患侧上臂下段，先将患者患肢自前屈位缓缓向上抬起，至120°～140°时，双手臂协调施力，向上逐渐拔伸，至有阻力时，以"巧力寸劲"做一个有控制的、稍增加幅度的、短促的、骤然的扳动。

⑤肩关节旋内扳法：患者坐位，患侧上肢的手与前臂置于腰部后侧。医者立其患肩的侧后方，以一手扶按其患侧肩部固定，另一手握住其患侧腕部，然后医者先将患者患肢前臂沿其腰背部缓缓上抬，以使其肩关节逐渐内旋，至有阻力时，以"巧力寸劲"做一个有控制的、稍增加幅度的、短促的、骤然的扳动。

（5）肘关节扳法：患者仰卧位，患侧上肢平放于床面。医者坐于患侧，以一手托握其肘关节上部，另一手握住前臂远端，先使肘关节做缓慢的屈伸活动，然后医者视患者肘关节功能障碍的具体情况来决定扳法的选用。如为屈曲功能受限，则在其屈伸活动后，将肘关节置于屈曲位，并缓慢施加压力至遇到明显阻力时，稍停片刻后双手协同突发施力，以"巧力寸劲"做一个有控制的、稍增加幅度的、短促的、骤然的扳动。如为肘关节伸直功能障碍，则向反方向施法。

（6）腕关节扳法

①屈腕扳法：患者坐位，医者立于其对面。以一手握住前臂近端以固定，另一手握住指掌部，先反复做腕关节的屈伸活动，然后将腕关节置于屈曲位加压，至有阻力时，以"巧力寸劲"做一个有控制的、稍增加幅度的、短促的、骤然的扳动。

②伸腕扳法：患者坐位，医者立其对面。以两手握住指掌部，两拇指按于腕关节背侧，先做拔伸摇转数次，然后将腕关节置于背伸位，加压背伸至有阻力时，以"巧力寸劲"做一个有控制的、稍增加幅度的、短促的、骤然的背伸扳动。

（7）髋关节扳法

①屈髋屈膝扳法：患者仰卧位，一侧下肢屈髋屈膝，另一侧下肢自然伸直，医者立于其右侧。以一手按压伸直侧下肢的膝部以固定，另一手扶按屈曲侧的膝部，前胸

部贴近其小腿部以助力。两手臂及身体协调施力，屈曲髋关节，使患者股前侧靠近其胸腹部，至最大限度时，可略停片刻，然后以"巧力寸劲"做一稍增大幅度的加压扳动。

②髋关节后伸扳法：患者俯卧位，医者立于患侧。以一手按于其患侧臀部以固定，另一手托住患侧下肢的膝上部，两手协调用力，使其髋关节尽力过伸，至最大阻力位时，以"巧力寸劲"做一增大幅度的快速过伸扳动。

③"4"字扳法：患者仰卧位，将其患侧下肢屈膝，外踝稍上方的小腿下段置于对侧下肢的股前部，摆成"4"字形，医者立于其右侧。以一手按于屈曲侧的膝部，另一手按于对侧的髂前上棘处，两手协调用力，缓慢下压，至有明显阻力时，以"巧力寸劲"做一稍增大幅度的、快速的下压扳动。

④髋关节外展扳法：患者仰卧位，医者立于其患侧。以一手按于患肢髂外部固定，另一手握住其小腿部或足踝部，两手及身体协调用力，使其下肢外展，至有明显阻力时，以"巧力寸劲"做一稍增大幅度的快速扳动。

⑤直腿抬高扳法：患者仰卧位，双下肢伸直，医者立于其患侧。助手以双手按压固定骨盆，医者将患肢缓缓抬起，小腿部置于医者近侧的肩上，两手将其膝关节部锁紧、扣住。肩部与两手臂协调用力，将其小腿逐渐上抬，使其在膝关节伸直位的状态下屈髋，当遇到明显阻力时，略停片刻，然后以"巧力寸劲"做一稍增大幅度的快速扳动。为加强对腰部神经根的牵拉，可在其下肢上抬到最大阻力位时，以一手握足掌前部，突然向背侧拉扳，使其踝关节尽量背伸。

（8）膝关节扳法

①膝关节伸膝扳法：患者仰卧位，医者立于其右侧。以一手按于膝上部下压，一手置于其小腿下端后侧上抬，两手相对协调用力，至有阻力时，以"巧力寸劲"做一稍增大幅度的下压扳动。

②膝关节屈膝扳法：患者俯卧位，医者立于其右侧。以一手按于股后部以固定，另一手握住足踝部，使其膝关节屈曲，至有阻力位时，以"巧力寸劲"做一增大幅度的快速扳动。

（9）踝关节扳法

①踝关节背伸扳法：患者仰卧位，医者以一手托住其足跟部固定并备协同用力，另一手握住其跖趾部，两手协同用力，尽量使踝关节背伸，至有明显阻力时，以"巧力寸劲"做一增大幅度的背伸扳动。

②踝关节跖屈扳法：患者仰卧位，医者以一手托足跟部，另一手握住跖趾部，两手协调用力，尽量使踝关节跖屈，至有明显阻力时，以"巧力寸劲"，做一增大幅度的跖屈扳动。

③踝关节内外翻扳法：踝关节扳法还可一手握踝上部固定，另一手握足跗部，进

行内翻或外翻扳动。

（二）关节松动手法

1. 摇法

《保赤推拿法》曰："摇者，或于四肢及颈腰部关节。"缓慢地摇动又称运法，大幅度地转摇又称盘法。摇法统指使关节做被动的环转运动的手法。

摇法具有舒筋活血、滑利关节、缓解痉挛、松解粘连、增加关节活动功能和恢复筋骨平衡等作用。临床常用于治疗痹病及颈项部、腰部、四肢关节的酸痛和运动功能障碍等病症。

摇法的禁忌证：①脊髓型颈椎病、腰椎间盘突出症有脊髓受压者；②有骨质病变者，如骨、关节化脓性炎症与结核，骨肿瘤及有严重骨质增生或骨质疏松症者；③四肢关节外伤，骨折未愈合者；④习惯性关节脱位者；⑤脊柱关节结构性畸形者。

施法的注意事项：①不可逾越关节运动的生理范围；②不可粗暴用力和使用蛮力，以免造成损伤。

临床上治疗部位的不同，操作方法也不同，各部位摇法分述如下。

（1）颈项部摇法

①上颈部摇法：患者坐位，颈项部放松。医者立其身后或一侧，以一手托起其下颌部，另一手扶其头顶后部，双手协调使其颈项部缓缓做顺时针或逆时针方向的环转运动。

②下颈部摇法：患者坐位，颈项部放松。医者立其身后，双手扶其头部协调施力，使其颈项部缓缓做顺时针或逆时针方向的环转运动。常用于落枕、颈椎病、颈项部软组织劳损，以及颈项的强痛、活动不利等症。

（2）腰部摇法

①仰卧位摇腰法：患者仰卧位，双下肢并拢，屈髋屈膝。医者立其一侧，双手分别按其双膝或一手按膝、另一手按于足踝部，两手协同施力，使患者腰部缓缓做顺时针或逆时针方向的环转运动。

②俯卧位摇腰法：患者俯卧位，双下肢伸直，医者立其右侧，一手按压腰部固定，另一手臂托抱住双下肢大腿远端，双手协同施力，使患者腰部缓缓做顺时针或逆时针方向的环转运动。摇转时，按压腰部的手可根据具体情况施加压力，以决定腰部摇转的幅度。

③站立位摇腰法：患者站立位，双手扶墙。医者立于一侧，以一手扶按其腰部，另一手扶按脐部，双手协同施力，使患者腰部缓缓做顺时针或逆时针方向的环转运动。

④坐位摇腰法：患者坐于治疗床上，一助手扶按其双膝固定。医者立其身后，以双手臂环抱其胸部并两手锁定，双手协同施力，使患者腰部缓缓做顺时针或逆时针方向的环转运动。常用于腰腿痛及腰椎关节活动不利等病症。

（3）肩关节摇法

①托肘摇肩法：患者坐位，肩关节放松，患侧肘关节屈曲。医者一手扶住患者肩关节上部，另一手托其肘部，使前臂搭于医者前臂上，双手协同施力，使患者肩关节缓缓做顺时针或逆时针方向的中等幅度的环转运动。

②握肘摇肩法：患者坐位，肩关节放松，医者立其患侧身后，以一手扶其肩关节上部，另一手握其肘关节上部，双手协同施力，使患者肩关节缓缓做顺时针或逆时针方向的环转运动。

③握臂摇肩法：患者坐位，肩关节放松，医者立其患侧，以一手扶按其患侧肩关节上部，另一手握其前臂，稍用力将手臂牵伸，双手协同施力，使患者肩关节缓缓做顺时针或逆时针方向的小幅度的环转运动。

④拉手摇肩法：患者坐位，肩关节放松，医者立其患侧，以一手扶按其患侧肩关节，另一手拉住患者的手，主动摇转手臂以带动患者的手臂运动，使患者肩关节做顺时针或逆时针方向的环转运动。

⑤大幅度摇肩法：患者坐位，肩关节放松，医者立其患侧前外侧，两足呈"丁"字步，双手握持患肢腕部，牵伸并抬高患肢至前外方约45°，并顺势将其上肢慢慢向前外上方托起。当托举至160°时，一手握其腕部，另一手顺势滑移至肩关节上部略向下按并固定之，握腕一手则略上提，使肩关节伸展。随即握腕一手向后下方摇臂，经下方复于原位，扶按肩关节的手顺势沿其上臂、前臂滑移于腕部，还原为准备姿势，此为肩关节大幅度摇转一周，可反复摇转数次。在大幅度摇转肩关节时，要配合脚步的移动，以调节身体重心。即当肩关节向上、向后外方摇转时，前足进一小步，身体重心前移；当向下、向前外下方复原时前足退步，身体重心后移。本法常用于肩关节周围炎、肩部伤筋、肩部骨折后遗症等病症。

（4）肘关节摇法　患者坐位或仰卧位，屈肘约45°。医者立其患侧，以一手托握其肘后部，另一手握其腕部，然后双手协同施力，使患者肘关节做顺时针或逆时针方向的环转运动。本法常用于网球肘、肘部骨折后遗症等病症。

（5）腕关节摇法

患者食指、中指、无名指和小指并拢，掌心朝下。医者以一手握其腕上部固定，另一手握其并拢的四指部，两手协同施力，在稍拔伸的情况下，带动患者的腕关节做顺时针或逆时针方向的环转运动。本法常用于腕部软组织损伤、腕部骨折后遗症等病症。

（6）髋关节摇法

①仰卧位摇髋法：患者仰卧位，患侧屈髋屈膝。医者立其患侧，以一手扶按其膝上部，一手托其足跟部，双手协同施力，使患者髋关节缓缓做顺时针或逆时针方向的环转运动。

②俯卧位摇髋法：患者俯卧位，下肢伸直。医者立其患侧，助手按其髋关节上部固定，医者双手握持其患侧小腿或踝关节，微向远端牵引，同时缓缓做髋关节顺时针或逆时针方向的环转活动。

（7）踝关节摇法：患者仰卧位。医者立其床尾，以一手握其足掌部，另一手托握足跟，双手协同施力，在拔伸情况下带动患者的踝关节做顺时针或逆时针方向的环转运动。

2. 屈伸法

以一手握住远端肢体，一手固定关节近端，缓慢、均衡、持续而有力地做适当的被动的屈伸动作的手法，称为屈伸法。该法包括伸、屈两则，二者相辅相成，连贯进行，且多与其他康复关节手法联合应用，方能取得良好效果。本法是恢复关节筋骨平衡的常用方法，可解除关节内粘连，肌腱、韧带和关节囊的挛缩，恢复关节及周围的软组织弹性，改善关节功能，恢复筋骨平衡。屈伸法适用于各种伤后的关节伸屈活动障碍、筋肉挛缩、韧带及肌腱粘连、关节强直等，多用于肩、肘、腕、髋、膝、踝等关节。

对骨折未愈合者、外伤或疾病引起的关节肿胀、严重的骨质疏松患者尤其是老年人，以及骨病患者禁用或慎用。骨关节感染性疾病患者禁用。

临床应用时应注意循序渐进，缓缓用力，沉稳持续，在关节生理活动范围内进行。

（1）伸屈肩法：用于肩关节功能障碍患者。患者半蹲作骑马势，医者站于患者侧方，将患肢放于医者颈后，使其肘部恰好搭于医者肩上。医者两手环抱患者肩部，缓缓地站起，根据患者肩关节可能外展和前屈的程度，保持在患者最大耐受限度的高度，持续1分钟后放松；然后，医者起立，一手扶住并固定患者肩部，另一手握持患肢远端，逐渐向后拉伸肩关节，至最大限度后缓缓持续加力，至患者最大耐受限度时维持1分钟后放松。如此周而复始，逐渐增大幅度，反复进行3～5次。每天1次，多与其他方法联合进行。

（2）伸屈肘法：用于肘关节功能障碍患者。患者与医者相对而坐，令患肢放置于诊桌上，医者用一手托住患者肘部，并将患肢的手夹于医者腋下，另一手握住患者肩部，然后做推肩、抬肘动作，使患肢肘关节伸直，至最大限度后缓缓持续加力，至患者最大耐受限度时维持1分钟后放松。然后，医者一手托握患肘，一手握持患肢远端，逐渐屈曲患肘，至最大限度后缓缓持续加力，至患者最大耐受限度时维持1分钟后放松。如此周而复始，逐渐增大幅度，反复进行3～5次。每天1次，多与其他方法联合进行。

（3）伸屈腕法：用于腕关节功能障碍患者。患者与术者相对而坐，令患肢放置于诊桌上，先前臂旋前手背向上。医者双手食、中、无名、小指按压于患者腕关节近端，双手拇指顶托于其掌部远端，缓缓并持续向背侧用力推顶，使患者腕关节背伸至最大限度后缓缓持续加力，至患者最大耐受限度时维持 1 分钟后放松。然后，令患肢前臂旋后手掌向上。医者双手食、中、无名、小指按压于患者腕关节近端，双手拇指顶托于其掌背部远端，缓缓并持续向掌侧用力推顶，使患者腕关节前屈至最大限度后缓缓持续加力，至患者最大耐受限度时维持 1 分钟后放松。如此周而复始，逐渐增大幅度，反复进行 3～5 次。每天 1 次，多与腕关节环转法联合进行。

（4）伸髋法：用于髋关节伸直功能障碍患者。患者侧卧位，患侧在上，医者站于其后，一手握住患侧踝部，另一手按于其腰骶部，然后两手协同用力，将患肢向后牵拉，置于腰部之手同时向前推按，似拉弓状，如此一拉一放，可重复操作数次。

（5）单曲髋法：用于髋关节屈曲功能障碍患者。患者仰卧位，术者站于患侧，用一手把持膝前下部，另一手握住患肢远端踝关节的上方，双手同时用力向近端推屈膝，使患肢屈膝带动屈髋，尽量使患肢大腿贴近其腹部，使患者髋关节屈曲至最大限度后缓缓持续加力，可借助医者胸腹部向下加力，至患者最大耐受限度时维持 1 分钟后放松，反复进行 3～5 次。每天 1 次，多与其他方法联合进行。

（6）双曲髋法：用于髋关节屈曲功能障碍患者。方法同单屈髋法，只是双腿同时进行。

（7）伸屈膝法：用于膝关节功能障碍患者。患者取仰卧位，两下肢伸直放松。医者站于患侧，用一手把持膝前上部，另一手握住患肢远端踝关节的上方，使患肢做屈髋屈膝运动，以屈髋带动屈膝至最大限度后缓缓持续加力（也可在患者俯卧位进行，医者站于患肢侧面，一手按压固定膝关节后方近端，另一手握住小腿远端向近端推压小腿，使膝关节逐渐屈曲），至患者最大耐受限度时维持 1 分钟后放松。然后，医者以一手夹住患者膝关节前上方向后方按压，另一手握持患者小腿部远端，逐渐抬伸膝关节，两手同时用力至膝关节最大伸直限度后再缓缓持续加力，至患者最大耐受限度时维持 1 分钟后放松。反复交替进行 3～5 次。每天 1 次，多与其他方法联合进行。

（8）伸屈踝法：用于踝关节功能障碍患者。患者取仰卧位，两下肢伸直放松。医者坐于患者足端，左手把持患者足跟，右手握持患者足掌远端，两手同时用力，先逐渐向背侧屈曲踝关节，至最大限度后缓缓持续加力，至患者最大耐受限度时维持 1 分钟后放松。然后，逐渐跖屈踝关节，至最大限度后缓缓持续加力，至患者最大耐受限度时维持 1 分钟后放松。如此周而复始，逐渐增大幅度，反复进行 3～5 次。每天 1 次，多与踝关节环转法联合进行。

（三）推拿按摩法

1. 经筋推拿法

经筋是指十二经筋，其名称首见于《灵枢·经筋》，后世医家对经筋的研究多据此发挥。"筋"的含义，《说文解字》释为"肉之力也"，意指能产生力量的筋肉。因此，经筋就是机体筋肉系统的总称，它隶属于正经，为十二经脉在肢体外周的连属部分，是十二经脉之气聚结于筋肉、骨骼、关节的体系。经筋推拿法具有疏通经络、运行全身气血、使气血通达全身、濡养组织器官、化瘀止痛之功能，同时可调整筋骨、舒筋活络、理筋整复、松解粘连、滑利关节、缓解肌肉痉挛、恢复筋骨平衡，具有不可替代的作用。临床多用于颈椎病、落枕、寰枢错位、漏肩风、肱二头肌长头肌腱炎、肱二头肌短头肌腱损伤、冈上肌肌腱炎、冈上肌肌腱钙化、肩峰下滑囊炎、网球肘、软骨炎、梨状肌损伤综合征、骶髂关节错位、尾骶骨挫伤，以及骨折后期关节功能障碍者等。外伤出血、骨折脱位早期、截瘫初期、结核、化脓性感染及内脏损伤等禁用。肿瘤、脊柱失稳者慎用。

（1）㨰法：以第五掌指关节背侧或小指、无名指、中指的掌指关节突起部，吸附于经筋行经于体表的一定部位或穴位，通过腕关节的屈伸运动和前臂的旋转运动，使产生的功力轻重交替、持续不断的作用于治疗部位的手法。

（2）推法：用指、掌或其他部位着力于经筋行经路线在体表一定部位或穴位，做前后、上下、左右的单方向直线（或弧线）推进的手法。

（3）摩法：用指或掌附在经筋行经路线体表的一定部位，做环形而有节奏抚摩的手法。

（4）抹法：用拇指指腹或掌面紧贴于经筋行经路线在体表一定部位或穴位，做上下、左右、弧形、曲线移动的手法。

2. 脏腑推拿

脏腑推拿是一种以中医理论为指导的，以按法、点穴等手法直接作用于胸腹部、头面部等脏腑对应的体表部位，使脏腑受到手法直接或间接刺激的推拿技术。具有调整阴阳、调节脏腑功能、排除病邪（瘀滞在人体脏腑组织器官和经络穴位的邪气、瘀血、水湿、痰饮、宿食等）、和中理气、通腹散结、行气活血、恢复筋骨平衡等功效，是一种治疗慢性疾病的中医外治方法。脏腑推拿在骨科临床中适用于颈椎病、腰椎间盘突出症、肩周炎、网球肘、关节功能障碍等骨科病症。局部有明显疮疖溃疡者、孕妇、出血性疾病及恶病质患者禁用。

（1）指按法：以拇指指腹置于施术部位，余四指张开，至于相应位置以支撑助力，腕关节旋屈，拇指掌指关节屈曲施力，做与施术部位相垂直的按压。当按压达到所需的力量后，要稍停片刻，即所谓的"按而留之"，然后松劲撤力，再做重复按压，按压动作应平稳且有节奏。必要时，也可双手拇指重叠进行按压。

（2）掌按法：以单手或双手掌面置于施术部位，利用身体上半部的重量。通过上臂、前臂及腕关节传至手掌部，垂直向下按压，施力原则同指按法。操作时，也可双手掌重叠按压。

（3）肘按法：屈肘，以尺骨上端及鹰嘴部位着力于施术部位，并可借用身体上半部的重量进行节律性的按压。

（4）点穴法：以指端或指间关节背侧垂直按压、冲击施术部位的手法。还可借用器具来操作，如点穴棒等。

3. 经穴推拿

经穴推拿是一种简单有效的非药物疗法，是指在十二经主要穴位上进行推拿治疗，不受条件限制，简便易行。手法形式有多种，包括用手指、手掌、腕部、肘及肢体其他部位，直接在患者体表进行操作，通过功力的"渗透"而产生治疗作用。本法具有促进肠蠕动、消除便秘，疏通经络、调理气血，调整人体免疫力和恢复筋骨平衡的作用。经穴推拿在骨科临床中常用于背肌筋膜炎、急性腰扭伤、腰椎间盘突出症、慢性腰肌劳损、胸胁岔气等。禁用于局部皮损、结核、化脓性炎症、骨折脱位，严重心、肝、肾、肺病患者，及孕妇、出血性疾病患者。

（1）指揉法：以拇指或中指面，或食、中、无名指指面着力，按于特定的经穴或一定部位，做轻柔的环转活动。

（2）掌揉法：以大小鱼际或掌根部着力，按于特定的经穴或一定部位，手腕放松，以腕关节连同前臂做小幅度的回旋活动。按压轻柔，揉动频率一般每分钟120～150次。

（3）肘揉法：医者用肘部着力于特定的经穴或一定部位，稍用力下压，以肩关节为支点，上臂做主动运动，带动前臂做小幅度的环旋揉动，并带动该处皮下组织一起运动。

（四）展筋丹揉药法

详见 P95 三、治筋手法（一）揉药法。

（五）肌筋松解手法

1. 提法

提，有向上提的意思。固定关节或肢体的一端，牵提另一端，应用对抗的力量使关节得到伸展，称为提法，是一种特殊的拔伸法，为平乐正骨康复推拿的常用手法之一。提法具有整复错位、分解粘连、松解与通利关节等作用，适用于关节脱位及骨折后关节功能障碍的患者。

（1）颈椎提法：分为掌托提法和肘托提法。

①掌托提法：患者坐位，医者立于其后方。以双手拇指指腹分别顶抵住其枕骨下方的两风池穴处，两掌分置于两侧下颌部以托夹助力，两前臂置于其两侧肩上部的肩井穴内侧。两手臂部协调用力，即拇指上顶，双掌上托，同时前臂下压，缓慢地向上提 1～2 分钟。

②肘托提法：患者坐位，医者立于其后方。以一手扶于枕后部以固定助力，另一侧上肢的肘弯部套住其下颏部，手掌则扶住对侧头顶以加强固定。两手臂协同用力，向上缓慢地提 1～2 分钟。颈椎拔伸亦可在患者仰卧位情况下，医者置方凳坐其头端，

一手扶托枕后部，另一手托于下颏部，两手协调施力，沿水平方向向其头端拔伸。

（2）肩关节提法：患者坐位，医者立于其侧方。以两手分别握住其腕部和前臂上段，于肩关节外展45°～60°位逐渐用力向上提拉，至最大限度后持续拔伸1～2分钟。

（3）肘关节提法：患者仰卧位，肩肘屈曲各90°，医者立于患侧，一手握持患者前臂远端维持体位，另一手或肘把持于其前臂上端掌侧肘弯内，缓缓向上用力提拉，至最大限度后持续拔伸1～2分钟。

（4）腰椎提法：患者俯卧位，双手抓住床头或助手固定其肩部，医者立于其足端以双手分开握住其两下肢足踝部，逐渐向其足端背侧提拉，至最大限度后持续拔伸1～2分钟。

（5）髋关节提法：患者仰卧位，术者立于其侧方，助手双手按于其两髂前上棘以固定骨盆。医者以一手把持患者小腿远端，另一侧上肢屈肘以前臂托住其腘窝部，使患者下肢呈屈髋屈膝状，保持体位同时托腘部之肘缓缓用力，将其髋关节向上（前）提拉，至最大限度后持续拔伸1～2分钟。

（6）膝关节提法：患者俯卧位，医者立其患侧，助手以双手合握住其一侧下肢股部下段以固定，医者以两手分别握住足踝部和小腿下段，向其足端方向拔伸膝关节，至最大限度后持续拔伸1～2分钟。

2. 捏法

用拇指与其他手指在体表一定部位或穴位做对称性挤压动作的手法，称为捏法。本法是平乐正骨常用康复手法，具有舒筋通络、行气活血等作用。临床上常用于治疗头痛、口眼㖞斜、风湿痹痛、肢体麻木、软组织损伤、肌肤酸痛、痉挛等症，常与拿法、按揉法等配合应用。

操作方法：医者用拇指和食指、中指指腹夹住肢体或肌肤的治疗部位或穴位，相对用力挤压，随即放松，再用力挤压、放松，循环往复，并循序移动。亦可用拇指和其余四指相对用力操作。注意施力要对称，动作要连贯而有节奏性，用力要均匀而柔和。

3. 弹法

用拇指指腹压住食指或中指的指甲部，用力将食指或中指迅速弹出，连续弹击体表一定部位或穴位的手法，称为弹法。本法具有舒筋活络、畅通气血、活血止痛、祛风散寒的作用，临床常用于治疗头疼、四肢关节酸痛等病症。

弹法根据着力部位的不同，可分为食指弹法、中指弹法和双指弹法。

（1）食指弹法：医者用拇指指腹面压住食指的指甲部，然后做伸指运动，将食指用力迅速弹出，如此连续弹击治疗部位或穴位。

（2）中指弹法：医者用拇指指腹面压住中指的指甲部，然后做伸指运动，将中指用力迅速弹出，如此连续弹击治疗部位或穴位。

（3）双指弹法：医者用拇指指腹面压住食指、中指的指甲部，然后做伸指运动，将食指、中指用力迅速弹出，如此连续弹击治疗部位或穴位。

4. 拨法

用指、掌、肘深按于体表一定部位或穴位，做与肌纤维、肌腱、韧带呈垂直方向滑动的手法，称为拨法。本法是治疗筋伤的常用手法，具有解痉止痛、剥离粘连、疏理肌筋等作用。临床常"以痛为腧"并辅以肢体的被动活动。本法常用于治疗落枕、肩周炎、颈椎病、腰腿痛，以及关节扭伤等急慢性软组织损伤引起的肌肉痉挛、疼痛，并常与理筋法配合应用。

拨法根据着力部位的不同，可分为拇指拨法、掌根拨法和肘拨法。

（1）拇指拨法：医者拇指伸直，用拇指指腹着力于治疗部位或穴位，其余四指张开，置于相应位置以助力，拇指主动用力按压，待有酸胀感时，再做与肌纤维、肌腱、韧带呈垂直方向的拨动。若单手指力不足时，可用双手拇指重叠拨。

（2）掌根拨法：医者手掌自然放松伸直，腕关节微背屈，用掌根着力于治疗部位或穴位，适当用力按压，待有酸胀感时，再做与肌纤维、肌腱、韧带呈垂直方向的拨动。若单手掌根用力不足时，可用双掌重叠拨。

（3）肘拨法：医者用肘部着力于治疗部位或穴位，适当用力按压，待有酸胀感时，再做与肌纤维、肌腱、韧带呈垂直方向的拨动。

5. 捻法

用拇指与食指相对捏住体表一定部位或穴位，稍用力做对称的快速捻转揉搓动作的手法，称为捻法。捻法是一种辅助手法，轻快柔和，具有理筋通络、滑利关节、消肿止痛等作用，常用于治疗指、趾关节疼痛、肿胀、屈伸不利，以及声音嘶哑、失音等。

操作方法：医者用拇指和食指的指腹（或食指桡侧面）相对用力捏住体表治疗部位或穴位，稍用力做对称的、捻线状的快速捻转揉搓动作。用力轻快柔和，做到捻而不滞，转而不浮，避免造成局部组织损伤。捻搓速度要快，但在体表移动要慢，做到紧捻慢移。操作时可用介质，以保护皮肤提高疗效。局部有新伤者禁用本法。

第四章　平乐正骨药物平衡疗法

平乐正骨药物平衡疗法是平乐正骨平衡理论在平乐正骨药物疗法方面的具体应用和体现。平乐正骨强调整体辨证求衡，在伤科的治疗过程中，通过合理的药物应用，促进机体气血平衡，或协调机体五脏平衡，或维持机体筋骨平衡，药物疗法发挥着不可或缺的平衡作用。平乐正骨药物平衡法的显著特点是根据伤病不同阶段的不同特点与属性，辨证施药以求衡，如形成"破""和""补"为代表的骨伤三期用药原则，即早期跌打损伤，气血瘀滞，用药以活血化瘀为主，以通经络、畅气血、恢复气血平衡；中期气血不和、经络不通，用药以活血通络、调和脏腑气血为主，而使脏腑气血和合平衡；后期病久，肝肾、气血亏损，用药以益肝肾、补气血、壮筋骨为主，而使脏腑和合、气血充盈、筋骨平衡。平乐正骨三期用药原则使骨伤科疾病药物治疗有章可循，为治疗的"法"和"纲"。

第一节　平乐正骨药物内治平衡法

平乐正骨药物内治法是以气血辨证为纲，结合八纲、脏腑、经络、卫气营血、三焦等辨证方法，采用整体辨证，且辨病与辨证相结合，根据损伤的轻重、缓急，体质强弱，伤病新久，或选用攻下、消散，或先攻后补，或攻补兼施，或消补并用等不同方法进行治疗。平乐正骨药物内治法在平衡思想的指导下自成一体，特色鲜明，内容丰富，应用灵活，效果显著。

一、骨伤三期辨证用药思想概述

平乐正骨在用药过程中重视内外结合、整体辨治，强调疏通气血、调理脏腑，因时、因人施治，顾护机体平衡。在骨伤药物治疗中创立了"破、和、补"的三期治疗原则。

创伤早期，疏肝理气，"破"血逐瘀。创伤早期，筋脉损伤，血溢脉外，瘀血停留，败血归肝，而致血瘀气滞。临床上多表现为局部青紫、肿胀、疼痛、关节活动障碍。瘀不去则痛不止、骨不愈合，治则以疏肝理气、破血逐瘀、止痛消肿为大法。用药以"破"为主，代表方如活血疏肝汤、加味活血疏肝汤、加味复元活血汤等。

创伤中期，调肝和胃，调"和"气血。创伤中期，瘀未尽去，新骨待生，气血不和，经络不通。患者经初期活血祛瘀治疗后，瘀血尚有残余，气血未完全恢复，肢体筋脉肿痛减而未尽，或伴胸胁满闷、腹胀纳呆，肝木失疏，犯及脾胃。若继用攻破之药则恐伤及正气，故用药以"和"为主。治宜调肝和胃、调和气血、通经活络、接骨续筋。代表方有加味橘术四物汤、加味柴胡疏肝散、调中和血汤等。

创伤后期，健脾益气，"补"益肝肾。创伤后期，久病体虚，血海空虚，肝血不足，失于濡养，致筋脉拘急，筋肉失养而身体逐渐消瘦，关节不利，其至筋弛、筋痿、筋挛、筋废；肾精虚损而髓亏，影响骨折愈合，或伴腰背酸痛、腰脊活动受限；脾虚而气血生化乏源，气血化源不足又致脏腑经络功能更加紊乱。同时，因损伤日久，久病卧床，加之不同的固定限制肢体活动，故正气亏虚，营卫不和，气血运行不利，虚中有滞，易感受由于内外因产生的各种并发症。治宜补益气血、健脾补肝益肾、强筋壮骨。用药以"补"为主，寓补于通，辨证施治，方能取得较好的疗效。代表方如加味当归补血汤、加味益气丸、补肾益气壮骨丸等。

二、药物内治基本法

（一）内服药物的配伍原则

内服药物的配伍原则是指在遣方用药过程中科学、合理地将药物进行合用。平乐正骨药物内治的平衡原则主要包括：合理利用药物的相使、相须、相佐、相畏、相恶、相杀、相反的自然属性调衡，一是注重药物配伍和药性平衡；二是注意疾病之内外表里、寒热虚实，辨证施药以求衡。以优化组合配方，增效、减毒，适应复杂病情，扩大治疗范围，提高治疗效果，预防药物中毒为原则，以免用药不当无助平衡，甚或加剧失衡。

（二）内服药物的配伍方法

药物配合应用，相互之间必然产生一定的作用，有的可以增进原有的疗效，有的可以相互抵消或削弱原有的功效，有的可以降低或消除毒副作用，也有的合用可以产生毒副作用。在中药配伍过程中，主要有以下7种方法：①单行，主用单一药物，发挥其特效，如独参汤。②相须，功效类同的两种药物合用，可显著增加疗效。如石膏、知母配伍，清热泻火力增强。③相使，功效上有所关联的两种药物，分别主辅同用，能提高主药疗效。如黄芪配茯苓，补气利水效果显著。④相畏，一种药物能抑制另一种药物的毒性或烈性，或相互减低原有药性。如半夏、天南星分别与生姜、白矾共同炮制。⑤相杀，与相畏是同一配伍关系的两种提法，是指两种对立的药物而言。如防风解砒霜毒、绿豆解巴豆毒等。⑥相恶，一种药物能抑制另一种药物的性能，甚至消失其药效。如人参恶莱菔子。⑦相反：两种药物同用，产生明显副作用或毒性。如

"十八反""十九畏"的内容。

（三）内服药物的用药禁忌

凡两种药物合用时，能降低或丧失药效，或能产生毒、副作用的，称为配伍禁忌。中药的配伍禁忌包括"十八反""十九畏""妊娠禁忌药""服药时的饮食禁忌"四个方面。

1."十八反"

本草明言十八反，半蒌贝蔹及攻乌；藻戟芫遂俱战草，诸参辛芍判藜芦。十八反列述了三组相反药，分别是甘草反甘遂、京大戟、海藻、芫花；乌头（川乌、附子、草乌）反半夏、瓜蒌（全瓜蒌、瓜蒌皮、瓜蒌仁、天花粉）、贝母（川贝、浙贝）、白蔹、白及；藜芦反人参、南沙参、丹参、玄参、苦参、细辛、芍药（赤芍、白芍）。

2."十九畏"

硫黄原是火中精，朴硝一见便相争；水银莫与砒霜见，狼毒最怕密陀僧；巴豆性烈最为上，偏与牵牛不顺情；丁香莫与郁金见，牙硝难合京三棱；川乌草乌不顺犀，人参又忌五灵脂；官桂善能调冷气，若逢石脂便相欺；大凡修和看顺逆，炮监炙博莫相依。主要内容包括：硫磺不宜与芒硝（包括玄明粉）同用；水银不宜与砒霜同用；狼毒不宜与密陀僧同用；巴豆（包括巴豆霜）不宜与牵牛子同用；丁香不宜与郁金同用；芒硝不宜与三棱同用；川乌、草乌（包括附子）不宜与犀角同用；人参不宜与五灵脂同用；官桂不宜与石脂同用。"十八反""十九畏"是古人的用药经验，不可轻易否定，在临床治疗中，凡属"十八反""十九畏"的药对，若无充分根据和应用经验，一般不应盲目使用。但是，还应科学看待"十八反""十九畏"，根据自己的临床经验及用药特色，加以研究，同时，对有些配伍进一步研究，了解其配伍有无毒性或毒性大小，以便客观、区别对待。

3.妊娠禁忌药

妊娠禁忌药专指妇女妊娠期除中断妊娠、引产外，禁忌使用的药物。妇女妊娠期间，凡属剧毒、破血药、行气药、逐水药、峻泻药等毒性大、作用猛烈的药物，都有可能对孕妇或胎儿造成不同程度的损害，应慎用或者禁用。在为数众多的妊娠禁忌药中，不同的药对妊娠的危害程度不同，因而在临床上也应区别对待。将妊娠禁忌药分为禁用与慎用两大类。

（1）禁用药：禁用药大多系剧毒药，或药性作用峻猛之品，及堕胎作用较强的药。如水银、砒霜、雄黄、轻粉、斑蝥、马钱子、蟾酥、川乌、草乌、藜芦、胆矾、瓜蒂、巴豆、甘遂、大戟、芫花、牵牛子、商陆、麝香、干漆、水蛭、虻虫、三棱、莪术等。

（2）慎用药：慎用药主要是活血祛瘀药、行气药、攻下药、温里药中的部分药。如牛膝、川芎、红花、桃仁、姜黄、牡丹皮、枳实、枳壳、大黄、番泻叶、芦荟、芒硝、附子、肉桂等。

4. 服药时的饮食禁忌

服药饮食禁忌是指服药期间对某些食物的禁忌，又简称食忌，也就是通常所说的忌口。服药时的饮食禁忌包括病证食忌、服药食忌两方面。

（1）病证食忌：病证食忌是指治疗疾病时，应根据病情的性质忌食某些食物，以利于疾病的早日痊愈。一般而言，应忌食生冷、辛热、油腻、腥膻、有刺激性的食物。此外，根据病情的不同，饮食禁忌也有区别。①热性病患者：应忌食辛辣、油腻、煎炸性食物及甘温助热的食品；②寒性病患者：应忌食生冷瓜果、清凉饮料等；胸痹患者应忌食肥肉、脂肪、动物内脏及烟酒等；③肝阳上亢头晕目眩、烦躁易怒等患者应忌食胡椒、辣椒、大蒜、白酒等辛热助阳之品；④黄疸胁痛患者应忌食动物脂肪及辛辣烟酒刺激之品；⑤脾胃虚弱患者应忌食油炸黏腻、寒冷固硬、不易消化的食物；⑥肾病水肿患者应忌食盐、碱过多和酸辣太过的刺激食品；⑦疮疡、皮肤病患者，应忌食鱼、虾、蟹等腥膻发物及辛辣刺激性食品。

（2）服药食忌：服药食忌是指服某些药时，不可同时吃某些食物，以免降低疗效，甚或发生毒性反应。①甘草、黄连、桔梗、乌梅忌猪肉；②鳖甲忌苋菜；③常山忌葱；地黄、何首乌忌葱、蒜、萝卜；④丹参、茯苓、茯神忌醋；⑤土茯苓、使君子忌茶；⑥薄荷忌蟹肉；⑦蜜反生葱、柿反蟹等。

（四）内服药物的平衡用药方法

平乐正骨内服药物应用以平衡为纲，以调理脏腑、气血平衡为根本，以八纲、脏腑、经络、卫气营血、三焦等辨证方法为基础，采用辨病与辨证相结合，根据损伤的轻重缓急、体质强弱、伤病新久、整体辨证为依据，针对性选用不同方法进行治疗。平乐正骨平衡用药方法主要包括：创伤内治法、骨伤杂病内治法和骨病内治法三种。

三、创伤内治平衡法

创伤虽为外因为主导致，但由于伤者年龄大小不同，素体强弱有异，可随七情内伤和六淫外侵而演变。伤科虽也有内伤与外伤之别，但其内伤不同于内科的内伤。后者乃七情六欲所伤，致使脏腑气血失调，发自于里；而伤科内伤则是由突如其来的暴力伤及人体，伤自于外，其演变是由外及内，伤为其本，伤则络脉受损，血溢并留于皮肉腠理、脏腑之间而为瘀血，阻碍气机而引起血瘀气滞，故损伤一症"专从血论"，但有瘀血、亡血之分，瘀血当破，亡血当补。

伤科有三期辨证施治和按部位辨证施治两种辨证方法。平乐正骨擅于初、中、后三期辨证施治法，并结合部位辨证。所谓三期辨证，实质是整体辨证。

三期辨证，即含有时间概念。一般初期指伤后2周以内，由于初损血瘀气滞，形气俱伤，肿痛兼作，瘀不去新不生，新不生则骨难长。治当"破"，即破血逐瘀，瘀去则新生，故也可叫祛瘀接骨期，或祛瘀生新期。

中期为伤后 3～6 周。瘀阻渐退，肿痛消减，伤症改善，但瘀祛而未尽，气血通而不畅，肝脾不和，故宜"和"。即调和脏腑气血，活血生新，濡养筋骨，也可叫活血接骨期。

后期，为损伤 6 周以后。肿痛已尽，久病体虚，筋骨未坚，肝肾亏损，故宜"补"，当以补养气血，滋补肝肾，坚骨壮筋为治，故也可叫补肾壮骨期。

三期辨证，无绝对的时间界限，主要以患者的年龄、体质、损伤程度和临床症状为依据，或"破"或"和"，或"补"或"攻补兼施"，或"补而行之"，辨证施治。对此，《伤科补要·治伤法论》中有段精辟论述曰："夫跌打损伤，坠堕磕碰之症，专从血论。或有瘀血停积，或为亡血过多，然后施治，庶不有误。若皮不破而内损者，多有瘀血停滞，或积于脏腑者，宜攻利之。或皮开肉绽，亡血过多者，宜补而行之。更察其所伤上下、轻重、深浅之异，经络气血多少之殊，先逐其瘀，而后和营止痛，自无不效"。明确指出了损伤的内治法为逐瘀活血、和营止痛，并要按病程先后，循序治疗。

（一）初期内治法

损伤之初，多为健康常人突遭暴力伤害，故多为瘀血实证。《素问·缪刺论》云："人有所坠堕，恶血留内，腹中胀满，不得前后，先饮利药。"这是损伤初期宜攻破的最早记述。至明清时期，骨伤科专著均认为"损伤一症，专从血论"。故治疗重点在血，或为瘀血阻滞，或为出血过多而亡。因气血互根，气为血帅，血为气母，气行则血行，气滞则血凝，故又当气血兼治。虽损伤初期多为瘀血阻滞，治宜攻破，但也要根据患者年龄、体质及损伤的部位、轻重和临床表现等，辨证选用攻下逐瘀、利水逐瘀、凉血祛瘀、通窍祛瘀、行气消瘀、益气化瘀等法，不可一概而论。

1. 攻下逐瘀法

跌打损伤，脉络受损，离经之血瘀留于肌肤腠理脏腑之间，阻滞气机，壅塞经道，变症多端，瘀不去则新不生。《素问·至真要大论》云："留者攻之。"故损伤之初，瘀血停聚者，宜及时采用攻下逐瘀法，以攻逐瘀血。

攻下逐瘀法属于下法，是在活血祛瘀类药中，加用苦寒泻下类药，以加强攻逐瘀血的作用，此类药物功效峻猛，若辨证得当，使用合理，疗效常甚显著。但也因此类药力峻猛，对老年体弱者应慎用。

逐瘀可以通便、退热、消肿止痛，适于损伤早期，瘀血蓄积，肿痛严重，腹部胀满，大便秘结或不通，舌苔黄厚，脉数，体实者等。

常用方剂有：①活血疏肝汤；②加味活血疏肝汤；③血肿解汤；④加味血肿解汤；⑤加味复元活血汤等。

本法①、②、⑤方，均用柴胡引逐瘀类药入肝，以疏肝通络；用行气攻下类药荡涤凝瘀败血从便而出。《医宗金鉴·正骨心法要旨》云："凡跌打损伤坠堕之症，恶血留内，则不分何经，皆以肝为主。盖肝主血也，故败血凝滞，从其所属，必归于肝。其病多在胁肋小腹者，皆肝经之道路也。"以上三方之义与此正合，临证如髋部损伤、骨盆骨折、脊椎骨折、胸腹部挫伤等，症见腹胀如鼓、大便不通、舌红苔黄、脉弦数，或四肢创伤肿胀严重、腹胀便秘者，急投上药以攻逐实邪，疏通气机。大便通利，诸症皆减。若攻下而大便不通者，为气闭不通，当重用气药，如加广木香 10g、香附15g、芒硝 30g，以行气软坚。

2. 利水逐瘀法

此法亦属下法范畴，是在活血逐瘀类药中，加入大剂量利水类药，以加强逐瘀消肿的功效。适于伤后肢体严重肿胀，按之硬而顶指，甚则起大量水疱，寸口脉或趺阳脉触不清，甚或肢末发凉，乃瘀血停聚，气机受阻。应急投利水逐瘀剂，方用加味血肿解汤或四物苓前汤。

该法所主之证属于急症，采用大剂量逐瘀利水之药，乃急则治其标的方法，但须配合外敷药和其他救急措施，严密观察，以待转机。

3. 行气消瘀法

行气消瘀法，也叫行气活血法，为内治法中常用的治疗方法。

该法属于消法，有消散的作用，即"结者散之"的治法，是在活血祛瘀类药中加入行气类药，以收理气活血、消肿止痛之功。凡血凝气滞，肿痛并见，或单疼不肿，如胸胁、腰部损伤，症见疼痛，呼吸咳引掣疼，转侧不利等，均可采用本法。常用方剂有：偏于活血化瘀，用复元活血汤；偏于行气，用行气饮加丹参 15g、川芎 10g，或加味柴胡疏肝散；行气活血并重者，用加味行气饮，或血府逐瘀汤。行气化瘀类方药，一般都较平和，若瘀滞重者，可配以攻下药；对体质虚弱或妊娠者，可宗王好古的"虚人不宜下者，宜四物汤加穿山甲"的主张用药。

4. 凉血祛瘀法

本法包括祛瘀解毒与清热凉血两法，是在活血祛瘀类药中加用清热凉血解毒类药，以清泄实热、解除毒邪，用以治疗瘀血化热而致的红肿热痛，或迫血妄行。

本法属于清法，是宗《素问·至真要大论》"热者寒之，温者清之"治热以寒之意而立法。

（1）祛瘀解毒法：伤后邪毒外侵或热毒内攻，伤部肿胀鲜红，灼热或伤口感染，甚或全身发热，舌红苔黄，尿赤、脉数，乃瘀血化热，有溃脓之势，当用祛瘀解毒法。方用仙复汤或解毒饮加减，以清热解毒、活血化瘀。

（2）清热凉血法：创伤脉络破损或瘀血化热，激扰营血而血热妄行。阳络伤则吐血、衄血，阴络伤则便血、溺血，舌质红绛，苔黄，脉弦数或细涩有力。

该法是用寒凉类药物，以达凉血止血的目的，但血有寒凝温通之性，故常配用活血祛瘀类药物，以达凉而不滞、止血而不留瘀之功。出血较多时，尚须配以补气类药，以补气摄血，防气随血脱。

一般伤后出血，可用加减仙鹤草汤，如伤后咳血、吐血、尿血或头颅内伤血肿等。

对止血类药物，还可按归经和出血部位而选用相应的方药。如伤后吐血，可用加味四生饮或百合散；伤后溺血，可用加味小蓟饮；伤后便血，可用加味槐花散；伤后衄血，可用加味犀角地黄汤；伤后咳血，可用清肺凉血汤等。

5. 通窍祛瘀法

该法是用活血祛瘀、通窍安神类药物，用以治疗头颅损伤、神志不清、烦躁不安的急救方法。此症乃瘀血停聚蒙蔽清窍，当急用通窍安神、活血祛瘀法治之。《医宗金鉴·正骨心法要旨·后山骨》指出："……昏迷不醒人事，少时或明者。"即此症也。常用方剂有逐瘀护心散，或用加味通窍活血汤。若伴发热、抽搐、躁动不安者，可用活血清心解痉汤以祛瘀清心、息风止痉；若不能口服者，可用鼻饲法，频频灌用；若颅脑损伤，头痛头晕，恶心呕吐，烦躁不眠或嗜睡，当祛瘀清肝、理气化痰、利湿宣窍，方用利湿清肝祛瘀汤。

6. 益气化瘀法

益气化瘀法属于攻补兼施的治法，即用补气和祛瘀两类不同性质的药物，以收补而行之和攻补兼施的功效。该法以大剂补气类药为君，以补气摄血，扶正固本；佐以行气祛瘀药，使补而不腻，补不留瘀助邪。适用于创伤皮肉破损出血较多，或虽皮肉完整而内出血较多，或虽出血不多而年老体弱素体不健等。伤后出现面色苍白、烦躁、冷汗、脉细数而微或芤等，当用益气化瘀法，补而行之，方用加味独参汤，或参苏饮，浓煎频服。

若汗出四末厥冷，倦怠嗜睡，脉微欲绝，乃亡血及气，阳气欲脱，急投参附汤以回阳救逆。

若烦躁，口渴，脉细数，乃亡血津伤，当用益气生津的生脉饮，浓煎频服。或服用生脉口服液。

在服药的同时，应抓住时机，及时处理伤口和输血、输液等其他抢救措施的应用。

7. 其他

除上法之外，还可根据损伤部位、程度、症状表现等，辨证选用以下方法。

（1）胸胁损伤：咳嗽或咯血、呼吸掣痛，为瘀阻气滞胸胁，可服行气饮加桔梗、川贝母、三七、苏木、瓜蒌仁。若见胸胁满闷、呕吐、发热、大便秘结，为瘀血阻滞于上腹部，阳明腑气不通，宜用加味活血疏肝汤，加重芒硝、大黄用量，或用清上瘀血汤。若服药后大便通而腹胀不减者，乃阳明腑气通而不畅，当用理气药，方用复元通气散，或加味桃红四物汤。

（2）骨盆或下腹部损伤：少腹胀痛，髂窝部青紫拒按，大便秘结，小便不利，舌苔黄厚，脉沉实有力，为瘀血阻滞于少腹，宜用消下破血汤，或加味活血疏肝汤，也可用加减少腹逐瘀汤。

（3）脊椎骨折，督脉受损：全腹胀满，二便不通，下肢或四肢不用，乃瘀血阻滞督脉经络，阳气不能通达，可服泽兰地龙汤，也可用加味活血疏肝汤；若大便数日不下，腹胀难忍，欲便不能，左下腹触有结块者，可服硝花木香汤以救其标；若服通利剂而不下者，当加重调气软坚药，如木香 10～15g、芒硝 20～30g。

（4）胸部损伤或肋骨骨折出现血、气胸而呼吸极度困难，张口抬肩，痰声辘辘，咳吐痰血，乃瘀血停聚膈上、阻碍肺气宣降，可用葶苏贝覆汤，以活血化瘀、散结逐饮、宣降肺气，急救其标。服后可吐大量黏液性痰涎，下稀黑色黏沫便，症状多可缓解。病情较轻者可用归芍旋覆花汤或加减三香汤。

总之，初期多为实证，治多用攻逐剂，但此类药物多性猛力峻，要把握"大毒祛病，十祛其六"的原则，不可尽除。如攻下剂以大便通或稀便数次为度，以免攻伐过度，而伤正气。

（二）中期内治法

中期是个过渡时期，一般是指损伤 3～6 周。损伤经过初期治疗，可有一个较长的中间期。其特点是肿痛减而未尽，瘀血尚有残余，若继用攻破恐伤正气，故应及时改用中期的各种治法。

平乐正骨中期内治法，是在"八法"中"和"法的基础上发展起来的，和法常用的有通经活络法、疏肝和胃法、理气止痛法、调气活血法、活血接骨法等。"和"法可以达到调和气血，通经活络，祛瘀生新，接骨续筋等目的。

1. 通经活络法

损伤经初期治疗，肿胀疼痛减轻，而局部呈现青黄色瘀斑，乃瘀血流滞于筋肉腠理之间，气血瘀滞，经络不畅，或虽为初伤，损伤较轻，肿痛不甚者，可用通经活络法。方用活血灵汤加减，上肢损伤加羌活、桂枝；下肢损伤加牛膝、独活；胸胁损伤加青皮、桔梗；腰部损伤加地龙、小茴香，或用通络舒筋汤。

2. 调气活血法

通气活血法适于创伤经过初期通下祛瘀治疗后，大便虽通而尚有腹胀，瘀滞减而肿痛未尽，当调和脏腑气血，消肿止痛。方用活血通气散，或调中和血汤，也可用和营通气散。

3. 疏肝和胃法

损伤经初期治疗后，胁肋满闷，腹胀，纳呆，或初伤胸胁满闷，呼吸引痛，此乃气滞血瘀，肝失调达而影响了脾胃运化，当疏肝和胃、理气活血。方用加味柴胡疏肝散，或用加味橘术四物汤。

4. 理气止痛法

腰骶或胸胁闪扭，隐隐作痛，呼吸和咳嗽掣引痛增，俗称岔气，乃创伤激扰气机，壅而不畅，当用理气止痛法。方用复元通气散，或补肾止痛散。

5. 活血接骨法

损伤经初期治疗，骨折已经复位、固定，肿痛消减，但瘀血尚未尽除，瘀不祛则新不生，新不生则骨难愈，故当采用活血接骨法。本法是用接骨续筋类药，佐以活血祛瘀药，以达祛瘀生新，接骨续筋的目的。常用方有三七接骨丸、内服接骨丹、参龙接骨丸、土元接骨丸等，兼有疼痛者，配用养血止痛丸（筋骨痛消丸），也可服用活血接骨续筋汤，或新伤续断汤。

6. 其他

除上述之外，尚可根据病情选用以下方药治疗：若儿童伤后夜梦惊悸，乃败血流滞，肝木受扰，可用龙胆泻肝汤；老人伤后，闭目即信口平日往事，有似谵语，口苦苔黄，乃瘀血不尽，扰动肝木，可服用黄伏辰砂汤，或小柴胡汤加金箔、朱砂。

若损伤之初出血较多，或瘀血发热，或瘀血经攻破治疗后，出现皮肉筋惕，或筋肉拘挛作痛，乃阴血不足、血不荣筋、筋失濡养，可服圣愈汤以养血濡筋。

（三）后期内治法

后期是指受伤 6 周以后。患者久病卧床，则病久多虚，虚则影响骨折愈合，又因骨折较长时间固定而限制活动，也必将影响气血的通畅，从而出现肢体虚肿、关节活动不利等一系列的并发症，虽症状表现于局部，但却源于整体。虽素体不同，损伤轻重有别，但多为气血亏损，营卫失调，且六淫七情多乘虚入侵，使病情趋于复杂。虽后期因伤重、日久、元气耗损，或攻伐失当损伤正气多见虚证，也有因病久不愈，六淫外侵，情志内伤而出现邪实者，故当辨之，或补、或攻、或补正与祛邪兼施；然虚是其本，虚则补之，但要兼顾邪实，以免补而留邪。

补类药品，性多滋腻，同时要注意照顾脾胃，否则脾胃运化失司，则任何补剂也难以奏效，故应在补剂中佐以健脾活胃类药，以使补而不腻。若正气未虚，邪气尚盛时，应以祛邪为主，兼顾正气，以防补而助邪。创伤后期常用的补法有气血双补法、补中益气法、益气滋肾养血通经法、补肾壮骨法、固肾涩精法、温经通络法等，可根据病情辨证选用。

1. 气血双补法

气血双补法适于伤情较重，卧床日久，或为亡血过多，虽经较长时期调治，仍有神疲、乏力、面色无华等各种气血亏损、筋骨痿弱等症，可用气血双补法。常用方剂有八珍汤、十全大补汤加川续断、骨碎补、陈皮、砂仁，或加味当归补血汤。

2. 补中益气法

补中益气法适于病程较长，卧床日久，正气耗损，脾胃虚弱，懒言少食，肢体虚肿，按之陷指，骨折愈合迟缓，乃中气虚弱，运化失司，当用补中益气、健脾和胃治之。方用加味补中益气汤，即补中益气汤加川续断、骨碎补、砂仁；上肢损伤加桂枝，下肢损伤加桑寄生、川牛膝。

3. 益气滋肾，养血通经法

益气滋肾，养血通经法适于脊柱骨折并督脉受损。肢体瘫痪后期，全身一般情况良好者，可采用本法治疗。"形不足者，温之以气；精不足者，补之以味"。即形不足者，宜用甘温味薄气厚之人参、黄芪等补气类药物，以补气养形；精不足，即肾精不足，肾精亏损，不但可用熟地黄、枸杞子、山茱萸之类味厚滋补之品，还可用血肉有情之品如龟板、鹿角胶、鹿茸等，以补精充髓。常用方剂有加减鹿茸散，硬瘫者加全蝎、僵蚕、蜈蚣；或补阳还五汤加何首乌、枸杞子，或黄芪桂枝五物汤加何首乌、枸杞子、土鳖虫、川续断、骨碎补、五加皮；小便黄稠者，加萆薢、金钱草、栀子、木通；小便不禁者，加益智仁、桑螵蛸、乌药；大便秘结者，加火麻仁、肉苁蓉。

4. 补肾壮骨法

补肾壮骨法适于骨折时间较长，虽骨折对位对线都好，全身一般情况也可，唯骨折愈合迟缓（超过 3 个月），或久不愈合。此乃肾精亏损，髓不养骨，可在有效固定的情况下，服用补肾壮骨剂，方用特制接骨丸。

5. 固肾涩精法

固肾涩精法适于损伤日久，全身一般情况可，唯夜梦遗精，患肢皮肤干涩，手或足皮肤粗糙，甚或出现白色裂痕，或虚肿陷指，骨折愈合迟缓。此乃肾虚精关不固，可用固肾涩精法。方用金锁固精丸、锁阳固精丸，或知柏地黄丸加锁阳、龙骨、牡蛎、川续断、骨碎补。

6. 温经通络法

温经通络法适于损伤日久，骨折虽愈，但筋肉僵凝，疼痛，关节活动不利，遇寒则痛增。此乃病久体虚，腠理不固，风寒入侵，血脉痹阻不宣，当用温经通络法，方用独活寄生汤或养血止痛丸（筋骨痛消丸），或可服身痛逐瘀汤加麻黄、桂枝，或大、小活络丹等。

四、骨病内治平衡法

骨病是某些非创伤性骨疾病的统称，其病因复杂，各不相同，有因热毒郁积者；有因正虚邪侵者；有因先天禀赋不足，复加情志内伤，或有顽痰结聚者。故其内治较之骨伤既不相同，又复杂得多，有些骨病如恶性骨肿瘤尚无有效治疗方法。

历代医家对骨病都有一定的认识和论述，如《灵枢·痈疽》云："其状大痈，色不变……如坚石。""以手按之，坚有所结，深中骨气，因于骨，骨与气并，日以益大，则为石痈。"所论似为骨肿瘤，故后世医家称此类骨病为石痈和瘤。《诸病源候论》云："石痈者……其肿结确实，至牢有根，皮核相亲。""坚如石，核者复大，色不变或作石痈，坚如石，不作脓。"《小品方》云："有石痈者，如微坚，皮核相亲，著而不赤，头不甚尖，微热，热渐自歇，便既如实，故为石痈。难消，又不自熟，熟皆可百日中也。"既提出了本病名称，又指出了不易治疗和预后不良。古人把骨关节结核称为骨痨，因其脓肿形成后，常流窜他处，溃后难敛，故又称流痰。把骨髓炎称附骨疽，且因其部位不同而有不同名称。

骨病的内治，也因其病因、病状不同，治法各异，且多需内治与外治并举，并与其他疗法配合使用。又须根据不同病症、体质强弱、病程长短、寒热虚实，辨证施治。病发之初，红肿热痛者，宜清消而散之；脓成未溃者，则应托里透脓，排除邪毒；脓肿溃破，毒已外泄，疮口不收，当托里排脓，扶正祛邪；漫肿不消，不红不热者，宜温通经络，益气消肿，以温散之；漫肿坚硬，不红不热，青筋怒张者，宜逐瘀化痰，软坚散结。

总之，骨病的内治法，也不外"寒者热之""热者寒之""虚者补之""实则泻之""损者益之""留者攻之""结者散之"，寒邪顽痰结聚者，温通逐破之。具体用法，分别论述于下。

1. 清热消散法

清热消散法包括八法的清法和消法，是用清热药和消散类药物，使疾病消散于早期，为最理想的治疗方法。该法为骨病治疗的总纲和准则，对骨病初起，正盛邪实，应把握时机，依其病情，投以重剂，尽量使之消散。具体又分为以下两种治疗方法。

（1）清热解毒法：是利用清热解毒类药物，以清除热毒。即《黄帝内经》"热者寒之"的治法。清热解毒法，是骨髓炎（附骨疽）的基本治法，适于热毒郁积，或瘀血化热，或破伤感染，外邪及内，热毒内攻、腐肉、蚀骨、灼髓，而见红肿热痛，发热口渴，舌红苔黄，脉数等，当用清热解毒法，清除热邪，祛散火毒。常用方剂有五味消毒饮或仙方活命饮。前方功专清热解毒，后者兼活血消散。若大便秘结者，可加大黄、芒硝以荡涤实热；若为外伤引起者，可加牡丹皮、丹参等活血凉血药；若见高热、烦渴、舌绛、脉洪数，可加生石膏、生地、玄参、牡丹皮以防热毒攻心；若高热神昏、谵语，乃热毒内陷，当用清营凉血药，方用加减清营汤，或加服安宫牛黄丸、紫雪丹等；若骨髓炎时日较久，不热，唯肿胀较甚，可在清热解毒基础上，重用利水药，可用骨炎汤加减。

（2）清化湿痰法：是利用清热化痰类药物，以清化皮里膜外郁结的痰湿之邪。适于骨关节结核早期，关节隐痛，夜眠惊痛，可用柴胡橘半汤。若有骨蒸，潮热，盗汗，两颧潮红，脉细数，乃阴虚火旺，可兼用养阴清热，补清兼施，方用秦艽鳖甲散，或清骨散，或骨痨汤加减，或丹溪大补阴丸加西洋参、麦冬、五味子；若出现气血虚亏征象者，可用八珍骨痨汤加减。

2. 温阳散结法

温阳散结法适用于阴疽证，是用温经通络类药物，以温化湿痰，使郁结凝滞之阴寒顽痰得以消散，即《黄帝内经》"寒者热之""结者散之"的治法。本法适于病程日久，关节漫肿不消，不红不热，周围肌肉萎缩，形体消瘦，舌淡苔白，小便清长，脉沉细。此为阳虚阴寒，顽痰壅滞经络、筋骨，以致阳失温煦，血凝气滞，宜温经散寒，化痰通络，方用阳和汤加黄芪。此方以黄芪、熟地黄大补气血，鹿角胶、干姜养血辅助脾肾阳气；麻黄、桂枝温经散寒，且麻黄、熟地黄相伍，补而不腻，温而不散；白芥子祛散膜内、外积痰，以上共为治阴疽要方。临床上可根据症情随症加减，灵活运用。

3. 逐瘀散结法

该法为治疗肿瘤的方法。肿瘤，古称积聚、癥瘕，在骨者称石痈。积、瘕，石痈为痛有定处，固定有物不移；聚和癥是疼痛走窜而无定处。积聚、癥瘕、石痈，病机乃顽痰交阻，气血凝结；病理变化为先天秉赋不足，后天情志所伤，使气机不宣，血流不畅，液聚成痰，久之血瘀痰聚，顽痰积结。

本法是利用逐瘀消肿、祛痰散结和软坚化积类药，以达到祛瘀结、化顽痰、散积聚的目的，即《黄帝内经》"坚者削之""结者散之""留者攻之"的治疗方法。

本法临证可根据病情、体质等，与下法、消法、补法配合使用，或交替运用。凡一切无名肿块，痰邪郁滞筋骨、经隧，均可采用本法辨证治疗。然本症属疑难顽症，临证时应与其他疗法配合使用，以期收到理想效果。常用方剂有化岩胶囊、加味二陈汤，药用半夏、茯苓、陈皮、姜黄、土鳖虫、三棱、莪术。颈部加昆布、海藻、夏枯草；腹部加香附、五灵脂、蒲黄，或用丹参苓术汤加减。发热者，加葛根、柴胡；疼痛加三七、乳香、没药，也可用黄芪、山慈菇、夏枯草各15g，半枝莲、白花蛇舌草各30g，丹参15g，肉桂3g，商陆6g，大黄9g，甘草6g，大枣60g。本方应用时，可根据具体状况、病情，或侧重于攻，或侧重于补，或攻补兼施，或重补虚，或重疏泄，辨证施治。若肿瘤行放疗、化疗期间，白细胞和血小板减少，可用当归鸡血藤汤，以增强机体耐受能力。

4. 托里解毒法

托里解毒法也叫内托解毒法，是用补气血药佐以清热解毒药，以达扶正祛邪、托毒外出的目的，以防邪毒内陷，为补消兼施的治法。本法适于疮疡时日较久，邪盛正虚，疮形平坦，漫肿不消，难腐难溃破，正虚无力托毒外出者。《外科精义·托里法》云："脓未成者使脓早成，脓已溃者使新肉早生；气血虚者托里补之，阴阳不和托里调之。"临证又分托里透脓法和托里排毒法。

（1）托里透脓法：适于正气不振，邪气盛，漫肿不热或微热，疮难腐难溃，或肿而难消者。本法不宜应用过早，若正邪俱盛，正邪相搏，寒热、红肿尚存，不宜用，以防助邪内陷。常用方剂有托里透脓汤、代刀散、透脓散。该三方适于痈疽已成未溃而正气不足者；若疮疡日久，不肿不溃，神疲肢冷，脉沉微弱，舌淡苔白，小便清长，可用《医宗金鉴》神功内托散以温补气血，托里透脓。

（2）托里排毒法：本法为利用补气补血类药，托毒外出的治法，适于痈疽已溃，正气虚弱，毒邪尚盛，坚肿不消，正气无力托毒外出，或溃后脓液稀少，神疲，身热，面色无华，脉数而弱，可用《医宗金鉴》托里消毒饮。该方为十全大补汤去阴腻之熟地黄、燥热之肉桂，加金银花、白芷、桔梗、皂刺透毒外出，共奏托里排毒之功。

5. 温补气血法

温补气血法是用滋补类药，扶助正气，祛邪生新，促使疾病痊愈，即《黄帝内经》"虚者补之"的治法。

本法适于痈疽后期，脓毒外排邪势已去，正气虚弱，脓水稀薄，疮口不敛；或骨病行病灶清除术后，邪毒锐减，元气亦伤，神疲乏力；或肿瘤行化疗、放疗期间，体弱不支者。临证应用时，可视疾病性质、病程长短、体质强弱，选用补益气血法、益气养阴法、滋补肝肾法和培补脾胃法。

（1）补益气血法：本法是利用补气补血类药物治疗痈疽日久，气血亏损，神疲无力，形体瘦弱，舌淡苔白，脉沉细无力等病症。常用方剂有人参养荣汤、十全大补汤，可酌情加薏苡仁、蒲公英、金银花等。

（2）益气养阴法：本法是利用益气生津类药物，治疗痈疽日久，热邪久留，耗津伤液，潮热盗汗，口干不渴，或渴而不能饮，舌淡红无苔，脉细数无力等虚热病症。常用方剂有加味生脉饮或圣愈汤、左归饮，可酌情加蒲公英、金银花、薏苡仁等。

（3）滋补肝肾法：是利用补肝肾类药物，治疗骨病日久，或手术、化疗、放疗后，正虚不振，肝肾亏损，倦怠、体弱、腰膝酸软、畏寒肢冷等症，用以扶助正气，鼓动肾阳，以扶正抗邪，可用益气补肾汤或加味金匮肾气丸（汤）。

（4）培补脾胃法：是利用健脾益气活胃类药，治疗痈疽日久，或骨病手术后，久卧病床，或行化疗、放疗后懒言、少食，脾运失司，胃纳不振，当用培补脾胃法，以增强脾胃运化功能，扶助正气，增加抗邪能力，以利病情转归。可用四君子汤、香砂六君子汤、补中益气汤、加味归脾汤、加味理中汤等。

总之，骨病内治，初宜"消散"，中宜"托理"，后宜"温补"。但骨病复杂多变，多需数法配合运用。结痰凝聚者，祛散之；寒湿阻滞者，温利之；气血凝滞者，行之、活之。还可按部位加减，肿在上者，宜"汗"；肿在下者，宜"利"；肿在中者，宜"行气"等，皆可临证加减，灵活运用。

五、伤科杂症内治平衡法

伤科杂症系指非创伤性的而又非上述骨病范畴的一些筋骨病，如劳损退化性的疾病等。《素问·宣明五气》云："五劳所伤：久视伤血，久卧伤气，久坐伤肉，久立伤骨，久行伤筋，是谓五劳所伤。"《灵枢·百病始生》云："用力过度，则络脉伤，阳络伤则血外溢……阴络伤则血内溢。"以上说明不同劳伤分别累及的一些组织和用力过度所引起的闪扭、努伤等可致络脉受损，血溢阻滞经络。《素问·生气通天论》云："因而强力，肾气乃伤，高骨乃坏。"《素问·经脉别论》曰："饮食甚饱，汗出于胃；惊而夺精，汗出于心；持重远行，汗出于肾；疾走恐惧，汗出于肝；摇体劳苦，汗出于脾。"《灵枢·邪气脏腑病形》云："有所用力举重，若入房过度，汗出浴水，则伤肾。"说明勉强用力或过度用力，或超重量负重远行，或举重用力，均可伤骨，并可连及肝脾，因肝主筋，肾主骨，脾主肌肉四肢。又如风寒湿邪侵袭引起的一类疾病，《素问·痹论》云："风寒湿三气杂至，合而为痹也。其风气胜者为行痹，寒气胜者为痛痹，湿气胜者为着痹也。"《素问·贼风》云："若有所坠堕，恶血在内而不去……腠理闭而不通，其开而遇风寒，则血气凝结，与故邪相袭，则为寒痹。"或正气不足、气血阴阳失衡、腠理空疏、外邪侵袭；亦或先天秉赋不足；或损伤后期复感外邪，或轻微损伤调治失当，亦或原因不明，可以看出太过失衡和不足失衡均可影响脏腑气血，导致筋骨肌肉疾病。此类疾病往往以虚为本，实为标，或表现为虚实夹杂之证。临证应根据病因、病情、体质、病程久暂、虚实寒热、内外表里等，整体辨证选用相应的方法治疗。

（一）祛风通痹法

祛风通痹法，包括八法中的温法、散法、清法、补法等治法，适于风、寒、湿邪侵袭人体引起的一些疾病。本法用药多偏辛温、燥热，对有阴血不足，或阴虚有热者应慎用或加辅佐药物，以免辛燥伤阴。另外，还应根据患者体质强弱，病程长短，风寒湿邪孰之偏重，或夹热等，辨证选用下列各法。

1. 发散通痹法

即利用辛温发散、祛风除湿类药物，以治疗风湿初侵，病邪表浅，痹阻经络腠理，关节不利，肢体或周身酸楚疼痛，或疼痛游走不定的风痹证。

发散通痹法属于汗法、散法的范畴，即《黄帝内经》"其在皮者，汗而发之"的治法。本法用药多为辛热温散类，且所治多为风邪夹湿，宜微汗，使风湿之邪随汗而解；而不宜大汗，以免汗多伤正，而湿邪留滞。临床应根据病情，辨证选用相应方药。常用方剂有羌活胜湿汤、九味羌活汤、防风汤等。

2. 温阳除湿通痹法

温阳除湿通痹法，也可叫温阳除湿祛风法，是采用温经通络、健脾利湿、辛散祛风类药物，治疗湿邪侵袭，留滞肌肤关节，气血痹阻不畅，肢体或周身酸楚重着，疼痛不移，阴雨加重，舌淡苔白腻，脉沉缓的湿痹证。本法属八法中温法、散法的范畴，药物多偏温燥，对阴津不足或湿邪化热者，治当慎用或兼顾，以免燥热耗伤津血。常用方剂有加味防己黄芪汤、薏苡仁汤、加味麻杏苡甘汤、加味升麻白术汤、利湿除风汤、加味肾着汤等。上述 6 方虽均为治疗湿痹的方剂，但薏苡仁汤、加味麻杏苡甘汤适于风湿邪较浅，兼有表邪者；加味防己黄芪汤、利湿除风汤适于湿痹证兼气虚卫气不固者；加味升麻白术汤、加味肾着汤适于寒湿痹阻的寒湿腰痛证。

3. 温经散寒通痹法

温经散寒通痹法，也叫温经散寒祛风法，是采用辛热、温散祛风类药物，以治疗寒湿风邪痹阻之证，以达到温通经络、祛散风寒、宣通痹阻之目的。本法属于八法中的温法，即《黄帝内经》"寒者热之"的治法，适于痹证或损伤后期，风、寒、湿邪侵袭，肢节冷痛，遇冷痛增，得热则舒的寒痹证。常用方剂有益气、温经、祛寒、疏风的加味乌头汤，即乌头汤加羌活；温经、活血、疏风的麻桂温经汤；温经散寒、祛风除湿、益气通络的加减乌头通痹汤；治疗损伤后期风、寒、湿邪侵袭，或陈伤旧损，瘀血内留，复感外邪的寒湿型血痹证的大红丸加减；治疗寒型顽痹的顽痹寒痛饮；治疗寒湿痹阻腰疼的加味术附汤、加味肾着汤；治疗宿伤留瘀，复感外邪，温经祛寒、行瘀通络、疏风的宿伤拈疼汤、小活络丹和祛瘀通络宣痹止痛的身痛逐瘀汤；以及温经通络，行气活血，治疗坐骨神经痛的加减地龙散，若为梨状肌综合征和臀上皮神经炎者，加川牛膝 12g，白芍 30g，甘草 10g。

4. 清散湿热通痹法

清散湿热通痹法，也叫清散湿热祛风宣痹法。本法属清法、散法的范畴。是采用辛凉祛风、清散湿热类药物，以达到清湿热、祛风邪的目的。用以治疗湿热痹阻经络之热痹关节肿痛，症见灼热，伸屈不利，遇凉痛减者，甚或发热心烦、口渴、小便短赤，舌红苔黄腻，脉濡数。常用方剂有清热除湿祛风的白虎苍术羌活防风汤，清热除湿祛风通痹的加减木防己汤，清热解毒、祛风除湿、活血通络、益气养血的历节清饮，以及清利湿热、宣通经络的宣痹汤。

5. 益气养血祛风通痹法

本法包括八法中的温、补、散法，是采用补益气血、通络、祛风除湿类药物，以治痹证日久，气血亏损，或气血虚弱，风寒湿邪乘虚入侵；或损伤后期，气血虚弱，复感外邪所引起的肢节疼痛，屈伸不利等症。常用方剂有治疗痹证缠绵，反复发作，或气血虚弱，肝肾不足，风寒湿邪久留不去的独活寄生汤；益气和营通痹的加味黄芪桂枝五物汤；益气养血、温经祛风除湿的三痹汤；益气活血、温经通络、祛风除湿的大防风汤；益气活血、温经祛风的蠲痹汤；益气养血、通经活络的顽痹尪羸饮等。

（二）补益通络舒筋法

补益通络舒筋法，含有八法中的温、补、消等法，即以温补法治其本，佐以消散治其标。即采用补气血、滋肝肾类药配以通经活络、舒筋止痛类药，用以治疗劳损类或兼有轻度闪扭，或损伤后期并发的一些骨关节疾病。

此类疾病多为气血虚损，肝肾不足，积劳成疾或闪扭诱发；或损伤日久，伤病虽愈，正气已虚，并发或遗留陈伤宿疾，经久不愈。故治当宗《黄帝内经》"虚者补之""劳者温之""损者益之"的方法以治其本，佐以通经活络、舒筋止痛以治其标。

临证应根据气、血、肝、肾虚之孰轻孰重和邪之深浅胜衰，分别选用下列方法治疗。

1. 益气通经活络法

本法属于温法、补法的范畴，是以补气类药物为君，佐以通经活络舒筋类药物，用于治疗劳损，中气虚弱，四肢倦怠无力，腰膝酸痛，遇劳加重。常用方剂有加味补中益气汤（丸），可治劳伤而中气不足，腰膝酸软，漫痛、倦怠，遇劳痛增，休息则减轻者，腰痛或下肢痛，可加狗脊、小茴香、独活、川牛膝；若为老年性骨质疏松引起的腰痛，可加川续断、骨碎补；上肢或颈肩部痛，可加姜黄、威灵仙、葛根。治疗劳损气虚，颈、肩、背及上肢疼痛麻木之加味神效黄芪汤，即原方加姜黄、葛根、羌活、防风。益气温经和营之加味黄芪桂枝五物汤，即原方加独活、香附。治疗股骨头坏死的益气活血、滋肾养骨的益气活血养骨汤，股骨头坏死愈胶囊、复骨胶囊。

2. 滋肾养肝通络法

该法属于补法。《黄帝内经》云："精不足者，补之以味。"故本法是采用熟地黄、枸杞子等味厚之品或鹿角胶、龟甲、鹿茸、紫河车等血肉有情之品，以补肾填精。依五行生克制化，肾与肝为"母子"关系，虚则补其"母"，故补肾亦含补肝之意。本法常用以治疗肝肾不足引起的腰膝无力，筋骨痿软；或肝肾不足，复感外邪的腰膝酸软疼痛，步履艰难；或肝肾虚弱复受轻微闪扭损伤等所引起的一些疾病。常用方剂有：治疗肝肾不足、气滞骨痿的加味补肾壮骨汤；治疗肾虚腰痛的壮腰健肾丸；补肾养肝、通经祛风的健步虎潜丸。

3. 大补脾胃法

本法属于补法，即《黄帝内经》"虚者补之"和"形不足者，补之以气"的治法。是采用黄芪、白术等味薄气厚之品，以培补脾胃，用以治疗四肢倦怠无力、肌肉痿软，甚则吞咽困难的进行性肌无力及肌营养不良之类的疾病。根据《黄帝内经》脾主肌肉、四肢的论述，此乃脾胃虚损、中气不振、累及其他脏器所致，治当大补脾胃，强筋健力，方用补中益气汤加减。

4. 益气利湿消肿法

本法属于补消兼行法，是采用益气健脾燥湿、利水类药物，以治疗中气不足，下肢虚肿，或膝及四肢关节的非创伤性肿胀、积液类病证。常用方剂如治疗膝关节积液的加减利湿消肿汤。方中重用黄芪益气健脾，苍术燥湿健脾；对于慢性滑膜炎、滑囊炎、色素绒毛型滑膜炎者，本方加三棱、莪术；液消肿退后，加山茱萸以巩固；红肿热痛者，加金银花、连翘、牡丹皮、大黄，或配伍加减蠲痹消肿汤；上肢肿加羌活、桂枝、嫩桑枝；下肢肿加木瓜、独活、川牛膝；红肿加生石膏、知母、薏苡仁、蒲公英；痛剧加乳香、没药、全蝎。也可用《金匮要略》防己黄芪汤加薏苡仁 30g、萆薢 20g、猪苓 15g、茯苓 20g，红肿发热者加连翘 20g、牡丹皮 15g。

第二节　平乐正骨药物外治平衡法

"外治之理，即内治之理，外治之药亦即内治之药，所异者法耳"。此即为平乐正骨外治法应用之法理，与内治法不同的是，平乐正骨外治法遣方用药强调以局部辨证为主，兼顾全身辨证而施法。

一、平乐正骨外治药物概述

骨伤科外用药物，是指应用于骨伤科疾病局部的药物，与内服药物相对而言。早在秦汉时期就有应用敷贴治伤的记述。《神农本草经》《五十二病方》中也早有记述。1931 年出土的《居延汉简》中就记述了汉代军医以膏药为主治疗各种损伤的方药。《仙授理伤续断秘方》较全面地记述了洗、贴、糁、掺等治疗骨关节损伤的外用方药、方法。《太平圣惠方》《圣济总录》较系统、全面地介绍了敷贴的方药。《医宗金鉴·正骨心法要旨》《伤科补要》等都收藏了不少外用方药。特别是吴师机的《理瀹骈文·续增略言》中，除系统总结了敷、熨、熏、浸、洗、擦、坐、嚏、刮痧、火罐、推拿、按摩等以外，还扩大了膏药敷贴的治疗范围。吴师机还根据自己的经验，在《理瀹骈文·略言》中提出："凡病多从外入，故医有外治法。经文内取、外取并列，未尝教人专用内治也。"他的"外治之理，即内治之理，外治之药亦即内治之药，所异者法耳"的观点，颇为后世骨伤科学者所推崇。

平乐郭氏正骨，经过长期的实践总结，广泛应用敷贴、熏、洗、熨、擦、揉、涂、抹等外用药物治疗，且取得了显著的治疗效果。骨伤科外用药物相当丰富，按其剂型不同，主要有以下四大类：即敷贴类药物、涂擦类药物、熏洗溻渍类药物和热熨类药物。

（一）敷贴类药物

敷贴类药物是将药物直接涂敷或贴在损伤或病变局部，使药力直接作用于损伤或病变局部的治疗方法。吴师机概括其作用为"拔"和"截"，即病结聚者，拔之而出，使无深入内陷之虑；病邪所经者，截之而断，使无妄行传变之患。平乐正骨敷贴的作用除"拔""截"外，还主以"通""化"，即通经活络、活血化瘀、舒筋求衡。常用的有药膏、膏药和散药三种。

1. 药膏

药膏又称敷药或软膏。

（1）配制方法：将药碾成细粉，然后选用饴糖、蜂蜜、芝麻油或凡士林等调匀成糊状备用。用饴糖调配者，热天易发酵变质，故一次不宜调制太多。饴糖与药物之比，一般为三比一。也有用酒、醋、鲜草药汁、鸡蛋清调配者，因易挥发，需临用时配制。

用饴糖和鸡蛋清调配者，干涸后还有固定和保护伤处的作用。

用于疮面的药膏，是用药物与油类熬炼或拌匀制成油膏，除药效作用外，还有柔软滋润保护创面肉芽组织的作用。

（2）用法与注意事项：药膏一般为用时将其均匀地摊在棉垫或牛皮纸上，四周留边以免污染衣物，或将药膏直接涂敷患处，外以棉垫或 2 ～ 4 层纱布垫覆盖或衬包。

药膏的更换，古有"春三、夏二、秋三、冬四"之说。一般应根据病情需要，气候冷热，2 ～ 4 天更换一次。新伤宜勤换，陈伤可酌情延长。生肌拔毒类药物的应用，应根据创面脓液的多少决定，脓多应勤换，以免脓液浸渍皮肤。用鲜草药汁、酒、醋等易挥发类辅剂调配者，应勤换，一般干涸即应更换。

若患者对敷药及药膏产生过敏，而出现丘疹、瘙痒、水疱者，应及时停用，以淡盐水洗去药膏，撒以三妙散或青黛膏，必要时可给以抗过敏药物。

用饴糖、蜂蜜、鸡蛋清调配的药膏，干涸后有一定固定作用，但摊涂时应均匀、敷贴适体，以免压迫不适和擦伤皮肤。

（3）药膏的种类：药膏种类很多，依其性能有祛瘀消肿止痛类，活血接骨续筋类，清热凉血解毒类，温经通络、散寒、祛风除湿类，以及拔毒生肌类等。临证可根据病情辨证选用。

2. 膏药

膏药古称薄贴，是中医药学外用药物中的一种特有类型。《肘后备急方》中就有关于膏药治法的记载，唐以后则广泛应用于临床各科，在骨伤科的应用也很广泛。膏药，《理瀹骈文·略言》中说："膏纲也，药目也。""有但用膏而不必药者，有膏与药兼用者，合之两全，分之而各妙。"可见，膏与药实为两种，现统称为膏药。

（1）膏药的配制：是将原药浸于植物油中（多用芝麻油），通过加热熬炼，待药黑枯后捞出，过滤后将油继续熬炼至滴水成珠后，再加入炒制后的黄丹，继续搅拌均匀，使丹变黑，即可收膏入水浸泡，揉和成团，置于阴凉或地窖处，以去火毒备用。膏药中，油与丹之比，一般是根据气候不同而增减，以往每斤（500g）油是按"秋七、夏八、冬四两"（旧制一斤等于 16 两）计量。其软硬度以富有黏性，烊化后能黏固于患处，贴之即黏，揭之则落者为佳。膏药的摊制，是将已熬成的膏药，置于小锅中用文火加热烊化后，对具有挥发性、不耐高热的药物（如乳香、没药、樟脑、冰片、丁香、肉桂等），应先研为细粉，加入搅匀，再摊于棉布或牛皮纸上面，制成膏药备用，摊制应留边，以免污染衣物。对一些贵重、芳香开窍类药物（如麝香、牛黄、珍珠、展筋丹等，或其他需特殊增加的药物），可在临用时撒在膏药上。

（2）用法和注意事项：用时将摊好的膏药烘烤变软后揭开，需另加药者可即撒于膏药上，即时贴于患处。若患部体毛较多者最好去除，以免揭取时粘连疼痛。若贴膏药处出现皮疹发痒时（尤其夏季），应揭下，擦以酒精或撒以二妙散，待疹消后再贴或停用；对新鲜创伤兼有皮肤破损者禁用。因膏药内含有铅丹，故拍 X 线片时要揭去，并用松节油擦净后再拍，以免影响片子的清晰度而妨碍诊断。

（3）膏药的种类：膏药的种类很多，按其治疗疾病的种类分，有以治疗创伤为主的接骨止痛膏、活血止痛膏；有以治疗伤科杂症为主的狗皮膏、伤湿止痛膏、麝香虎骨膏等；有用于陈伤气血凝滞，筋膜粘连的化坚膏；有用于治疗溃疡为主的太乙膏、密陀僧膏等。但一般膏药多为复方组成，故其治疗多非单一用途，如平乐正骨接骨止疼膏、活血止痛膏，既可用于创伤，又可用于伤科杂症。

3. 散药

散药又称掺药，是将原药碾成极细的粉末类药物。

（1）散药的制法：散药根据其用途，对制作细度也有不同要求。如用作吹鼻取嚏和伤部水疱等的散药，只要制成细粉即可；用于肉芽创面或点眼用的散药，需研成极细粉，甚之需水飞制作方可。制成后收贮瓶内备用。

（2）用法和注意事项：散药根据需要可直接撒于疮面，或撒于膏药上烘热后贴于患处。散剂用于肉芽创面者，只需弹撒微薄少许，有"上药如撒尘"之说；对于白降丹等专主腐蚀类药物，只能用于腐肉坏死组织，绝不能用作正常肉芽组织；凡有脓液的疮面，应先清除脓液后再撒散药；对止血类散药，应先擦去渗血，随即撒上药粉，并以敷料加压包扎为宜。

（3）散药的种类：散药种类很多，按其作用分，有止血收口类、拔毒祛腐类、生肌长肉类、渗湿解毒类等。临证可根据病情辨证选用。

（二）涂擦类药物

涂擦药始见于《黄帝内经》，如《素问·血气形志》云："经络不通，病生于不仁，治之以按摩醪药。"醪药是用来配合按摩而涂擦的药酒。涂擦药可直接涂擦于患处，或在施行理筋手法时配合应用。常用的涂擦类药，有酒剂、水剂和油剂，分别予以介绍。

1. 酒剂

酒剂即外用的药酒，是一种以酒的消散作用增强药效的酒药协同制剂。

（1）制法：是将药与高度数的白酒和优质醋浸泡而成，一般酒醋之比为 8：2，也可单用白酒或酒精浸泡。1 周内每日需搅拌或摇混振荡一次，此后每周一次。浸泡 3～4 周后，滤渣收贮备用。

（2）用法与注意事项：一般是直接涂擦于患部，或涂擦后加以手法按摩活筋，皮肤有破损者不宜应用。

（3）外用药酒种类很多，根据其作用可分为活血止痛类、活血接骨类、舒筋活络类、追风祛寒类等，临证可根据病情辨证选用。

2. 水剂

水剂即外用的药水。

（1）制法：先将药加水煎熬两遍滤渣后，再煎，然后无菌收贮备用。因水剂不稳定，易腐败变质，不宜久贮。

（2）用法与注意事项：一般是直接涂擦患处，皮肤有破损者不宜运用。

（3）外用水剂种类很多，根据其作用可分为清热解毒类、活血消肿止痛类、舒筋活络类、温经祛寒类等，临证可根据病情辨证选用。

3. 油膏与油剂

油膏和油剂是两种不同的外用药物剂型。此剂型可增强脂溶性药物疗效，同时，还是一种良好的按摩介质。

（1）制法：油膏是用芝麻油将药物熬炼至黑枯捞出过滤后，加入黄蜡收膏备用。油剂是用芝麻油将药物熬炼至黑枯后，去渣过滤收贮备用，或将药物依法提取、精炼，收贮备用。

（2）用法与注意事项：可直接涂擦于患处，也可配合手法按摩运用，既可发挥药物效用，又有润滑作用，还可由患者自己在患处涂擦作自我按摩用，但有皮肤破损者不宜应用。

（3）伤科油膏，油剂类药物种类很多，按其作用可分为活血散瘀类、拔毒生肌类、温经通络类、舒筋活络类等，临证可根据病情选用。

（三）熏洗溻渍类药物

有热敷熏洗法、溻渍法和冲洗法三种。平乐郭氏正骨善用温敷溻渍治疗筋骨伤诸病，四肢关节疾患更重其专工；药物熏洗疗法多适用于治疗躯干疾病，强调四肢关节损伤禁用或慎用，热性疾患者忌用。

1. 热敷熏洗法

早在唐代《仙授理伤续断秘方》中就有关于热敷熏洗法的记述，古称淋拓、淋渫、淋洗与淋浴。清代《医宗金鉴·正骨心法要旨》对本法非常推崇，创制了不少有效方剂，至今还在临床上广泛运用。

（1）制法：将药物置于可加热容器中加适量水浸泡后，煮沸 20 分钟停火后即使用。

（2）用法与注意事项：将患部架于上述煮药容器之上约 10cm 处（以能忍受药蒸汽热度为准），周围适当遮掩以便药蒸汽聚集于患部，先用药蒸汽熏蒸患处，待水温稍降患者可忍受水温时，再用药水淋洗患处。冬季可在患肢加盖棉被，以保持温度。每日熏洗两次，每次半小时。多用于躯干部风寒湿痹或劳损。热证及皮肤破损者不宜应用。

（3）熏洗类药，按其作用有活血舒筋类、通经活络疏利关节类、温经活血祛风散寒类等，临证可根据病情辨证选用。

2. 溻渍法

溻渍法是平乐郭氏正骨常用的外治疗法，分为温热溻渍、常温溻渍和低温溻渍三种方法。此法集药性、温度与湿渗等作用为一体，互相促进，相得益彰，适应证广，平衡属性强，效果良好。《外科精义》中即有"其在四肢者，溻渍之；其在腰背者，淋射之；其在下部者，浴渍之"的记载。

（1）制法：将药物置可加热容器中加适量水浸泡后，煮沸 20 ～ 30 分钟停火，后将药渣装入纱布袋内，温热溻渍至药温达 40 ～ 45℃开始使用，常温溻渍至药温达32 ～ 37℃时开始使用，低温溻渍则将药袋和药水放置于冰箱内降温，至药温达 10℃左右开始使用。

（2）用法与注意事项：①温热溻渍：适用于风寒湿痹、损伤中后期、劳损退变及气虚血瘀等疾患。将患部棚架于上述煮药容器之上约 10cm 处，将温热药袋放置于患部之上进行溻渍，周围适当遮掩，以便药温聚集于患部，同时用温热药水淋渍患处。每日溻渍两次，每次半小时，至药温渐凉为止。切忌药温过凉；热证及皮肤破损者禁用。②常温溻渍：适用于风寒湿痹、损伤后期、劳损退变、肝肾亏损且皮肤僵硬、菲薄、敏感的疾病。将患部棚架于上述煮药容器之上约 10cm 处，将常温药袋放置于患部进行溻渍，周围适当遮掩，以便药温聚集于患部，同时用常温药水淋渍患处。每日溻渍两次，每次 20 分钟。切忌药温过凉；皮肤破损者禁用。③低温溻渍：是用于热证患者。使用低温药袋与药水，方法同上。每日溻渍两次，每次半小时。损伤后期关节僵硬、风寒痹证、气滞血瘀及肝肾亏损患者禁用，局部有皮损者禁用。

（3）熏洗类药，按其作用有活血舒筋类、通经活络疏利关节类、温经活血祛风散寒类及清热除湿凉血类等，临证可根据病情辨证选用。

3. 冲洗法

冲洗法古称洗伤。至今仍广泛用于伤科临床，为一种直接清除邪毒及异物的方法。

（1）制法：将药物置于可加热容器中加适量水浸泡后，煮沸 20 ～ 30 分钟停火，将药渣滤除，药水放至常温后使用，或置于容器内备用。

（2）用法与注意事项：用纱布蘸药水淋洗患处，或用容器盛药水冲洗患处，或用注射器等器物抽吸药水给以一定的压力冲洗局部，或用输液器接引流管置伤口或窦道、瘘管内定时定量脉冲式滴注冲洗。局部皮损、皮肤过敏、湿疹患者禁用。

（3）冲洗类药，依其作用有活血化瘀类、祛腐生肌类、清热解毒类等，临床可根据病情辨证选用。

（四）热熨类药物

热熨是热疗的一种方法。《普济方·折伤门》中就有"凡伤折者，有轻重浅深久新之异，治法亦有服食、淋熨贴熠之殊"的记载。热熨法适用于腰脊躯干部不易外洗的伤病及四肢关节寒证。其方法很多，主要有下列两种。

1. 坎离砂

坎离砂又称风寒砂，适于风寒湿痹或陈伤夹风寒湿者。

（1）制法：用铁砂加热后与醋水煎成的药汁，搅拌后制成。

（2）用法与注意事项：将已制成的铁砂，加醋少许拌匀后装入布袋扎口，待数分钟后，自然发热，直接熨于患处。皮损及热症患者忌用，温度不可过高，以免皮肤烫伤，或形成皮内瘀血花斑，影响疗效或适得其反。

2. 熨药

熨药俗称熥药，是根据病情选用相应药物，装入布袋扎好袋口放入蒸锅中，蒸汽加热后，熨于患处。或用粗盐、黄砂、吴茱萸等炒热后装入布袋热熨患处，是平乐郭氏正骨的常用疗法。有通经活络、舒筋止痛、散寒除风等作用，适用于各种风寒湿痹疼痛，也可用于寒凝腹痛、尿潴留等内科杂症。热症患者禁用，温度不可过高，以免烫伤皮肤，或形成皮内瘀血花斑，影响疗效或适得其反。

二、药物外治基本法

平乐正骨药物外治基本法，除用药量一般较内治法相对偏大外，基本同药物内治基本法，不同的是平乐正骨外治法遣方用药强调以局部辨证为主，兼顾全身辨证而施法。外用药物的配伍原则、配伍方法、配伍禁忌及外用药物的平衡用药方法均与内治法无明显区别，请参照药物内治法的相关章节。

三、创伤药物外治平衡法

骨伤科的药物外治法和内治法一样被历代伤科医家所重视，且有不少精辟论述和有效方剂。平乐郭氏正骨经过其历代传人的实践，对骨伤科的药物外治法，积累了丰富的经验，把药物外治法也概括为初、中、后三期辨证用药原则，提出初期损伤瘀血阻滞，肿胀疼痛，治之以"消"，即散瘀消肿止疼；中期瘀血泛注，消而未尽，肿减而未除，治之宜"散"，即活血散结，散瘀和营；后期骨愈未坚，筋肉消瘦，关节僵凝，治之宜"温"，即温经利节。所谓初、中、后三期，也和内治法一样，既寓有时间概念，又不唯时间，而主要是以临床症状为辨证根据。

1. 创伤初期，伤病初起，瘀血阻滞，肿胀疼痛，治之以"消"，宜祛瘀消肿止疼。须注意的是：此期邪实正盛，不宜用热汤淋洗，因创伤脉络受损，血离经道外溢而瘀滞，热可助血行而增加肿胀。亦不宜冷水淋洗，因血遇冷则凝，恐冷热相搏，寒凝经络而留瘀遗患。

一般损伤初期肿胀疼痛者，宜外敷文蛤膏，或用黄半膏、地龙膏、祛瘀消肿膏、消瘀止疼膏、消肿膏、消肿化瘀膏等；若肿胀严重、起水疱者，可抽吸或穿破水疱后，外敷三妙散或平乐外用接骨丹；若肿疼发红，焮热灼手，有瘀血化热之势，当用清热解毒的金黄散或四黄膏；若肿甚僵硬，跗阳或寸口脉搏不清，即有骨筋膜室综合征之虞者，可用芷黄速效消肿膏醋调外敷，干则即换，直至硬度变软，肿胀减轻；若皮肤破损、污染，可用公英荆防煎或黄柏黄芩液冲洗；对皮肤表浅破损渗血者，冲洗去污后，可撒敷桃花散、云南白药、花蕊石散、如圣金刀散、金枪铁扇散等加压后包扎；若为骨折肿势已减，正复后可用外用接骨丹，鸡蛋清调敷后固定；若为惊纹性骨折，可外贴接骨止痛膏；若为筋伤可按摩展筋丹或涂擦展筋酊、外贴舒筋活血止痛膏；若为关节脱位，整复后可外贴活血止痛膏。

2. 创伤中期，瘀血泛注，祛而未尽，肿胀消而未除，局部筋肉僵凝，瘀斑青黄尚存，动则仍疼，功能障碍仍明显，当治之宜"散"，即活血散结、散瘀和营。可用展筋丹按摩或涂擦展筋酊；醋调消肿活血散外敷；或以苏木煎温洗，以散未尽之瘀血，疏经络而止疼痛。

3. 创伤后期，病程日久，骨折已愈，唯筋肉消瘦，气血停滞，关节僵凝，或夹风寒湿邪侵袭，外治当治之宜"温"，即温经活血、通经利节、舒筋活络，或温阳散寒、祛风除湿。

若为筋肉损伤日久不愈，气血郁滞，筋肉僵凝、挛缩，仍可按摩展筋丹或以展筋酊涂擦，并用温经活血、舒筋利节之苏木煎或活血伸筋汤外洗；若为骨折愈合，筋肉消瘦，关节僵凝，除按摩展筋丹或涂擦展筋酊外，可用温经活络、舒筋利节之舒筋活血散、透骨草煎等外洗。

若损伤严重，卧床日久活动不便，可用红花樟脑酒，定时于骶尾等处按摩以预防褥疮；若损伤日久，夹风寒湿邪侵袭，肢节麻木，困疼，遇风寒加重者，可用温经通络的海桐皮汤熏洗，或用温经活血、祛寒的温经活血酒热敷，或用葱、姜、醋炒麸子热敷，或用坎离砂热熨，也可用醋调四生散外敷，或可外贴万灵膏。若伤口久不愈合，脓液较多、肉芽紫红，为有热毒，可用清热敛疮之生肌散（《张氏医通》方）；伤口肉芽新鲜、脓液不多可撒生肌长皮散、珍珠粉，外敷生肌玉红膏；若伤口腐肉不去，可撒祛腐拔毒的七三丹、八二丹，或用红升丹、白降丹等。红升丹、白降丹药性峻猛，特别是白降丹专主腐蚀，只可短时用于腐肉不去，绝不能用于正常肉芽组织，可加熟石膏调配成九一丹等应用，以减轻其腐蚀性。

四、骨病药物外治平衡法

骨病的药物外治法和内治法一样，是骨伤科的内外兼治、局部与整体并重的治疗原则的重要组成部分，而对某些疾病的一定发展阶段更有其独特的意义。骨病常用的药物外治法有清热解毒法、温阳散结法、温经解凝法、拔毒生肌法等，临证依据病情辨证选用。

1. 清热解毒法

清热解毒法即利用苦寒清热类药物，即"热者寒之"的治法。适于附骨疽，肿痛发红、焮热灼手，乃热毒壅聚者。常用的方剂有如意金黄膏、四黄膏、速效消肿膏，或活血解毒、祛逐水湿的骨炎膏等。

2. 温经解凝法

温经解凝法是用辛温散寒、活血、温化痰湿类药物，以治疗寒痰凝结之漫肿、不红不热之流注阴疽症，可用《外科正宗》之回阳玉龙膏热酒调敷，或外贴温化湿痰之万灵膏或阳和解凝膏。

3. 温阳散结法

温阳散结法是用辛热温阳类药物，以治疗顽痰瘀聚，漫肿坚硬，青筋努起之石痈症，可用加味四生散蜂蜜或醋调外敷。

4. 拔毒生肌法

拔毒生肌法是用拔毒祛腐、清热解毒、生肌敛口类药外敷或外撒或洗，或以药捻、药绽插入窦道等，以治疗附骨疽、流注、流痰等溃疡久不愈合者，临床可根据伤口情况选用。若疮面脓液不多，肉芽新鲜，或撒生肌长皮散，并以生肌玉红膏纱布覆盖；若疮面脓液较多，肉芽暗褐，为有热毒蕴郁，可用三黄公英煎冲洗疮面后，撒以生肌散、拔毒生肌散，或外敷骨炎膏。若溃疡久不愈合，形成窦道，内有死骨胬肉突出于窦道口，脓出不畅者，可用三品一条枪等药绽、药捻插入窦道，外敷骨炎膏。若死骨已祛，疮口不愈，脓少而清稀，可撒生肌长皮散，外敷橡皮膏，或蜂蜜、白糖纱布以增加局部营养，生肌长肉。

五、伤科杂症药物外治平衡法

伤科杂症的药物外治历史悠久，早在《黄帝内经》就有用药酒涂擦的记载，历代医家不乏精湛论述，且创制了很多有效方药，有些至今仍被广泛采用，在民间流传尤广，与内治等法配合运用，可增强疗效，缩短疗程，更好地发挥中医药综合治疗的优势。伤科杂症的药物外治法很多，常用的有温经散寒法、活络通痹法、清热消散法等，临证可根据病情辨证选用。

1. 温经散寒法

温经散寒法是用辛热祛寒类药物，以治疗寒邪郁滞，痹阻经络，而致疼痛遇冷加重的寒痹症，可外敷温阳散寒、通痹止痛的回阳玉龙膏；可用温经散寒、祛风止痛的坎离砂热熨；也可用温经散寒、除风活络的温经祛寒散，酒醋炒热外敷；还可用温经祛寒、散瘀止痛的温经散寒酒，用纱布垫蘸药酒外敷或加电灯烤热敷。

2. 活络通痹法

活络通痹法是采用辛温、活血、通经类和祛风除湿、舒筋活络类药物外用，以治疗风湿性疾病或陈伤复感风、寒、湿邪引起的疼痛、麻木、四肢关节拘挛等症。常用的熏洗类药有温经活络、祛风止痛的二乌红花饮；醋、水煎洗治疗足跟痛的艾苏煎；清热燥湿、活血通经、治疗四肢关节肿胀积液，用以外洗的利湿消肿饮。敷贴类药有祛风散寒、活络宣痹的活血散、三色敷药，温经通络、祛风止痛的加减温经通络膏，以及温经活血、祛风止痛的消肿止痛膏。热敷类药有葱、姜、醋炒麸子热敷法，温经活血酒，纱布蘸药酒灯烤热敷法等。

3. 清热消散法

清热消散法是采用苦寒清热、燥湿祛风类药外用，以治疗四肢关节肿痛、发热类的湿热痹证。常用的外敷类药有苦寒清热、燥湿消肿的如意金黄散，清热燥湿、活血舒筋的解毒祛湿膏，清热散瘀、消肿止痛的活血解毒膏。洗渍类药有清热解毒、活血祛风、燥湿的清热利湿饮。

第五章　平乐正骨平衡固定方法

第一节　平乐正骨平衡固定的基础与原则

一、固定基础——平衡为纲

　　固定是利用器材把骨折或脱位的两端或肢体固定在一定位置上,是维持骨折或脱位对位的重要条件,也是保证骨折、脱位在愈合过程中,避免再损伤的重要措施。平乐正骨认为:固定,从根本上讲就是使骨折端位置保持在近生理平衡状态的一种外在方法。平乐正骨固定法基于平衡而法于平衡,是平乐正骨平衡理论在固定疗法方面的具体应用和体现,气血平衡、筋骨平衡与动静平衡始终贯穿其中。平乐正骨平衡理论认为,在伤科的治疗过程中,固定和运动是相对对立的,又是相互为用、相辅相成的。一方面,固定是维持骨折或脱位整复后的位置的必要条件,必然限制了肢体的活动与气血循行;另一方面,必要的活动是保证肢体功能、促进气血循行、加速骨折愈合的重要因素,同时若活动不当必然影响筋骨对位及生长愈合。在治疗中,应适当掌握固定与活动的相对平衡,以静制动,以动促静,把合理的、有效的固定和适宜的活动有机协调起来,使其相辅相成,扬长避短,趋利避害,促进康复。平乐正骨固定平衡法是平乐正骨筋骨并重平衡与动静互补平衡原则的重要内容。

　　平乐正骨固定平衡法主要包括小夹板固定法、牵引固定法、粘贴固定法、绑扎固定法、器具固定法、挤垫固定法和悬吊固定等内容。

　　(1)小夹板固定法:是平乐正骨平衡固定法的主要代表。平乐正骨小夹板为独特的塑形夹板,即根据肢体解剖形态和特征及维持对位平衡所需的力向与力度加以塑形,并配以压垫等附件,在保证治疗力学平衡、维持有效固定,以及确保肢体血循与神经不受伤害的前提下,实现患者最大的舒适性,具有鲜明的平乐正骨特征和临床应用优势。小夹板固定法是从肢体的生理功能出发,通过扎带对夹板的约束力,压垫等对骨折断端防止或矫正成角畸形和侧方移位的效应力,充分利用肢体肌肉收缩活动时所产生的内在动力,使肢体内部动力因骨折所致的不平衡重新恢复到平衡。小夹板固定的平衡属性主要体现在:①维持力学平衡和气血平衡的弹性固定:在保证固定效果的同时有效减少了因固定引发的负损害；②维持动态平衡的可调节性：小夹板固定时，可根据肢体不同时期的肿胀程度随时调节固定的松紧度，使之始终保持在最佳固定状态；③动静互补平衡的优越性：小夹板固定一般不超关节，有效保护关节活动功能。同时，通过关节活动和肌肉收缩，首先，促进了伤部的血液循环，有利于肿胀消除、瘀血消散及骨折愈合；其次，肌肉的纵向等张收缩，一方面保护了骨折对位的稳定性，另一方面使骨折断端间产生纵向生理压应力刺激，有利于骨折愈合。小夹板固定将骨折的整复、固定与功能锻炼有机地结合在一起，做到整复时即有固定，固定后还可通过锻炼和自身肌力及夹板的弹力持续矫正残余畸形与移位，并可早期进行关节功能锻炼，避免关节僵直、肌肉萎缩，促进骨折愈合，减少了并发症和后遗症。

（2）牵引固定法：主要是为了对抗较强的肌肉收缩力，矫正骨折端的重叠和成角畸形，维持复位后的骨折端的稳定与力学平衡，从而疏通经络，通顺气血，促进骨折愈合、病损修复。在骨折远端采用力量较大的纵向持续牵引力，在牵引过程中，通过牵引重量和牵引力线的调整，辅以手法，使骨折和脱位复位，矫正成角，维持对位对线，稳定骨折端，从而达治疗的目的。平乐正骨牵引固定法根据疾病的不同需要分为骨牵引、皮牵引、固定带牵引和橡皮弹性牵引等；牵引架有板式架、桥式架、三脚架、直角架和牵引托板等。

（3）粘贴固定法：是利用胶布或膏药的黏合固定作用加上药物疗效，以达固定和治疗的目的，多用于肌肉、肌腱与韧带不全损伤等筋伤、无移位骨折，以及特殊部位的骨折或脱位。

（4）绑扎固定法：是用绷带、布带或金属丝对骨折进行固定的一种方法，适用于肌肉、肌腱与韧带不全损伤等筋伤，以及特殊部位的骨折或脱位（如颞颌关节脱位）的固定，以达治疗的目的。

（5）器具固定法：所用器具是根据力学原理研制成的符合人体解剖特点和医疗要求的各种经皮外固定器具，多适用于关节或近关节部位的骨折、特殊类型的不稳定骨折脱位（如跖跗关节骨折脱位）和长骨骨干的长斜型骨折等。

（6）挤垫固定法：可单独应用，也可两种方法同时应用，并可配合其他固定方法应用。挤，有对挤之意。一般用沙袋、砖块等物，对挤于患肢两侧，加以固定。垫，有衬垫之意。一般用纱布垫、棉垫、海绵垫或沙袋垫，垫于骨折处的适当部位，或肢体下方，帮助复位和固定，也可配合夹板、牵引等应用，以加强固定作用。多用于肌力较弱的干骺端无移位骨折、儿童骨折或松质骨压缩骨折。

平乐正骨平衡固定法坚持筋骨并重平衡、动静互补平衡。平乐正骨平衡理论认为，筋与骨在生理上相互依存，在病理上互相影响。骨病必及筋，筋损则束骨无力与气血瘀阻同现，而影响骨之功能。筋与骨的动态平衡关系犹如桅杆和缆绳之间的关系，其中任何一方遭到破坏，均可引起筋骨平衡失调，从而导致伤科疾病的发生。平乐正骨平衡固定法重视筋骨并重平衡，认为骨强则筋健，筋健则骨强。筋骨并重是平衡固定法的重要原则，也是科学处理人体骨与软组织这一动态平衡关系的原则性要求。

平乐正骨平衡理论认为，在治伤过程中，坚持筋骨并重平衡，主要体现在固定骨折注意护筋、用筋与调筋。①护筋：在骨折固定时要注意筋骨并重，既要固定好骨折，又要注意对筋的保护，避免再次损伤筋肉，以保持骨的营血供给，维护血液循环，保证筋骨的连接与康复。在骨折固定过程中，需从以下几个方面注意护筋：首先，松紧适当，动静适度。固定不宜过紧或过松，过松则不利于骨折稳定，易导致骨折移位，造成筋肉组织的二次伤害；过紧则易导致筋肉组织血液循环不畅，甚至造成挤压性损伤，对筋的修复、骨的愈合均不利。其次，开放性骨折复位固定时，应选择生物相容性好的内固定器材，尽量保护筋骨的互联关系，顾护筋肉的完整性及血液循环，减少创面暴露时间，将医源性损伤降低至最低程度，从而利于患者早期康复。再次，在矫正骨折对位、对线时要注意护筋，避免伤筋，最大限度地维护筋对骨的顾护作用。②用筋：在固定骨折时，还需从以下几个方面注意用筋。第一，要巧借筋力，达到固定力的平衡，维持骨折的对位与稳定；第二，巧用筋力和筋肉适时慢速等长生理舒缩所产生的"肉夹板"效应，维持骨折对位与稳定；第三，巧用筋肉的舒缩活动所产生的自体按摩活筋效应，活血通络，祛瘀生新，促进骨折愈合；第四，巧用筋肉的舒缩活动，促进关节功能的康复。③调筋：在骨折固定期间，要适时运用"远取点穴法"以疏通经络，调理经筋，或手法活筋、理筋，调整筋肉张力，充分发挥"筋束骨"的作用，维持筋骨平衡与骨折部的动静力平衡，以利于骨折固定与康复。

二、固定原则——"效""便""短"

平乐正骨平衡固定法的原则可概括为"效""便""短"三个字——维持损伤部的平衡，促进伤损修复。

（一）效

效，指有效而言。固定方法一定要有效。在固定治疗中，无论采用何种固定方法，使用固定物的多少，固定器材的选择和使用，以及固定的松紧度都以能发挥有利于骨折愈合的活动、控制不利于骨折愈合的活动和各种力的作用，确保骨折端（和脱位）复位后的对位和稳定，使骨折及韧带肌肉等组织能在近解剖状态下愈合，并加速愈合，促进功能早日恢复为目的。

（二）便

便，指轻便和方便而言。在有效固定原则的基础上，固定物应尽量轻便、少而适用。在选择固定用材方面，应尽量轻便而灵巧，避免沉重而复杂的固定。如夹板固定，能用两块夹板解决问题者就不要用三块夹板；能不用夹板者就尽量不用，仅用绷带悬吊制动和粘贴膏药固定即可。

另外，"便"又体现在方便和简便方面。即：一是简便，容易操作和掌握；二是便于检查、透视和纠正再移位；三是便于活动锻炼，以利功能恢复。

（三）短

短，指固定时间和固定物而言。固定的时间尽量短，在骨折达到临床愈合后，尽早解除固定，教以正确的功能锻炼方法，以利功能的恢复。不能为了追求保险而延长固定时间，以致影响功能的恢复，或延长功能的恢复时间。当然也不能为了早期解除固定而忽略了临床愈合标准的要求，过早的解除固定进行功能锻炼，可致骨痂断裂及骨折端的再移位。

另一方面，在不影响固定的原则下，固定物能短勿长，能通过固定一个关节解决问题者，就不要固定两个关节。

第二节　平乐正骨平衡固定的方法

一、小夹板固定法

小夹板固定法，是平乐正骨传统特色固定法，能有效维持创伤后的筋骨平衡，多用于四肢骨折，是临床上最常用、最主要的固定方法。符合效、便、短的固定原则，取材容易，成本低，使用方便，操作简单，质轻，形巧，固定后患者感觉舒适，不妨碍 X 线的通过，便于复查和矫正，且不影响邻近关节的活动。

（一）平乐正骨小夹板的分类

1. 从夹板的形态上分为塑形夹板和不塑形夹板两种。

（1）塑形夹板：用可塑性强的木料制成，多用柳木。因柳木具有一定的弹性和韧性，不易折断和劈裂，质轻，并可吸收压力，在形变后，有弹性回位的特点。可根据治疗需要和肢体形态塑成相应的弧度，然后于贴皮肤面加海绵或毡垫，外加针织套缝制而成。

（2）不塑形夹板（直夹板）：用量轻质好的松木或桐木制成，根据治疗所需要的长短和宽窄，选用相适宜的板材，贴皮肤面加海绵或毡垫，或垫以棉花，外以绷带包绕备用，外套针织套。

2. 按其不同作用可分为夹板和托板两种。

（1）夹板：用以夹缚固定患肢，保持和稳定折端对位，控制不利于骨折愈合的活动及保护患肢不致再损伤。

（2）托板：起托扶和支撑，以及保持患肢体位和稳定折端的作用。

（二）平乐正骨小夹板的特点

1. 根据治疗需要，按肢体形态和生理弧度进行塑形或不塑形。

2. 根据治疗需要，限制某一关节或关节某一方向的活动。

3. 平乐正骨小夹板较宽，压力均匀，一般不需另外加垫。如前臂塑形夹板，单靠前、后侧夹板的挤压力，即可起到分骨作用，不需另加分骨垫。

4.夹板边角圆滑，且垫以海绵、套有针织套，不易引起压伤。

5.使用方便，操作简单，容易掌握、管理、复查和调整。

（三）平乐正骨小夹板的固定方法

由于骨折的部位和类型不同，肢体形态的差异，肌肉牵拉力量的大小不一，根据固定操作的需要，在夹板固定的同时，或助以人力，或辅以器具，或加以牵引，使复位满意，折端稳定，以达愈合快和功能恢复早的目的。

小夹板固定方法包括：单纯小夹板固定法、小夹板加牵引固定法（见牵引固定法）、小夹板加器具固定法、小夹板加挤垫固定法等。

1.单纯小夹板固定法

由于损伤的部位不同，患者个体的差异，故单纯小夹板固定的种类很多，固定方法也各有其不同的特点，分别介绍于下。

（1）超肩小夹板固定法

［适应证］肱骨颈骨折；肱骨颈骨折合并肩关节脱位，肱骨中段以上骨折。

［固定用具］肱骨超肩夹板1套、对肩带1根、小带子3根（图5-2-1）。

［夹板介绍］超肩小夹板1套4块，后、内、外侧板皆为直板。前侧板：上超肩上3cm，下至肘横纹上3cm。后侧板：上超肩上3cm，下至肱骨内、外髁水平。内侧板：上至腋下，下至肱骨内髁上缘。外侧板：上超肩上3cm，下至肱骨外髁上缘。年龄和体态不同所用型号不同。

［使用方法］骨折整复后，保持对位，依次放置前、后、内、外侧夹板，使前、后、外3块夹板上端超出肩上3cm。先用3根带子将腋下部分依次绕两周结扎。助手用对肩带经健侧腋下，将对肩带的两端分别绑缚于前后夹板的上端；再将前、后、外3块夹板绑扎在一起；最后腕颈带将患肢悬吊于胸前，肘屈90°。（图5-2-2）

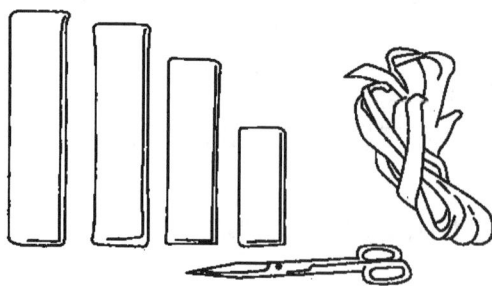

图 5-2-1　超肩小夹板　　　　　　　图 5-2-2　超肩小夹板固定法

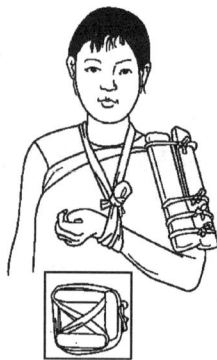

［注意事项］①带子绑扎要松紧适宜，绑扎后以带子能上、下推移活动1cm为度。新伤肿胀严重时要相对绑松些，随肿胀消退持续调整绑扎带松紧。②对肩带的结扎，

如为肱骨颈内收型骨折，对肩带应拉紧结扎，使上臂稍呈外展状；如为肱骨颈外展型骨折，对肩带应相对放松，避免上臂外展，肘关节屈曲应大于90°。如为肱骨颈背伸型骨折，对肩带应松紧适度，但肘屈应在130°以上，以便使上臂前屈，超过腋中线，并于前侧板上端，即骨折远折端相应部位，加一方形棉垫，以防止向前再出现成角移位。③如为肱骨上段胸大肌止点以上骨折，可将内侧板上端，包以棉花或海绵，制成蘑菇头状，以对抗胸大肌肌力，保持力学平衡，维持对位。④在固定期间，肩关节禁止作背伸活动，只允许做前屈活动。因肱骨颈骨折，不管属于哪种类型，多向前突起成角，故不能背伸肩关节，避免引起向前再突起成角变位。⑤向患者做好解释和指导工作，取得患者配合。固定一开始，即可做耸肩及腕关节、手部关节的伸屈活动练习。

（2）上臂超肘小夹板固定法

［适应证］肱骨中段以下骨折，肱骨髁上骨折，肱骨外髁骨折，肱骨髁间骨折。

［固定用具］肱骨超肘小夹板1套，小带子3～4根（图5-2-3）。

［夹板介绍］同超肩夹板，将内侧板作为前侧板，前侧板作为内侧板使用，并将各板上端颠倒为下端即可。尺寸亦同超肩夹板。

［使用方法］保持对位，依次放置外、内、前、后侧夹板，使外、内、后侧板超出肘下3cm。先用1根带子将肘关节以上夹板中部绕两周结扎，以作临时固定，再用一根较长的带子，在肘上方，由前侧板前方将带子两端分别经内侧、外侧夹板的内侧向后，至两侧板的后方反折，经外侧向前在前侧板的前方交叉，再向后绕四块板两周结扎（名反折带）。此反折带的目的是避免内、外侧板向后滑脱。然后再用带子将其上方绕两周结扎，最后将内、外、后3板于肘下方以带子做交叉结扎，腕颈带悬吊前臂于胸前即可，屈肘。（图5-2-4）

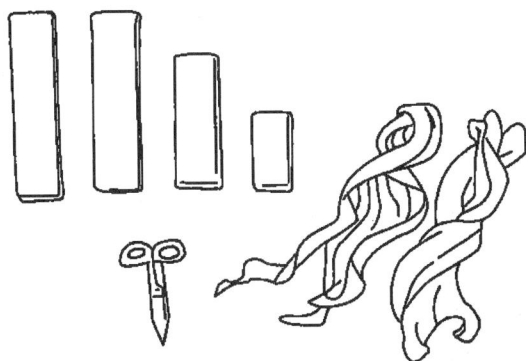

图 5-2-3　超肘小夹板

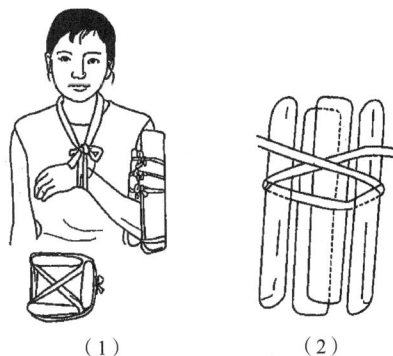

图 5-2-4　上臂超肘小夹板固定法
（1）超肘夹板固定法；（2）反折带结扎固定法

［注意事项］①反折带最好结扎于近肘部的上方，这样所起作用较大。②肘关节的屈曲度，根据骨折复位情况所需而定。③必要时外加三角巾悬吊肘部。

（3）上臂双超小夹板固定法（即超肩超肘小夹板固定法）

［适应证］上臂各段骨折，特别是肱骨干不稳定型骨折和肱骨中段骨折。

［夹板介绍］上臂双超小夹板1套，对肩带1根，小带子3～4根（图5-2-5）。

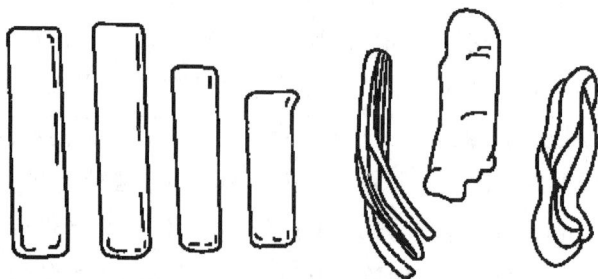

图 5-2-5　双超夹板

［使用方法］保持对位，依次放置外、内、前、后侧夹板，中段以带子绕两周结扎，其他对肩带的结扎方法同超肩小夹板固定法，肘上方反折带和肘下方带子的结扎方法同超肘小夹板固定法。实际上双超小夹板为超肩夹板及超肘小夹板的合用。最后以腕颈带悬吊前臂于胸前，肘关节屈曲角度的大小根据需要而定。（图5-2-6）

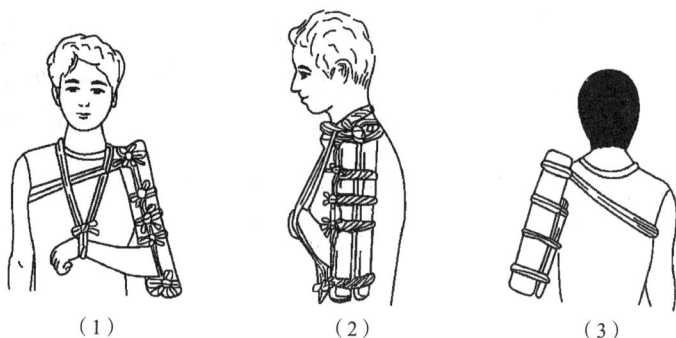

（1）　　　　　　　　（2）　　　　　　　　（3）

图 5-2-6　双超小夹板固定法

（1）正位观；（2）侧位观；（3）后位观

（4）肘部塑形小夹板固定法

［适应证］肱骨髁上屈内型骨折，肱骨外髁骨折，肱骨外髁翻转骨折，桡骨颈骨折，尺骨鹰嘴骨折，尺骨上段骨折合并桡骨头向后脱位（屈曲型）。

［固定用具］肘部塑形小夹板1套，小带子4根（图5-2-7）。

［夹板介绍］肘部塑形小夹板1套4块，分前、后、内、外侧板。前侧板：上至上臂中上段，下至腕横纹上方。后侧板：上至上臂上段，下至腕横纹下方3～5cm处。内侧板：上至上臂内侧中上段，下至腕横纹。外侧板：上至上臂外侧中上段，下至腕横纹。

将前、后侧板于中上段处塑成45°弓形，内、外侧板中上段处制成活动轴。4块板皆上宽下窄，两端制成略向外弯曲，避免压迫。于前侧板的突面，后侧板凹面及内、外侧板的贴皮肤面垫以海绵，外加针织套。年龄和体态不同，所用型号不同。

　　［使用方法］保持对位，依次放置前、后、内、外侧夹板，先用带子于肘部绕两周结扎，然后再结扎肘部上下的带子，前臂以腕颈带悬吊（图5-2-8）。

　　［注意事项］注意及时调节夹板松紧度，观察患肢远端血循及活动情况，并根据情况及时处理。

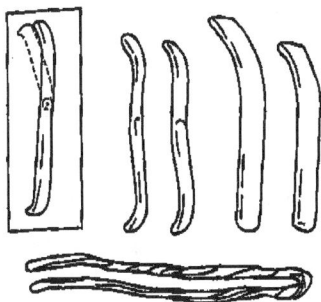

图5-2-7　肘部塑形小夹板　　　　　图5-2-8　肘部塑形小夹板固定法

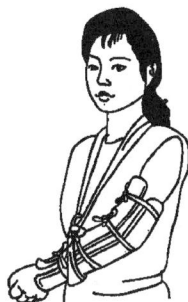

（5）前臂塑形小夹板固定法

　　［适应证］前臂尺桡骨干单骨骨折或双骨骨折。

　　［固定用具］前壁塑形小夹板1套，小带子4根（图5-2-9）。

　　［夹板介绍］前壁塑形小夹板1套4块，分前、后、内、外侧板。前侧板：上至肘横纹下2cm，下至腕横纹下1cm。后侧板：上至尺骨鹰嘴，下至掌骨背侧中上部。内侧板：上至尺骨鹰嘴尖平齐，下至小指指掌关节处。外侧板：上至肘横纹下2cm，下至第1掌骨基底部。

　　前后侧板塑形应符合前壁的生理弧度，内侧板为直板，外侧板下端塑成45°弯曲，中上段塑成轻度（约10°）弧形，突向尺侧。4块板皆上宽下窄，制成不同型号备用。

　　［使用方法］保持对位，依次放置前、后、内、外侧小夹板，4根带子依次绕小夹板两周结扎（图5-2-10）。

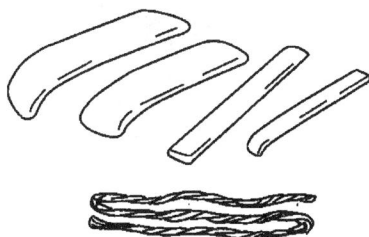

图5-2-9　前臂塑形小夹板　　　　　图5-2-10　前臂塑形小夹板固定方法

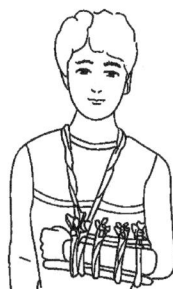

　　［注意事项］①若为前臂尺、桡骨双骨折，4块板依次放置即可。②若为单一桡骨骨折，将外侧板放于内侧，使手向尺侧微下垂，对桡骨起撑拉作用，避免向尺侧成角，

以保持对位对线。而前臂外侧可不置板。③若为单一尺骨骨折，除将4块板常规依次放置外，必要时在手掌尺侧（即内侧直板下端）加长方形棉垫，使手向桡侧微偏，以便于对尺骨起到撑拉作用。④固定期间，前臂应保持中立位，绝对避免做旋臂活动，特别是尺、桡骨的中段和上段骨折。⑤固定期间，应保持肘关节的屈曲位，特别是尺、桡骨的中段以上骨折，肘关节相对屈曲，对位越好，骨折端越稳定，骨间隙越正常。

（6）前臂超肘塑形小夹板固定法

［适应证］尺骨上段骨折合并桡肱关节脱位，尺骨或桡骨中上段单一骨折，尺、桡骨中上段或中段以上双骨折。

［固定用具］前臂超肘塑形小夹板1套，小带子4～5根（图5-2-11）。

［夹板介绍］前臂超肘塑形小夹板1套4块，分前、后、内、外侧板。前侧板：上至肘横纹下1cm，下至腕横纹。后侧板：上至肘后（屈肘）超出3cm，下至腕横纹以下4cm。内、外侧板：上至肘后超出3cm，下至腕横纹以下2cm。

前、后侧板塑形应符合前臂的生理弧度，内、外侧板远端塑成45°弯曲。4块板皆上宽下窄。

［使用方法］保持对位、屈肘、前臂中立位，依次放置前、后、内、外侧小夹板，使内、外、后3块小夹板超出肘后3cm。先用带子将中部结扎，在近肘部用带子做反折结扎，再结扎最下端的一根带子，最后于肘后将内、外、后3块夹板做交叉结扎。腕颈带悬吊前臂，或将前臂固定于旋后位。（图5-2-12）

［注意事项］①固定前后切忌伸肘和旋臂活动。②必要时，肘下的两根带子均做反折结扎，以免内外侧板向后滑脱。

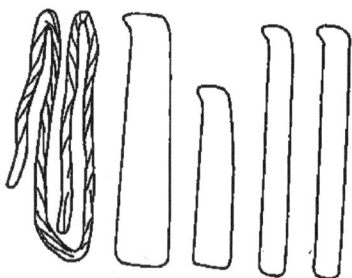

图 5-2-11　前臂超肘塑形小夹板图　　　图 5-2-12　前臂超肘塑形小夹板固定法

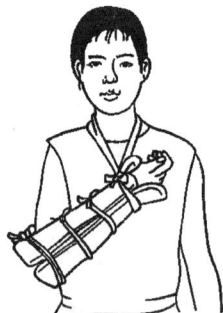

（7）腕部塑形小夹板固定法

［适应证］尺、桡骨下段双骨折，桡骨下端各种类型骨折（屈曲型，伸展型，骨折合并脱位，尺、桡骨茎突骨折，骨骺骨折或滑脱），腕骨脱位，腕骨骨折脱位，桡腕关节脱位。

［固定用具］腕部塑形小夹板1套、小带子3根（图5-2-13）。

［夹板介绍］腕部塑形小夹板1套3块，分前、后、内侧板。

前侧板：上至前臂中段，下至掌心部。后侧板：上至前臂中段，下至手背中下部。内侧板：上至前臂中段，下至腕横纹下2cm。

将前、后侧板于下1/4处，塑成45°弯曲；内侧板于下端塑成45°弯曲。

［使用方法］保持对位，依次放置前、后、内侧小夹板，用3根带子于上、中、下部位分别各绕两周结扎。腕颈带悬吊前臂。（图5-2-14）

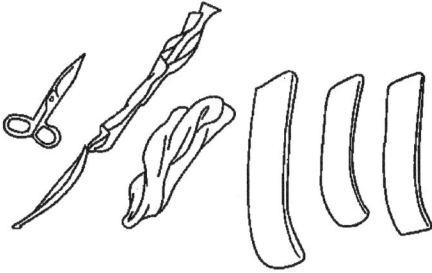

图5-2-13　腕部塑形小夹板

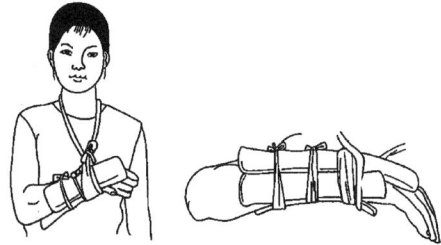

（1）　　　　　　　（2）

图5-2-14　腕部塑形小夹板固定法

［注意事项］①若为桡骨远端伸展型损伤（骨折、脱位或骨折合并脱位），将腕固定于掌屈位，即依次放置前、后、内侧小夹板，将小夹板的弓形弯曲中点放置于骨折端。②若为桡骨远端屈曲型损伤（骨折、脱位或骨折合并脱位），将腕固定于背伸位，将后侧板置于前侧，前侧板置于后侧，弯曲中点放于骨折端。③若为尺、桡骨下段双骨折，前后侧板应略向下移，弯曲中点放于腕部，切忌置于骨折端，以免形成骨折端向背侧突起而出现成角畸形。④无论是屈曲型或伸展型骨折，腕部都应保持于尺偏位，并切忌做桡偏活动。⑤固定一开始，即应鼓励患者经常做手指伸屈活动。⑥桡骨下端骨折，固定3周后，伸展型者，将后侧板翻转；屈曲型者，将前侧板翻转，使腕关节改变为中立位固定，有利于功能的早日恢复。但一定要注意将下端的带子扎于腕部，以控制骨折端，避免腕关节在活动时，由于用力不当，致骨折端再移位。

（8）大腿塑形小夹板固定法

［适应证］成人股骨无移位骨折和稳定型骨折，小儿股骨骨折，或配合牵引固定。

［固定用具］大腿塑形小夹板1套，小带子4根（图5-2-15）。

［夹板介绍］大腿塑形小夹板1套4块，分前、后、内、外侧板。前侧板：上至腹股沟下方，下至髌骨上缘以上。后侧板：上至腹股沟下方，下至腘窝横纹上3cm，呈轻微向前的弧形。内侧板：上至大腿根部下方，下至股骨内髁上缘上方。外侧板：上至股骨大转子，下至股骨外髁上缘上方。

将前侧板上端制成约30°的弯曲，以符合腹股沟的形状，下端制成鱼尾状，以避免压迫髌骨；后侧板塑成10°～15°的向前突的弓形，以符合大腿下面的弧度，下端制成鱼尾状；内侧板的上下端皆制成鱼尾状；外侧板的下端制成鱼尾状。4块板皆上宽下窄。

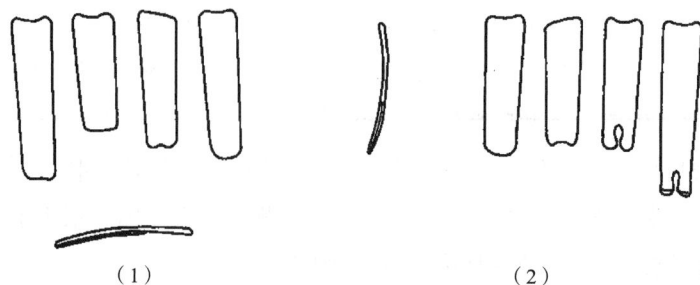

（1）　　　　　　　　　　　　　　　　　　（2）

图 5-2-15　大腿塑形小夹板

［使用方法］保持对位，依次放置前、后、内、外侧夹板，以 3 ～ 4 根小带子依次绕小夹板两周结扎（图 5-2-16）。

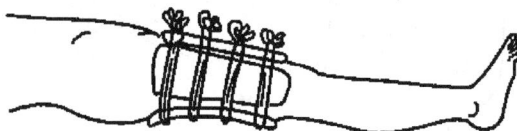

图 5-2-16　大腿塑形夹板固定法

［注意事项］①成人大腿肌力较强，须将患肢放置于板式牵引架上，配合牵引固定。②5 ～ 10 岁患儿，须将患肢放置于桥式架上，配合牵引固定。③5 岁以下患儿，令患儿患侧卧位，屈髋、屈膝，或令其仰卧，患肢外展屈髋、屈膝，或患侧卧位，屈髋、屈膝，外加以挤砖或挤沙袋固定。④近膝上方的带子，应结扎相对松些，避免屈膝时固定太紧。

（9）小腿塑形小夹板固定法

［适应证］胫腓骨单一骨折，胫腓骨稳定型双骨折。

［固定用具］小腿塑形小夹板 1 套，小带子 4 根（图 5-2-17）。

［夹板介绍］小腿塑形小夹板 1 套 5 块，后外、后、后内、前内、前外夹板各一块。后侧板：上至腘窝横纹下 2.5 ～ 3.5cm，下至跟骨结节上方。后外侧板：上至腓骨小头后下方，下至外踝后上方。后内侧板：上至胫骨内髁下缘，下至内踝后上方。前外侧板：上至腓骨小头前下方，上至外踝前上方。前内侧板：上至胫骨内髁下缘，下至内踝上前方。

各板上端塑成 20° 弯曲，下端塑成 45° 弯曲，全长塑成符合肢体的生理弧度。

［使用方法］保持对位，依次放置后、后外、后内、前外、前内侧小夹板，并以 4 根带子绕夹板两周结扎。小腿中立位，膝关节微屈。下垫枕或沙袋，腿两侧挤砖或沙袋固定，或放置于板式架上（图 5-2-18）。

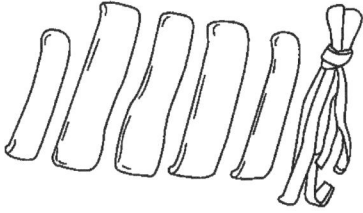

图 5-2-17　小腿塑形小夹板　　　　图 5-2-18　小腿塑形小夹板固定法

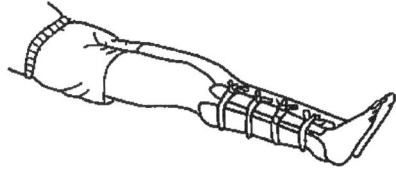

［注意事项］①制作小夹板时，小夹板的弯曲度应略小于肢体的生理弧度，切忌大于生理弧度。因小夹板本身有弹性，弧度略小，经带子结扎后固定牢靠，否则固定不牢，骨折端不稳定，易再移位。②特别应注意内侧板的塑形，除板的两端外，中段应近于直形为好，以免造成局部压伤或骨折向外成角。

（10）小腿超踝关节塑形小夹板固定法

［适应证］小腿中段以下稳定型骨折，踝关节无移位骨折，或稳定型单踝、双踝或三踝骨折。

［固定用具］小腿超踝关节塑形小夹板 1 套，小带子 4 根（图 5-2-19）。

［夹板介绍］小腿超踝关节塑形小夹板 1 套 4 块，分外、后、内、前侧板。前侧板：上至小腿中上段，下至距骨头部位。后侧板：上至小腿中上段，下至跟骨结节上方。内、外侧板：上至小腿中上段，下超足下 3cm。

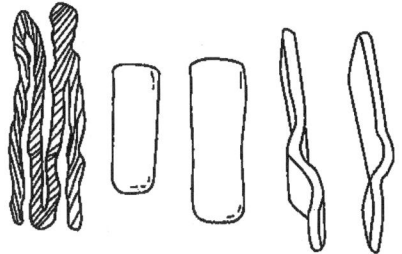

图 5-2-19 小腿超踝关节塑形夹板

将前侧板下端塑成 45°弯曲，后侧板塑成符合小腿后侧下段至跟骨结节部肢体的弧度；内、外侧板的中下段交接处，塑成符合内、外踝的弧形曲度。

［使用方法］保持对位，依次放置前、后、内、外侧夹板，并依次结扎踝关节以上小腿部的 3 根带子，最后结扎足下方的带子，将内、外侧板的下端结扎在一起。小腿中立位放置，两侧挤砖或沙袋固定（图 5-2-20）。

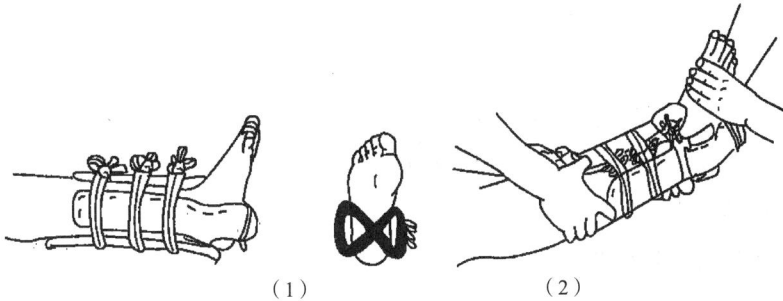

（1）　　　　　　（2）

图 5-2-20　小腿超踝关节塑形小夹板固定法

（11）踝部塑形小夹板固定法

[适应证]内踝骨折，外踝骨折，双踝骨折，三踝骨折或骨折合并脱位，不稳定型踝关节骨折需内翻或外翻固定者。

[固定用具]踝部塑形夹板1套，小带子4～5根（图5-2-21）。

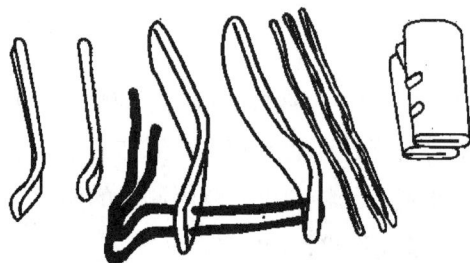

图5-2-21　踝部塑形小夹板

[夹板制作]踝部塑形小夹板1套4块，分外、后、内、前侧板。其长度和定位，同小腿超踝关节塑形小夹板。前、后侧板的长度和塑形亦同小腿超踝关节塑形小夹板；唯将内外侧板下1/3处塑成40°弓形弯曲，上2/3塑成符合小腿两侧的生理弧度。下端上方1cm、距边1.5cm处，钻直径0.5cm的小孔，备穿带子用。

[使用方法]保持对位，根据骨折类型不同，依次放置内、外、前、后侧夹板（外翻型骨折者，内外侧板角度内翻放置固定；内翻型则外翻放置固定），并依次结扎踝关节以上的3根带子，然后用两根带子穿过板孔，将4根带头在足下方结扎，或先将带子穿好备用。小腿放置于中立位（图5-2-22）。

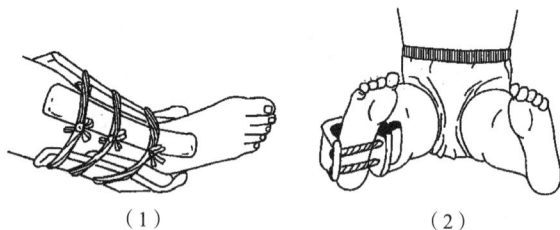

（1）　　　　　　　（2）

图5-2-22　踝部塑形小夹板固定法

[注意事项]①内、外侧板下端的带子，可分别穿两根带子，亦可以一根带子贯穿两块板，将两块板连结在一起。②根据骨折的不同类型和治疗需要，可将踝关节固定在内翻或外翻位，灵活运用，一般内翻型骨折，外翻固定；外翻型骨折，内翻固定。③注意及时调节固定松紧度，以免局部压伤或固定不良。

2. 小夹板配合器具固定法

小夹板配合器具固定法是一种夹缚或托扶配合，以器代手的固定方法，或配合支撑架使用，多用于近关节处或骨干部不稳定型骨折等。本法是根据整复方法、人体解剖特点和力学原理研究制作，经过实践检验有效的新方法。其设计合理，固定作用理想。

（1）撬式架加小夹板固定法

[适应证]各种楔形的肱骨髁上尺偏型骨折。

[固定用具]撬式架一个，小夹板1套（图5-2-23），小带子3根（最长的1根绕患肢3周为度，中长的1根，绕患肢2周，最短的1根长20cm），消毒棉垫或敷料2块。

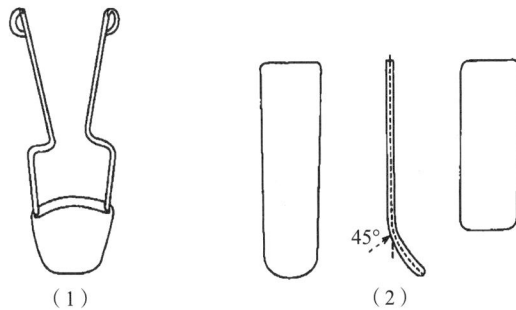

图 5-2-23　撬式架加小夹板固定
（1）撬式架；（2）小夹板

[器具介绍]撬式架的制作：撬式架分撬柄、压力端、压力端内圈、环臂杆、绳圈5部分（图5-2-24）。

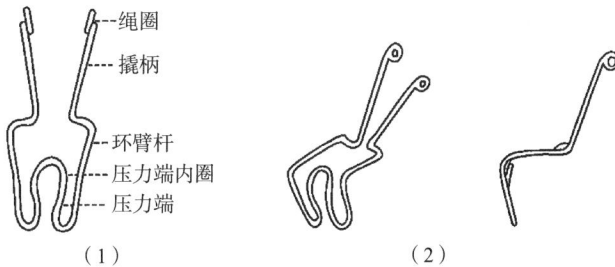

图 5-2-24　撬式架
（1）正位观；（2）侧位和斜位观

材料：8号铁丝1根（长约70cm），海绵垫1块（1.5cm×8cm×8cm），针织套1段（8cm×10cm）。

制作方法：先将8号铁丝按图捏制成撬式架后，于压力端的内侧垫上海绵垫（或羊毛毡垫）。修剪成与压力端的大小相符合后，外套针织套，缝制而成备用。

将撬式架制备成1、2、3号，使用于不同年龄的患者。

[使用方法]首先选择适当大小的撬式架和小夹板。保持对位，一助手将消毒棉垫包裹患肢肘部和上臂下段，再将撬式架柄撑开，套于患肢上，将压力端置于远折端的内侧，压力端内圈扣住肱骨内上髁部；外侧小夹板弯头向外，放于两撬柄内侧，使两撬柄的支点恰位于外侧板下端弧度的中点上，用短带子将两撬柄支点处结扎在一起；

内侧板放于上臂内侧，下端接近压力端上缘，用中长带子环绕撬柄及内、外侧板下段
两周结扎固定，最后以最长带子的两头穿过绳圈，拉紧撬
柄向两侧反折两周结扎，腕颈带悬吊前臂即可。肘关节屈
曲度的大小，根据折端前后变位和向前成角的情况而定
（图5-2-25）。

　　［注意事项］①根据骨折复位的需要，可调整撬柄和
环臂杆间的角度，以确定压力端所需压力的大小。②穿过
绳圈的带子，可调节结扎的松紧度，亦可调整压力端的压
力。③此种固定方法，是利用力学原理，固定的关键是拉
撬柄的带子的松紧度和腕颈带悬吊肘关节所屈曲的角度，
应很好地掌握。④在固定期间，需用X线拍片或透视复
查时，应观察肘关节的侧位和轴位来对骨折端进行观察，

图5-2-25　撬式架固定

不可将肘关节伸展观察骨折端的正位情况，避免引起再移位。及时检查固定的松紧，
以及是否有压伤和神经、血管受压的症状，及时处理和调整固定。

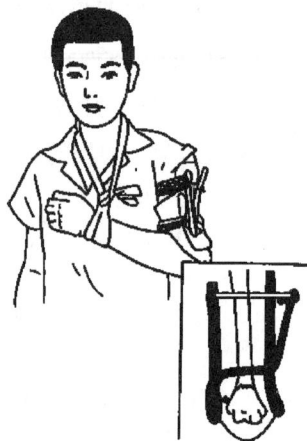

　　（2）外翻弹力垫小夹板固定法

　　［适应证］肱骨髁上尺偏型骨折。

　　［固定用具］外翻弹力垫小夹板1套，小带子3～4根（图5-2-26）。

　　［夹板介绍］外翻弹力垫小夹板1套4块，分前、后、内、外侧板。前侧板：上至
腋平，下至肘横纹上2cm。后侧板：上至腋上2cm，下至肘下超出3cm。内侧板：上
至腋下2cm，下至肘下超出3cm。外侧板：上至腋平，下至肘下超出3cm。

　　前、后、内3块板皆为直板，上下等宽；外侧板下2/5处塑成30°角的弧形。根据
不同年龄的需要制成1、2、3三个型号备用。

　　［使用方法］保持对位，分别放置内、外、后、前侧小夹板，先以一条带子在肘上
方中部绕两周结扎，再依次结扎上端及肘下方的带子（方法详见超肘关节小夹板固定
法）（图5-2-27）。

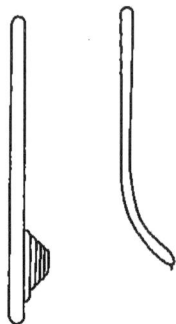

图5-2-26　外翻弹力垫小夹板　　　　图5-2-27　外翻弹力垫小夹板固定法

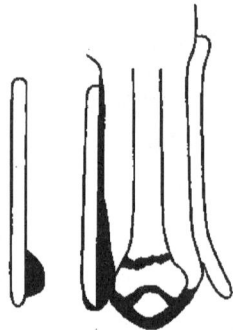

[注意事项]①夹板放置部位要准确，特别是内侧夹板，弹簧垫要对准肱骨内髁，否则起不到应有的作用甚至起反作用。②带子结扎的松紧度要适宜，根据复位的需要，带子的松紧以能将弹簧高度压缩 1/3 或 1/2 为宜。③根据固定需要，可选用双簧垫或单簧垫固定。④密切观察患肢血液循环情况，并定时复查对位对线情况，以及带子的松紧、加垫是否滑脱、弹簧所置的位置是否准确等，以便及时发现问题，并及时地调整和解决。⑤在固定期间复查透视或拍 X 线片时，避免将肘关节伸展，应在保持原有固定的情况下，观察侧、轴位情况。

（3）钢针撬压加小夹板固定法

[适应证]股骨上段骨折，近折端呈前屈、外展、外旋不易复位，或复位后骨折端不稳定者。

[固定用具]大腿塑形小夹板 1 套（用于牵引者），小带子 4 根，直角架 1 个，弹簧或橡皮管 1 根，板式牵引架 1 具（图 5-2-28）。

[使用方法]将患肢置于板式牵引架上，先做股骨髁上（打钢针）牵引，克服骨折端的重叠后，在股骨大转子下近折端的上方，距折端 1～2cm 处，在局麻和无菌操作下，打入一骨圆针，至对侧骨皮质（最好是不完全穿透对侧皮质），然后进行撬压以整复骨折。骨折复位后，将针眼处无菌包扎。保持对位，先将直角架固定在板式架底板上端，钢针相应处的下方，再于钢针露出部，距大腿 3cm 处，挂以弹簧或橡皮管，并将其拉紧固定在直角架的底板上。将针尾根据骨折端对位固定的需要抬高，并插入直角架竖直板的刻槽内，加以固定。借用抬高针尾时，对近折端的旋转力和推顶力，以及橡皮管的拉力所产生的杠杆作用力，使近折端与远端相对吻合且稳定。再依次放置外、内、后、前侧夹板，4 根带子分别结扎固定。根据需要调整牵引方向和重量。固定 8～12 周（图 5-2-29）。

[注意事项]①严格选择适应证。②近折端进针点距折端越近越好。如为转子下骨折者，可于转子间进针。③骨折近端合并有裂纹者，在打针时应用手在内侧加以保护，必要时先用柯氏钻打洞，以减小钢针进入时的阻力。④大腿塑形小夹板的外侧板，可加刻槽，以便放置针的尾端。⑤本法若出现矫枉过正时，只需放低针尾，减小撬压力即可。一般去针后或下床活动后，即自行矫正。针不宜取得过早。

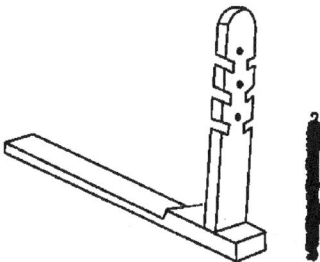

图 5-2-28　直角架和弹簧　　　　图 5-2-29　钢针撬压加小夹板固定法

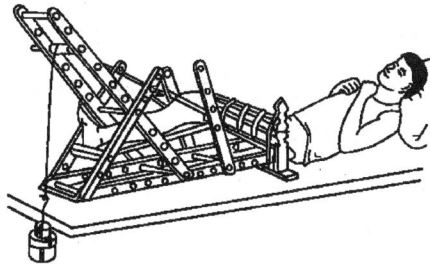

（4）双针加小夹板固定法

[适应证]胫腓骨不稳定型骨折。

[固定用具]小腿塑形小夹板1套，小带子4根（图5-2-30）。

[夹板介绍]小腿塑形小夹板1套4块，分前、后、内、外侧板。前侧板：上至胫骨结节，下至踝关节前方。后侧板：上至腘窝横纹下3～5cm，下至跟骨结节上方。内侧板：上至股骨内髁下方，下至内踝上方。外侧板：上至腓骨小头上方，下至外踝上方。

小夹板塑形同单纯小腿小夹板固定法之小夹板，使之符合肢体的生理弧度。

[使用方法]由胫骨结节稍下方从外向内打入1根钢针，再于踝上方2～3cm处，大隐静脉后方由内向外打入1根钢针，针眼处无菌包扎。然后牵拉下方钢针，以手法整复骨折。保持对位，套上内、外侧夹板，然后放置前、后侧夹板，依次将4根带子绕两周结扎。剪除外露过多的钢针部分，并将针端包裹，以免挂绊。膝关节微屈，膝下垫枕，足中立位放置（图5-2-31）。

[注意事项]①严格无菌操作。②一般局麻下进行打针。③外露的针端尽量剪短，但以夹板不滑脱为度。④1～2周即可带固定下床锻炼。

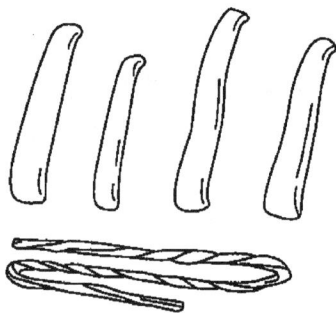

图5-2-30　双针固定法小腿夹板

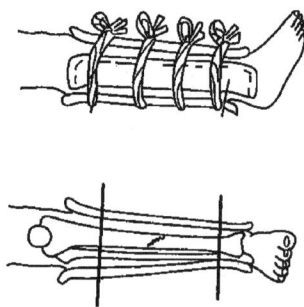

图5-2-31　双针加小夹板固定法

（5）钳夹钳加小腿夹板固定法

[适应证]胫腓骨斜形骨折，螺旋形骨折，以及骨块较大的骨折。

[固定用具]小腿塑形小夹板1套，小带子4根，消毒经皮固定钳1个（图5-2-32）。

[用具介绍]小腿塑形小夹板即小腿骨折固定之夹板。

经皮固定钳：为不锈钢制成，形状类似布巾钳，共分钳嘴和钳柄两部分。有固定柄和活动柄两种型号。

固定柄钳：柄长15～17cm，直径0.8cm，柄的末端有固定齿，以便固定后维持钳夹力。由柄通过铰链轴到环形部分，称钳嘴，钳柄和钳嘴的结合部有100°～120°的夹角。为防止经皮钳夹时压迫皮肤及便于小夹板固定。

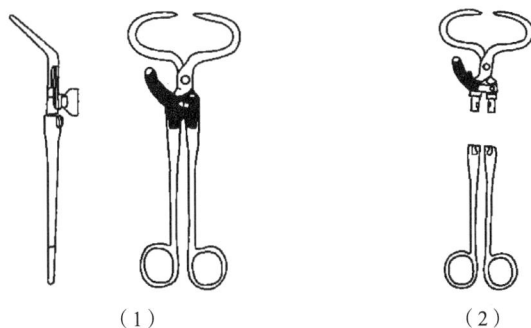

图 5-2-32 经皮固定钳

（1）钳夹钳；（2）钳夹钳活动柄分开后

活动柄钳：规格和固定柄钳相同，唯钳柄可以去掉，更便于使用。

经皮固定钳可根据患者年龄与个体大小，制成大小不同的型号备用。

［使用方法］局麻，X 线透视下进行，无菌操作。保持对位，选好进针点，浸润麻醉后，先以尖刀片在该点刺一小口，或将钳尖直接刺入亦可，钳的两尖端同时刺入或先刺进一侧，再刺另一侧亦可，直达骨皮质，进入骨质。骨折复位后，加压使两折端固定，旋转旋钮，取下把柄，将钳尖进皮部无菌包扎。再依次放置 5 块夹板，4 根带子结扎，并将钳的外露部分用绷带固定在小腿上即可（图 5-2-33）。

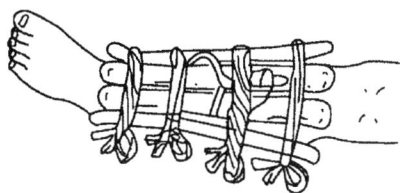

图 5-2-33 钳夹钳加小夹板固定

［注意事项］①透视下整复骨折后，以拇、食两指夹持两折端，能保持骨折不再错位的位置和方向，就是进行钳夹的位置和方向。②钳夹后，将患肢做内外旋转和抬起，骨折端不再发生移位时，即为钳夹有效。③钳嘴内根据情况，可放置 1～2 块小夹板。④术后 1 周即可带固定下床活动。⑤定时检查钳夹是否滑脱、钳眼是否感染、松紧是否合适、骨折是否移位等，以便及时处理。

3. 小夹板加挤垫固定法 即小夹板固定法加挤垫固定法的结合应用。详见挤垫固定法。

4. 小夹板加牵引固定法 见第六章"平乐正骨平衡康复法"。

二、牵引固定法

牵引固定法是通过牵引装置，利用悬垂的重量为牵引力，身体重量为反牵引力，缓解肌肉紧张和强烈收缩，整复骨折、脱位，预防和矫正软组织挛缩，以及对某些疾病术前组织松解和术后制动的一种治疗方法，多用于四肢和脊柱。平乐正骨牵引固定法多结合小夹板固定一起治疗，分为皮牵引、骨牵引、固定带牵引及橡皮弹性牵引等，临床根据患者的年龄、体质、骨折的部位和类型，以及肌肉发达程度和软组织损伤情况的不同，可分别选用。牵引重量根据缩短移位的程度和患者体质决定，应随时调整，牵引重量不宜太过与不及。牵引力太重，易使骨折端发生分离，造成骨折延迟愈合和不愈合；牵引力不足，则达不到复位固定的目的。

（一）单纯牵引固定法

1. 颈椎牵引固定法

（1）枕颌带牵引固定法

［适应证］无明显脊髓神经症状、生命体征平稳的颈椎无移位骨折或一过性脱位，颈椎间盘突出症及颈椎病等。

［禁忌证］骨折与脱位移位明显者、高位截瘫、生命体征不稳或牵引部有皮损者。

［牵引方法］患者卧位，用制作好的颌枕带（分大、中、小三种型号）将下颌部及后枕部固定，并在颌枕带末端系牵引绳，通过滑轮连接重量砝码，进行牵引。牵引重量为体重的 1/12～1/9。此法简便易行，便于调节与更换，不需特别装置。

［注意事项］①牵引重量不宜过大，否则影响张口进食，压迫产生溃疡，甚至滑脱至下颌部压迫颈部血管及气管，引起缺血缺氧窒息。②随时注意观察，及时调节重量、体位、牵引力线等，以免意外发生。

（2）颅骨牵引固定法

［适应证］颈椎骨折与脱位移位明显者，或生命体征不稳或牵引部有皮损不宜用枕颌带牵引者。

［禁忌证］牵引部有皮损者，患有出血性疾病者。

［牵引方法］患者卧位，无菌操作下放置颅骨牵引弓，包扎固定。系牵引绳通过滑轮连接重量砝码，进行牵引。牵引重量一般为体重的 1/12～1/9。

［注意事项］①随时注意观察，及时调节重量、体位、牵引力线等，以免意外发生。②注意不定时按摩，避免枕部长久持续压迫，产生压迫性溃疡。

2. 腰椎牵引固定法

（1）胸带与骨盆带牵引固定法

［适应证］腰椎间盘突出的患者。

［禁忌证］牵引部有皮损者，心肺功能不全的患者等。

［牵引方法］将胸带和骨盆带分别固定于下胸部和骨盆近端，固定牢靠，松紧适度，配牵引力进行反向缓缓加力牵引，牵引终末加力一般为体重的 1/10～1/7。

［注意事项］牵引过程中密切观察患者反应，若出现不适，应及时调整；牵引带一定要固定牢靠舒适，避免上下滑动，造成患者不适，同时降低牵引效应。

（2）单纯骨盆带牵引固定法

［适应证］腰椎间盘突出的患者，不适应胸带与骨盆带牵引固定法者。

［禁忌证］牵引部有皮损者。

［牵引方法］将骨盆带固定于骨盆近端，固定服实，松紧适度，配牵重进行牵引，牵引终末所加力量一般为体重的 1/10 ～ 1/7，可配合调低床头，以增加牵引效应。

［注意事项］足高头低位时，牵引过程中密切观察患者反应，若出现不适，应及时调整；牵引带一定要固定牢靠、舒适，避免上下滑动，造成患者不适，同时降低牵引效应。

3. 四肢牵引固定法

（1）骨牵引固定法

①股骨髁上牵引固定法

［适应证］骶髂关节脱位、髋关节脱位、股骨颈与粗隆间骨折复位后，维持对位与体位。

［禁忌证］牵引进针部有皮损者，患有出血性疾病者。

［牵引方法］无菌操作，常规安装股骨髁上牵引针与牵引装置，包扎针孔，连接牵引绳，通过滑轮装置，予以牵引，牵引重量一般为体重的 1/10 ～ 1/7，根据病情调整体位与牵引力线。

［注意事项］应根据病情变化及时调整体位、牵引力线与牵引重量；牵引针应居中，切忌偏后，以免损伤血管神经；膝关节应垫高至功能位，以利于日后功能康复。

②胫骨结节牵引固定法

［适应证］骶髂关节脱位、髋关节脱位、股骨颈与粗隆间骨折复位后，维持对位与体位，不能行股骨髁上牵引的患者。

［禁忌证］牵引进针部有皮损者，患有出血性疾病者。

［牵引方法］无菌操作，常规安装胫骨结节牵引针与牵引装置，包扎针孔，连接牵引绳，通过滑轮装置，予以牵引，牵引重量一般为体重的 1/10 ～ 1/7，根据病情调整体位与牵引力线。

［注意事项］应根据病情变化及时调整体位、牵引力线与牵引重量；牵引针应居中，切忌偏后，以免损伤腓总神经；膝关节应适当垫高，以利于日后功能康复。

③跟骨牵引固定法

［适应证］胫腓骨开放性骨折不适合做其他治疗者，以维持骨折对位，便于换药等治疗，同时不影响骨折治疗。

［禁忌证］牵引进针部有皮损者，或患有出血性疾病者。

［牵引方法］无菌操作，常规安装跟骨牵引针与牵引装置，包扎针孔，将患肢置于牵引架上，连接牵引绳，通过滑轮装置，予以牵引，牵引重量一般为体重的 1/10，根据病情调整牵引力线与牵引重量。

［注意事项］应根据病情变化及时调整牵引力线与牵引重量，并适时进行踝部活动。

④尺骨鹰嘴牵引固定法

［适应证］肱骨开放性骨折或上臂有皮损不适合做其他治疗者，以维持骨折对位，便于换药等治疗，同时不影响骨折治疗。

［禁忌证］牵引进针部有皮损者，或患有出血性疾病者。

［牵引方法］无菌操作，用牵引钳夹持尺骨鹰嘴，包扎针孔，将患肢置于牵引架上，连接牵引绳，通过滑轮装置，予以牵引，牵引重量一般为体重的 1/15～1/10，根据病情调整牵引力线与牵引重量。

［注意事项］应根据病情变化及时调整牵引力线与牵引重量，以免过牵，而影响骨折愈合，并适时进行患肢远端活动。

（2）皮牵引固定法

［适应证］皮牵引固定法，多用于肌肉力量较弱的老年人和儿童的髋关节脱位和一过性滑膜炎、各种关节滑膜炎的制动，以及短骨骨折不能用夹缚固定者及某些小关节脱位的固定，以维持对位和轴线。

［禁忌证］牵引部皮肤有皮损者，对牵引物过敏者。

［分类］胶布牵引固定法（多需托板等辅助）、弹力带（橡皮筋）牵引固定法和固定带牵引固定法三种。

［牵引方法］

①胶布牵引固定法：将胶布裁成适当长度，中间粘置牵引着力点装置，两游离端剪成 V 形，在患部远侧以 V 尾为起始端顺向患肢（指、趾）远端，均匀对称地粘贴于皮肤上，并以绷带固定恰当，将患肢关节置于功能位，连接牵引装置牵引，牵引重量一般为体重的 1/15～1/10。

②弹力带（橡皮筋）牵引固定法：多与胶布牵引固定法联合使用。牵引方法基本同胶布牵引固定法，区别仅在于其牵引装置为小弹力带或橡皮筋，且牵引力来自于其弹力。

③固定带牵引固定法：系用厚布或皮革按局部体形制成各种兜托与固定带，固定患部或患肢远端，再用牵引绳通过滑轮连接兜托和重量进行牵引。（图 5-2-34）

［注意事项］经常检查患肢位置、牵引方向、牵引带位置、松紧与服适度，及牵引重量是否合适；是否有压伤，给以及时处理和调整。胶布牵引者应检查皮肤是否过敏，胶布是否滑脱，给以及时处理和调整。

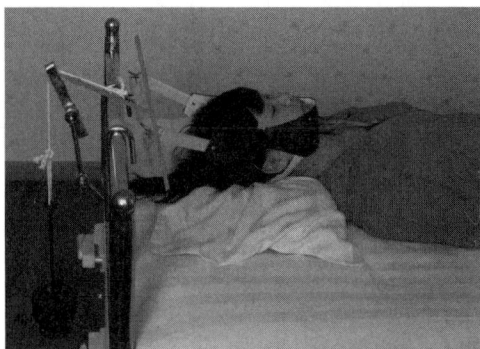

图 5-2-34　颈椎固定带牵引固定法

（二）牵引配合小夹板固定法

牵引配合小夹板固定法是一种局部固定和肢体牵引相结合的固定方法，多用于下肢，偶也用于上肢。为了对抗肌肉收缩力和拉力，避免骨折端的重叠和成角畸形，故需在夹板固定控制横向移位的同时，配合力量较大的纵向持续牵引力，弥补夹板局部固定作用的不足，以保证体位，稳定折端，维持对位对线，从而达治疗的目的。

1. 适应证

①不稳定型骨折：如斜形骨折、螺旋形骨折、粉碎形骨折、多段骨折，虽经整复、夹板固定，但仍需持续牵引，以维持其对位对线。

②肌肉丰厚、收缩力强的部位的骨折：如股骨骨折，在整复局部夹板固定后，还需配合持续的牵引，以对抗肌肉的收缩力，维护骨折端的稳定和对位对线。

③肌肉拉力不平衡部位的骨折：胫腓骨双折，除用夹板局部固定外，仍需加牵引以克服肌肉的拉力，保持折端的对位对线。

④局部不能用夹板固定，只能用托板托扶或支撑，以保持肢体位置的骨折，需配合牵引，以达维护骨折端的对位对线。如掌骨、指骨、跖骨、趾骨的骨折。

2. 牵引配合小夹板固定法的原则

①重量：以能维持骨折端的对位为准。不能过小，牵引力过小易致骨折端的重叠移位不能有效矫正，复位后骨折端再重叠移位或成角畸形；亦不能过大，牵引力过大可使骨折端因过牵而分离，肌肉韧带松弛，致骨折愈合困难或不能够愈合。因此，临床上应掌握牵引力与肌肉收缩力相对平衡对等的原则。根据治疗需要设置牵引重量，并根据病程的不同阶段，随时观察，及时调整。

牵引的重量，有时需根据其使用的目的而定。如用于新鲜股骨骨折整复前，为了解除骨折端的重叠，牵引重量应大，力争短时间内尽快牵开骨折重叠端，给骨折的整复创造条件；若用于移位不大的骨折，或骨折整复后的固定，为了对抗肌肉的牵拉力，保持骨折的对位对线，防止再错位者，只需用维持平衡的牵引量即可；尤其是夹板固定后夹板的缚压作用可阻止肌肉回缩，加之牵引之后疼痛消减、肌肉痉挛性保护消除，且随着时间的推移局部肌肉往往呈现疲劳性松弛，此时应适当减小牵引力，以防过度牵引造成骨折端分离移位，而影响骨折愈合。

②方向：牵引的方向，一般应与所牵引的肢体的纵轴力线相一致，亦以能对抗和克服肌肉的牵拉力，维持骨折端的对位对线，防止侧方移位或成角移位为原则——即在骨折或伤病状态下，实现局部各力之间的相对平衡，有利于伤病愈合和功能康复。牵引的方向应随时进行观察和调整。如向侧方的成角移位，向内侧突起成角或移位者，应将牵引重心向外移；向外侧突起成角变位者牵引重心向内收；向前突起成角或变位者，应将牵引力线提高；向后突起成角或移位者，应将牵引力线调低等。

3. 牵引配合小夹板固定法的种类

牵引配合小夹板固定法分为两种，一是小夹板加骨牵引固定法，包括小夹板加股骨髁上牵引固定法、小夹板加胫骨结节牵引固定法、小夹板加跟骨牵引固定法和小夹板加尺骨鹰嘴牵引法；二是小夹板加皮牵引固定法。

（1）小夹板加骨牵引固定法

①小夹板加股骨髁上牵引固定法

［适应证］股骨各段、各型骨折。

［固定用具］大腿塑形小夹板1套，小带子4根，板式牵引架1具（图5-2-35）。

［夹板介绍］用于股骨髁上牵引的大腿塑形小夹板1套4块，基本上同单纯小夹板固定法中的大腿塑形小夹板，其不同点是：内、外侧小夹板较长，下至股骨内、外髁以下，且下端制成蛇嘴形状，便于牵引针由其中通过。

［使用方法］常规股骨髁上牵引，牵引至骨折端重叠移位基本消除时，手法整复，保持对位，依次放置前、后、内、外侧小夹板，骨牵引针恰置于内、外侧的凹槽内，再依次结扎4根带子，将患肢置于板式牵引架上，根据需要设置牵引方向和重量（图5-2-36）。

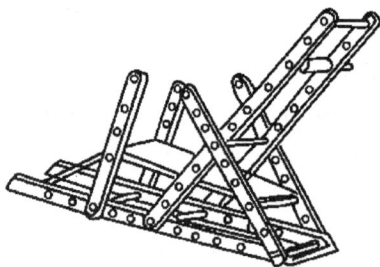

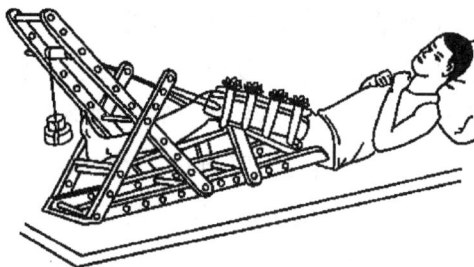

图5-2-35　板式牵引架　　　　　　图5-2-36　小夹板加股骨髁上牵引固定法

［注意事项］定时检查骨折对位情况，及时加以纠正再移位及畸形。定时或随时检查牵引的重量和牵引的方向是否合适，并及时加以调整。定时检查小夹板固定的松紧度，必要时及时加以调整。注意牵引针眼的消毒和保持无菌，一旦发现有感染倾向，应及时加以处理。

②小夹板加胫骨结节牵引固定法

［适应证］股骨中段骨折（各种类型）股骨髁上部位的皮肤情况不佳（破溃、感染或起有水疱等），及不适于做股骨髁上牵引的股骨各段骨折。此部位做牵引时，力量被膝关节所吸收，故牵引力较小，有时不足以克服肌肉的收缩力和牵拉力，一般用于老年肌力弱或维持力线。

［固定用具］大腿塑形小夹板1套，小带子4根，板式牵引架1具。

［使用方法］常规胫骨结节牵引，牵引至骨折端重叠移位基本消除时，手法整复，保持对位，余同大腿塑形小夹板固定法（图5-2-37）。

［注意事项］同股骨髁上牵引法。

③小夹板加跟骨牵引固定法

［适应证］小腿各段、各型不稳定型骨折。

［固定用具］小腿塑形小夹板1套，小带子4根，板式牵引架或布朗氏牵引架1具。

［使用方法］常规跟骨结节牵引，牵引至骨折端重叠移位基本消除时，即用手法整复，保持对位，余同小腿塑形小夹板固定法（图5-2-38），后置牵引架上，调整力线，维持牵引。

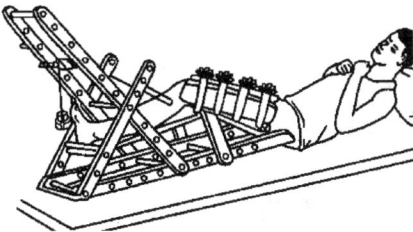

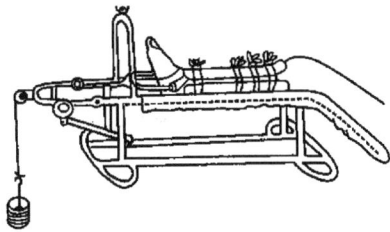

图3-2-37　小夹板加胫骨结节牵引固定法　　　图5-2-38　小夹板加跟骨牵引固定法

④小夹板加尺骨鹰嘴牵引法

［适应证］肱骨骨折。

［禁忌证］牵引进针部有皮损者，或患有出血性疾病者禁用此方法。

［固定用具］肱骨塑形夹板1套，小带子4根，尺骨鹰嘴牵引钳及牵引装置1套。

［使用方法］无菌操作，用牵引钳夹持尺骨鹰嘴，包扎针孔，将患肢置于牵引架上，连接牵引绳，通过滑轮装置，予以牵引，同时，整复骨折，小夹板固定。牵引重量一般为体重的1/15～1/10，根据病情调整牵引力线与牵引重量。

［注意事项］应根据病情变化及时调整小夹板松紧度、牵引力线与牵引重量，以免过牵，而影响骨折愈合，并适时进行患肢远端活动；注意观察患肢远端血循与活动情况。

说明：凡骨牵引配合小夹板者，均应先做牵引，然后进行整复固定，固定后，仍继续维持牵引。如为开放性骨折伤口感染，固定时可将伤口露出，以便换药。

（2）小夹板加皮牵引固定法

小夹板加皮牵引固定法，多用于肌肉力量较弱的老年人和儿童、某些小关节脱位的固定，以及某些短骨骨折不能用夹缚固定者，以维持对位和轴线。

①前臂托板加皮牵引固定法

［适应证］单一或多发掌骨体或基底部骨折（2、3、4、5掌骨）。

［固定用具］前臂托板1块，3寸绷带1卷，胶布数条（根据需要），图钉，橡皮筋，数量根据需要而定（图5-2-39）。

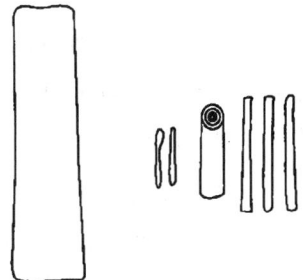

图5-2-39　前臂托板固定用具

［使用方法］先于掌骨骨折相应的指骨前、后侧用胶布做纵行的"V"形粘贴，远端空 1～2cm，再用胶布条 2 根，在指部做环绕粘贴，以加固纵行粘贴的胶布。取橡皮筋 1～2 个，穿过纵行胶布远端的空环内，使橡皮筋两端外露部分对等，把胶布对粘。将前臂用绷带缠绕固定在托板上，手平放，手指尖端距托板远端 3～4cm，然后牵拉手指，整复骨折，保持对位，拉橡皮筋牵引，绕过板端至板下方，以图钉固定。腕颈带悬吊上肢（图 5-2-40）。

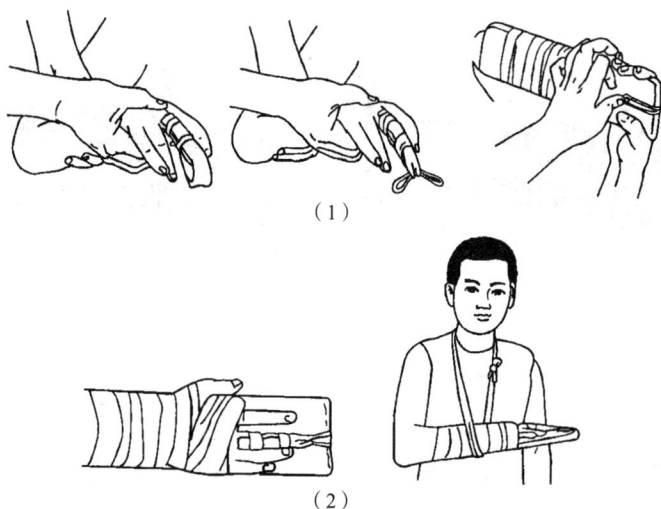

（1）

（2）

图 5-2-40　前臂托板加皮牵引固定法

（1）使用方法；（2）固定后外形

［注意事项］①固定时，图钉易脱落，可在图钉上加贴胶布固定；或改为小钉，钉于板的下方，挂牵橡皮筋。②定时检查皮肤是否对胶布过敏，固定是否松脱，及时加以处理。③必要时可在折端加方形垫或分骨垫。④环形固定胶布，粘贴要松紧适宜，既要避免太紧影响血液循环，预防太松而易脱落。⑤胶布牵引部位的皮肤应清洁干燥。

②前臂托板带纸卷（塑胶弹性）加皮牵引固定法

［适应证］单一或多发性指骨骨折。

［固定用具］带纸卷的前臂托板 1 块，3 寸绷带 1 卷（图 5-2-41）。胶布数条、图钉、橡皮筋，数量根据需要而定。

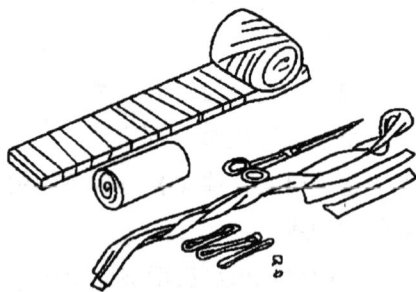

图 5-2-41　带纸卷的前臂托板固定用具

［使用方法］胶布牵引和固定方法同掌骨骨折，不同点是将骨折整复后置于纸卷上，手指呈屈曲固定，腕颈带悬吊上肢（图 5-2-42）。

［注意事项］及时检查，发现问题，及时解决。纸卷应固定在托板的末端，与板端

齐。纸卷的粗细，应根据骨折端向掌侧成角移位的大小而定。向掌侧突起成角严重者，纸卷应细；向掌侧突起成角轻者，纸卷可稍粗。贴环形固定胶布时，应避开折端，以便 X 线透视复查骨折对位情况。

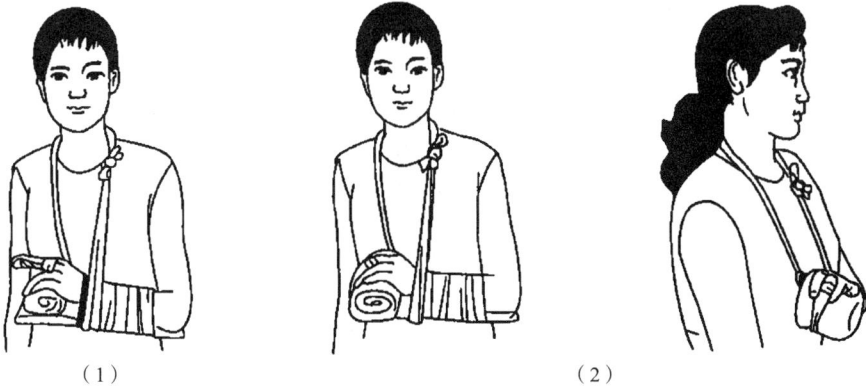

（1）　　　　　　　　　　　　（2）

图 5-2-42　前臂托板带纸卷（塑胶弹性）加皮牵引固定法
（1）使用方法；（2）固定后外形

③小夹板加悬吊牵引固定法

小夹板加悬吊牵引固定法，适用于小儿股骨骨折，骨折复位后，外加小夹板固定。牵引方法同一般小儿股骨骨折悬吊牵引法（图 5-2-43）。

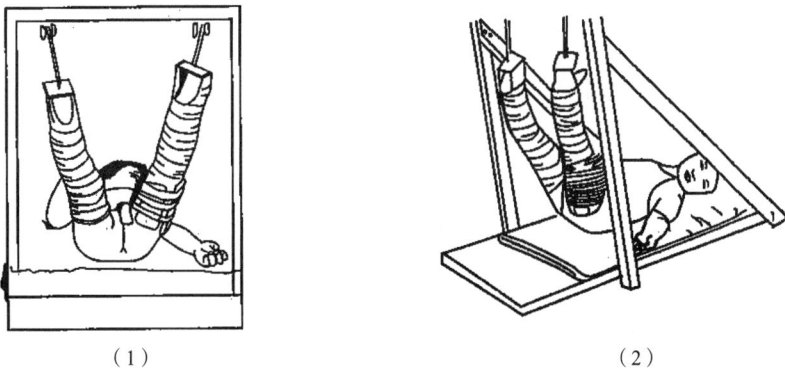

（1）　　　　　　　　　　　　（2）

图 5-2-43　小夹板加悬吊牵引固定
（1）正面观；（2）侧面观

④小夹板加大腿皮牵引固定法

［适应证］老年人股骨无移位骨折及股骨中段稳定型骨折，8 岁以下儿童的股骨骨折。

［使用方法］先做常规皮肤牵引胶布粘贴固定，之后将肢体置于牵引架上，或平置于床上，骨折整复小夹板固定后进行牵引（图 5-2-44）。

［注意事项］经常检查皮肤是否对胶布过敏，并检查患肢位置、牵引方向及牵引重

量是否合适，是否有压伤，胶布是否滑脱，并给以及时处理和调整。

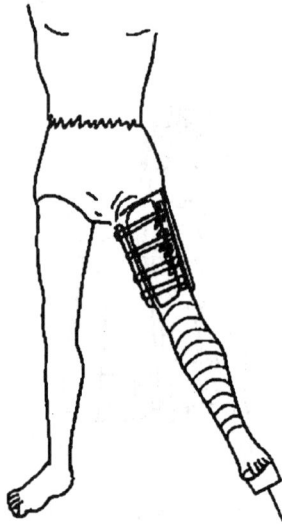

图 5-2-44　小夹板加大腿皮牵引固定法

⑤小夹板加牵引带牵引固定法

［适应证］　老年人股骨无移位骨折及股骨中段稳定型骨折，8 岁以下儿童的股骨骨折。

［使用方法］骨折整复用小夹板固定后，先将小腿连足牵引带固定服适，膝关节垫至功能位，进行牵引。

［注意事项］经常检查患肢位置、牵引方向、牵引带位置、松紧与服实度，以及牵引重量是否合适，是否有压伤，并给以及时处理和调整。

⑥连脚小腿托板（塑胶弹性）加皮牵引固定法

［适应证］　跖跗关节脱位，跖跗关节骨折脱位，单一或多根跖骨骨折，趾骨骨折或骨折脱位。

［固定用具］小腿连脚托板 1 块，3 寸绷带 1 ～ 3 卷，胶布数条，小腿连脚托板钉、橡皮筋，数量根据需要而定（图 5-2-45）。

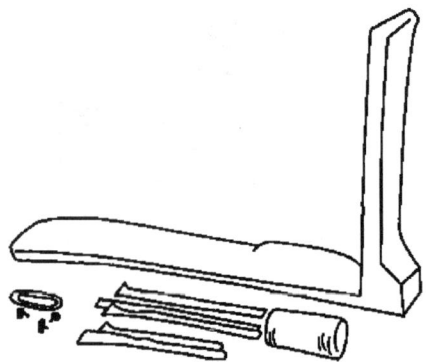

图 5-2-45　小腿连脚托板固定工具

［使用方法］在骨折相应的足部或趾部做皮牵引（方法如手、指部）后，将小腿用绷带缠绕固定在小腿连脚托板上，牵拉相应跖骨或趾骨进行整复，然后牵拉橡皮筋越过足托板端，将其用皮筋固定在托板下方（图 5-2-46）。

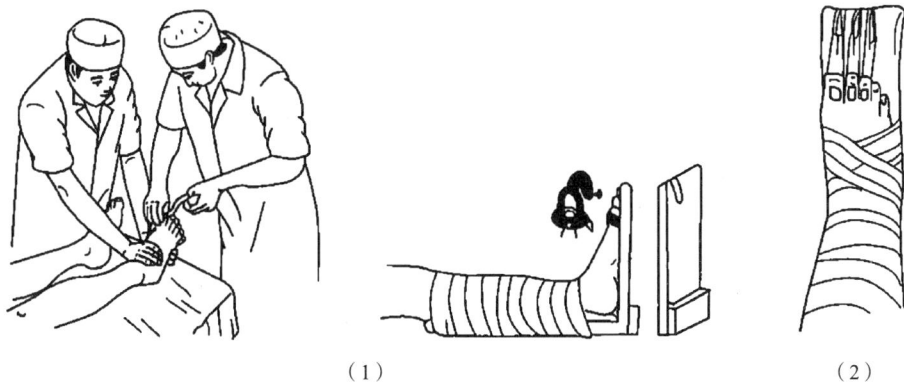

图 5-2-46　连脚小腿托板（塑胶弹性）加皮牵引固定法
（1）使用方法；（2）固定后外形

［注意事项］同掌、指骨折的固定方法；足弓下方应加垫将足弓垫起，以增强固定效果。

三、粘贴固定法

粘贴固定法是一种较简易而有效的固定方法，补充了其他固定方法所不能达到的治疗作用。此种方法，是利用胶布或膏药的黏合作用加上药物疗效，以达到固定和治疗的目的，多用于无移位骨折、软组织牵拉损伤和特殊部位的骨折或脱位。

（一）胶布粘贴固定法

1. 肩肘粘贴固定法

［适应证］肩锁关节脱位。

［固定用具］胶布 2 条（1.5m×10cm），衬垫 2 个（10cm×10cm×4cm），3 寸绷带 1 卷。

［使用方法］保持对位，使患肢肘关节屈曲 90°，将两个垫子分别置于患侧肩锁关节的上方和肘下，用 1.5m 的胶布条，由同侧胸锁关节处贴起，斜向患侧肩锁关节上方，拉紧胶布向后沿上臂后侧向下经肘衬垫下方绕至上臂前侧，向上至肩锁关节上部，斜向背后至对侧肩胛部。再用另一条胶布按照上法和方向，重复粘贴一次，以加强固定。上臂部用绷带缠绕固定，腕颈带悬吊（图 5-2-47）。

［注意事项］①定时检查是否存在对胶布过敏或压伤；②固定如有松弛现象，可用同样的胶布条在其外加固。

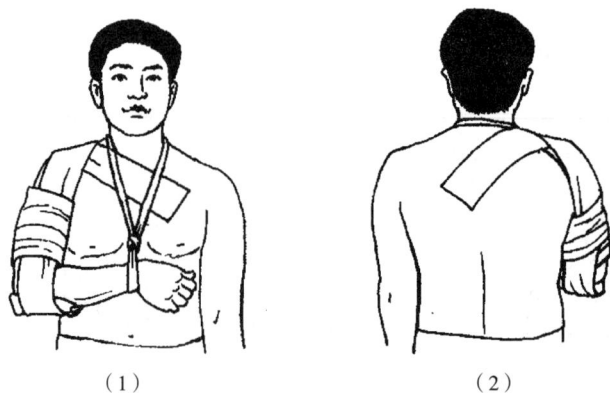

图 5-2-47　肩肘粘贴固定法

（1）正面观；（2）背面观

2. 屈指粘贴固定法

［适应证］掌骨颈骨折，掌指关节脱位。

［固定用具］胶布数条，宽 1.5cm，长 30cm，数量根据需要而定。

［使用方法］保持对位，掌指关节屈曲 90°，呈握拳状，用 30cm 长的胶布条，由腕背侧上方 3cm 处开始，向下经患指背侧绕至掌侧，拉紧向上至腕前侧粘贴固定，然后再以另一条胶布绕腕 1 周，接头重叠粘贴。最后以一条胶布在掌部横绕一周，接头重叠粘贴固定即可（图 5-2-48）。

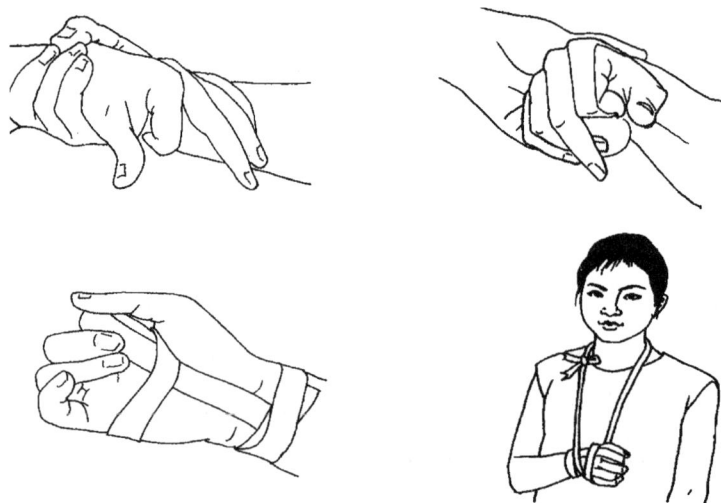

图 5-2-48　屈指粘贴固定法

［注意事项］注意是否对胶布过敏，是否松脱，及时加以处理。

（二）接骨止疼膏药粘贴固定法

［适应证］惊折，无移位骨折，脱位复位后及软组织牵拉损伤。

[使用方法]根据病情需要，选择适当型号的接骨止疼膏药，熨温变软后揭开，贴敷或裹贴于患部。根据需要，亦可再加外固定，或悬吊肢体或挤垫固定。

[注意事项]①局部要清洗干净。②如发现过敏性红疹、脓疱等现象时，及时将膏药除掉，必要时撒以二妙散。③皮肤有破损或水疱，或开放性伤口者忌用。④应用时，其外加覆盖物保护，避免污染衣服、被褥。⑤药膏只要仍能粘贴，即不需更换，待脱落不粘时再重新更换。⑥除去药污时，应用松节油等脂溶性液体擦洗。

四、绑扎固定法

绑扎固定法，是用绷带、布带或金属丝对骨折进行固定的一种方法，适用于特殊部位的骨折或脱位的固定，以达到治疗的目的。

（一）四头带固定法

[适应证]下颌脱位，下颌骨折。

[固定用具]四头带 1 根（长 90cm，宽 10cm）（图 5-2-49）。

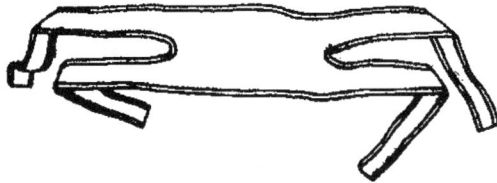

图 5-2-49　四头带

[使用方法]保持对位，用四头带中段宽处，托紧下颌，将带子的四个头分别在头顶结扎（图 5-2-50）。

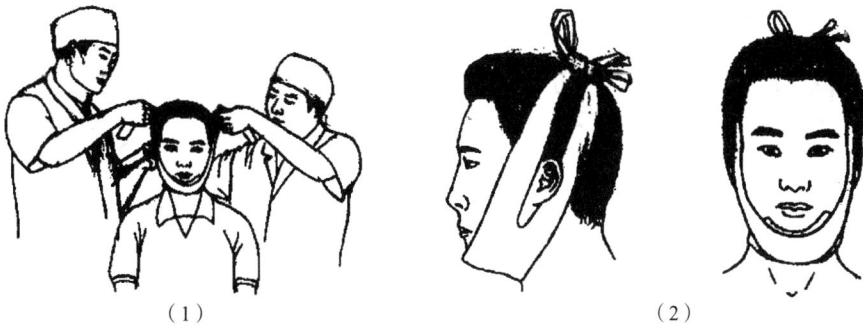

（1）　　　　　　　　　　　　　　　　（2）

图 5-2-50　四头带固定方法
（1）四头带使用方法；（2）四头带固定

[注意事项]①观察患者，及时检查固定松紧度，必要时予以调整。②进流质饮食，进食时不能解下固定。

（二）齿间绑扎固定法

［适应证］下颌不稳定型骨折。

［固定用具］细不锈钢丝或铝丝若干，持针器1把，弯血管钳1把。

［使用方法］将骨折相邻两侧的4个牙齿，用金属丝由齿缝中穿过，并环绕绑扎固定，旋扭打结，必要时将上、下齿交叉环绕绑扎固定。外加四头带固定（详见下颌骨折）。

［注意事项］①固定前以淡盐水漱口或清洗口腔。②应尽量将齿列排齐。③固定期间，注意口腔卫生。④进流质饮食2～3周后改为软食。

（三）腋卷固定法

［适应证］锁骨各段骨折，肩胛颈骨折。

［固定用具］腋卷1个，4寸绷带1卷（图5-2-51）。

［用具介绍］用软纸或毛巾，根据需要制成适当粗、细、长短、大小的腋卷。中间通以绷带，露出的两端一短一长。长端对颈部相应处，裹以棉花，避免对颈部压力过大，造成局部或神经压伤、不适或疼痛。

［使用方法］患者坐位、屈肘，保持对位，将腋卷置于患者腋下，长端绷带绕过健侧颈部（从后侧向前绕）至前侧与短端相结扎于腋前，然后用4寸绷带，先作腕颈带悬吊后，再作扩胸绷带绑扎（图3-2-52）。

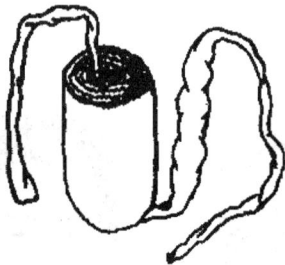

图5-2-51　腋卷固定用具　　　　　　图3-2-52　腋卷固定后外形

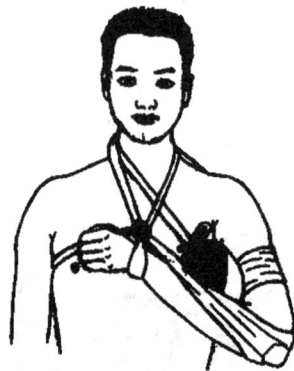

［注意事项］①嘱患者做扩胸姿势，睡时仰卧位，不用枕，双肩胛间竖垫一小枕，使呈扩胸位。②如有神经压迫现象，可进行扩胸，即可缓解。③定时检查对位情况，调整固定的松紧度。

（四）肩人字布带（绷带）固定法

［适应证］锁骨骨折，胸锁关节脱位。

［固定用具］布带1卷，长10m，宽12cm。大棉垫2个，均为15cm×10cm大小，厚薄适度。小棉垫1个，6cm×6cm×2cm。

［使用方法］坐位，一助手使患者扩胸，保持对位，先将两个棉垫分别置于两侧腋下，小垫用胶布固定在骨折端或脱位处，以布带由健侧胸锁关节处起始，经患肩向后，由腋下绕到前方，再至患肩，如此反复缠绕数层固定（图5-2-53）。

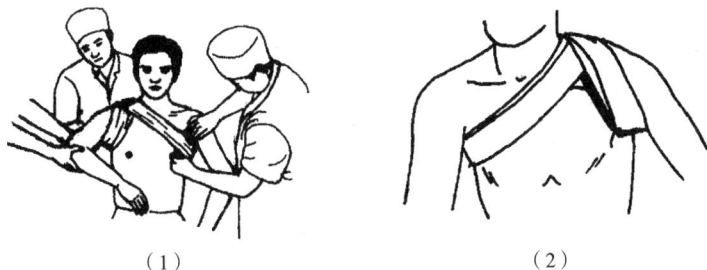

（1） （2）

图5-2-53 肩人字布带固定

（1）肩人字布带固定方法；（2）肩人字布带固定后外形

［注意事项］同腋卷固定法。

（五）肩肱胸布带绑扎固定法

［适应证］肩锁关节脱位，锁骨外端骨折。

［固定用具］布带1卷，长15m，宽10cm。棉垫3个（10cm×10cm），厚薄适度。4寸绷带1卷。

［使用方法］保持对位，先将3个棉垫分别置于患侧肩上、肘下及健侧腋下，以布带由健侧腋下开始，经胸前斜向患侧肩锁关节或锁骨外端的棉垫上方，拉向后经上臂后侧至肘下，绕向前经上臂前侧向上，至肩上斜向背部，至健侧腋下，绕向前，再斜向患肩如此反复缠绕数层至带完为止。绑扎固定，腕颈带悬吊（图5-2-54）。

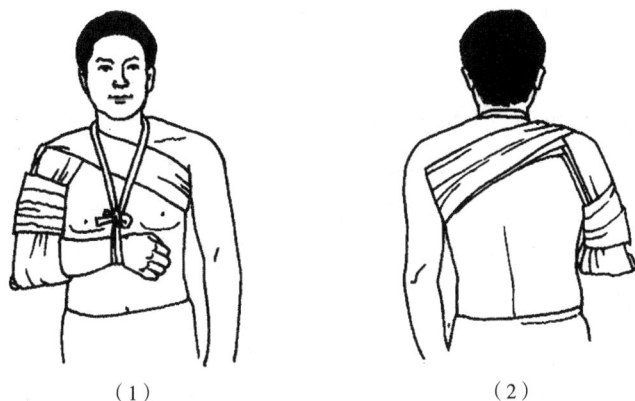

（1） （2）

图5-2-54 肩肱胸布带固定

（1）固定后正面观；（2）固定后背面观

［注意事项］①检查棉垫位置是否滑移。②操作时将布边缘拉展，避免压伤。③定时检查及调整固定的松紧度，必要时进行加固。

五、器具固定法

器具固定法是近代平乐正骨根据力学平衡原理研制成的符合人体解剖特点和医疗要求的各种固定器具，有效地解决了骨折局部的平衡与稳定，多适用于关节或近关节部位的骨折和特殊类型不易固定的骨折。

（一）鹰嘴钳的固定法

［适应证］尺骨鹰嘴骨折。

［固定用具］消毒鹰嘴钳 1 个，3 寸绷带 1 卷（图 5-2-55）。

［器具介绍］鹰嘴钳为不锈钢制成，分固定钳与固定钩两部分（图 5-2-56）。

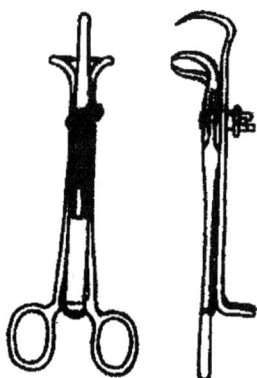

图 5-2-55 鹰嘴钳

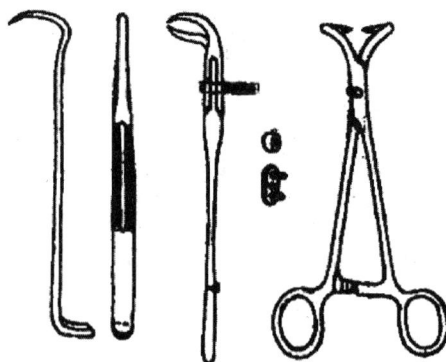

图 5-2-56 鹰嘴钳的分解

固定钳的形状类似布巾钳，由环形钳及柄部组成。柄部长 12 ～ 14cm，柄的末端有固定齿；环形钳部最大直径为 0.3cm，向尖端渐细，末端尖锐，两钳尖开口距离为 0.4 ～ 0.6cm，钳环与钳柄结合部的夹角为 110°～ 120°。

固定钩呈"?"状，能在钳柄上滑动，以掌握固定松紧，故分为钩与滑动杆两部分。钩的最大直径为 0.4cm，向尖端渐细，末端尖锐，当和固定器装置在一起后，其末端需略长于固定钳环部的末端；滑动杆呈扁平形，宽 0.8cm，厚 0.2cm，中间有长方形孔，长 6cm，宽 0.4cm，以防止固定钳在旋扭螺丝时前后滑动调节固定力。其钩端的拉力，要求能悬挂 4 ～ 5kg 重量而不变形，以其能对抗肱三头肌的拉力，达到固定的目的。

［平衡原理与特色］

尺骨鹰嘴钳应用固定钳的两个夹持段夹住尺骨远端，鹰嘴钳的柄部用绷带缚在前臂上，从而形成一个稳定的三角形结构，在这个三角形稳定结构的基础上，安装固定钩装置，通过固定钩尖端部位对骨折块钩拉复位并进行固定。由于固定钩是金属的弹性材料，在确定固定位置后，通过调节固定钳上的滑动齿位，对骨固定钩的固定力度进行调整，从而在保证尺骨鹰嘴稳定固定的前提下，提供骨折端的相对生理应力作用。固定器安装好后，固定钳和固定钩由旋扭螺丝结合，使上下骨折端成为一体，使产生稳定生理应力，固定后即可开始腕、指关节活动，2周后即可伸屈肘关节，由于肌肉的收缩和松弛，使骨折端既紧缩又弛张，这样使断端间压力分布时大时小、时有时无地随着活动而变化，这正是临床初期骨折端得到的间断性生理应力。由于两种生理应力的反复刺激，从而实现了对尺骨鹰嘴小骨折块进行微创的弹性固定，能有效地维护筋骨平衡与动静平衡，有利于尺骨鹰嘴骨折的修复。

钳夹加压固定器治疗尺骨鹰嘴骨折，在临床前期由于新生骨组织弹性模量小于固定器弹性模量，因而主要承受载荷的是固定器，这对于保持骨折端的稳定是必要的。但由于固定器的杠杆力量，新生骨组织也承受正常功能状态下的受力形式，随着断面愈合，载荷将越来越多地被新生骨组织承受。当重建的骨组织接近正常功能状态时，载荷将由修复的骨组织承担。这时固定器的作用已不再是必要的，因而可以去除固定。

［使用方法］局麻下无菌操作。患者健侧卧位，常规消毒，铺巾，术者先用钳夹住尺骨远折端骨折线下1cm处，并将钳摇摆数次，钳紧以避免滑脱。然后固定钳柄末端的固定齿。在推挤近折端复位前，先将肘后的皮肤向上推挤，再向下推挤近折端使骨折两端对位，用固定钩经皮钩住鹰嘴骨折块的皮质中点，向下拉固定钩，并将滑动杆套在固定钳柄上，旋紧旋钮。然后进行无菌包扎、屈肘、腕颈带悬吊（图5-2-57）。

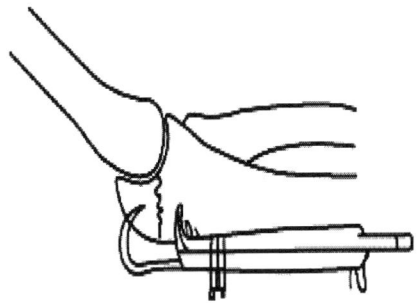

图 5-2-57　鹰嘴钳固定

［注意事项］①此法要点为伸肘位进行手法整复，而后钳夹加压固定，后可改为屈肘功能位，便于患肢的悬吊及日后的功能恢复。②因骨折部位于皮下，容易触摸清楚，故不需要在X线透视下进行整复。③为便于操作及整复，于受伤后，应先服活血消肿药，肿消后再进行整复，效果更好。

（二）撬式架固定法

适用于肱骨髁上尺偏型骨折。见P163撬式架加小夹板固定法。

（三）撬压器固定法

［适应证］第1掌骨基底部骨折或骨折合并脱位。

［固定用具］撬压器1个，胶布数条，3寸绷带1卷（图5-2-58）。

［器具介绍］撬压器分指环部及柄部，而柄部又分手柄部与臂柄部。撬压器是用10号铁丝捏制而成，先于指环的拉压部及手柄基底部，以胶布缠绕，避免压伤局部皮肤，同时亦将支点部连为

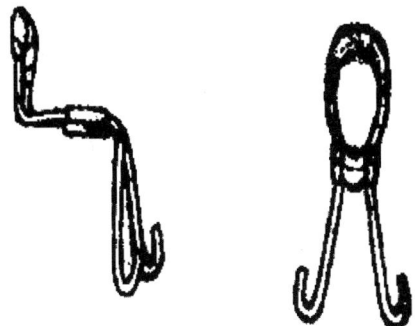

图 5-2-58　撬压固定器

一体。

［平衡固定原理］撬压器使用时指环部套压固定于拇指第一掌骨远端，手柄弯曲基部压于骨折或脱位处，尾部用绷带固定于前臂下段，利用铁丝的力学强度和弹性，以及杠杆原理，形成双向撬压杠杆力，使指环对第一掌骨的掌侧远端外撬力，与掌骨基底骨折脱位柄弯向掌侧的撬压复位力形成合力，使骨折脱位得以复位，并保持持续的复位固定力，可有效地避免后期常出现的掌指关节半脱位。

［使用方法］先在腕部裹绷带数周以备固定撬压器时缓冲局部压力，将撬压器套于拇指上，然后牵拉拇指进行整复骨折，或骨折脱位，保持对位，使指环的拉压部，压于第一掌骨头的掌侧，手柄基部压于骨折或脱位处，再用绷带将臂柄部固定在腕及前臂的下段（图5-2-59）。

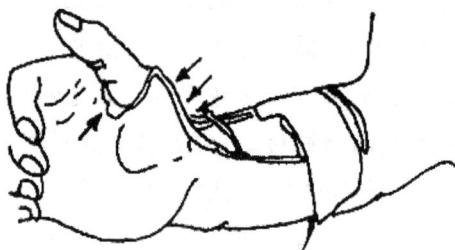

图 5-2-59　撬压固定

［注意事项］①指环的拉压部必须拉压在第一掌骨头的掌侧，才能起到拉第一掌骨外展和稍背伸作用，切忌拉住指骨；否则，不但效果不佳，并可致第一掌指关节形成半脱位。②手柄基底部必须压在骨折或脱位处，定时检查，发现问题及时解决。

（四）鳞纹针固定法

［适应证］股骨颈骨折，顺粗隆间型股骨转子间骨折。

［固定用具］消毒鳞纹针3～5根，消毒打入器1个（图5-2-60）。

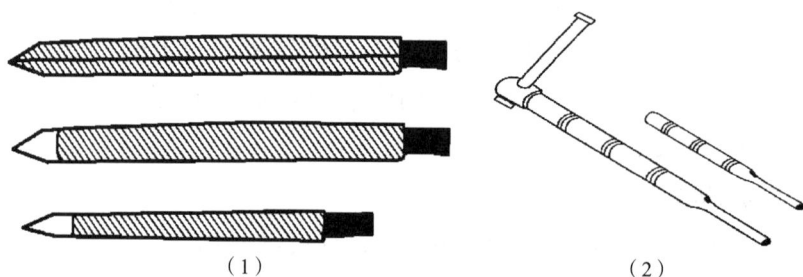

（1）　　　　　　　　　　　　　（2）

图 5-2-60

（1）鳞纹针；（2）打入器

［平衡原理与特色］

鳞纹针综合了骨圆针和三棱针的优点，很好地解决了固定针的旋转问题。通过针体上的类鱼鳞纹设计，使针体在打入骨组织后，前2/3针体的"<"向部基本上在骨松质区，与骨表面有很好的倒嵌入作用，克服了针体退针的弊端，前1/3针体的">"向部基本上在骨皮质区，有利于骨折愈合后针体的拔出。针尾部设计为外丝螺旋接头，与专用打拔出器的内丝接头旋接，有利于针的打入和拔出。整套器械的设计使骨折固定打入方便，内固定牢固。既克服了骨圆针等多钉内固定易滑脱的缺点；又克服了三刃钉等单钉内固定操作难度高、创伤大、感染机会多的弊端。

[使用方法] 局麻，X 线透视下进行无菌操作。保持对位，于股骨转子下 3 ～ 5cm 处，沿股骨颈纵轴方向，先打入 1 根鳞纹针。然后在第 1 根针下方 1 ～ 2cm，偏前与偏后 1cm 左右各打入 1 根鳞纹针，使 3 根针在股骨颈内互相呈交叉状最好。将针尾埋于皮下，无菌包扎针眼，患肢中立位，膝关节微屈，膝下垫枕或其他软物，下肢外展 30°。固定 3 ～ 4 周，可下床持拐不负重行走活动锻炼（图 5-2-61）。

[注意事项] ①防止针眼感染。②避免髋关节旋转、内收活动。③勿使患肢过早负重锻炼。

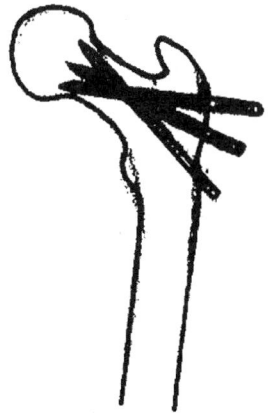

图 5-2-61　鳞纹针固定

（五）改良起重机架

[适应证] 股骨顺转子间骨折（转子间稳定型骨折）和逆转子间骨折（转子间不稳定型骨折）。

[器具介绍] 本器具根据髋关节的解剖、生物力学特点，在对各种固定物的设计和临床疗效进行认真分析和总结后，在荣氏起重机架外固定的基础上，以平乐正骨动静互补平衡论为指导研制了改良起重机架，扩大了外固定器对股骨转子间骨折的治疗范围。

改良起重机架由带丝固定针、锁钉器和可双向调节的固定架构成（图 5-2-62）。固定针带有三角尖端及 3 ～ 4cm 螺纹的特制头端，通过电钻经皮穿入股骨头颈和股骨干，进行对骨骼的固定，在有效把持作用下减少对骨骼的破坏。锁钉器利用同心带侧孔的中轴和外套，在中轴螺母加压下错位产生对穿过侧孔的固定针进行把持，经固定针和固定架结为一体。固定架呈弹性吊臂式结构，力臂反弹撬拉固定架通过近端双固定针将架体和股骨干结合成一体，形成类似塔吊的塔身，并在固定终末利用架体远端内收靠向股骨的拉力，通过架体和穿入股骨头颈具有一定屈度的近端双固定针产生对股骨头的杠杆式反弹撬拉作用，从而纠正骨折时产生的髋内翻，抵抗内收肌和外展肌的破坏作用，维持复位后颈干角。

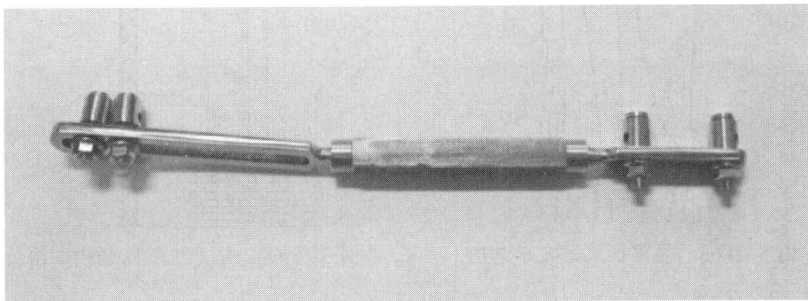

图 5-2-62　骨科起重机架部件

[平衡原理与特色]

股骨转子位于人体最强健的肌肉富集区，附着肌肉丰富，该部位骨折后，近折端在强大外展肌群作用下外展、向上，远折端由于强大内收肌群作用而内收，总体骨折处于向外成角加大，部分类型远折端内移，影像学主要表现为股骨颈干角减小，髋关节呈内翻畸形，因而处理该部位骨折的主要矛盾在于恢复股骨颈干角，防止髋关节内翻。

改良起重机架将固定针改进为带丝骨圆针，从而使固定针和骨骼有效结合把持，防止针尖移位、或固定失效，甚至进入关节或滑出骨质。将远端夹板改进为带丝骨圆针固定于股骨下端，克服了原固定架松动移位固定不牢靠的问题。利用固定架的刚性及相应弹性和杠杆撬拨力学原理，增强了固定架的牢固性和对股骨颈干角的持续维护，有效克服了影响骨折愈合和畸形发生的内翻剪力，使骨折复位更加稳定，有利于骨折愈合。中段螺杆采用反向螺纹，同方向的旋转使远近端产生分离和加压作用，使用更方便，调节更有效。利用远折端第4根固定针的固定作用，以及钢针和支架形成的撬式力臂的反弹撬拉，使整个力臂上端的"吊臂"形成向上的反弹力矩，从而维持了正常的颈干角，此弹性撬力亦抵抗了承重后的股骨头颈下沉，有效对抗了内收肌群的内收张力，防止髋内翻形成（图5-2-63，图5-2-64）。

改良起重机架利用固定针与螺旋杆的结合，将骨折端与外固定架、股骨组成一个三角形的刚性力学结构，将逆转子性及转子下骨折由不稳定变为稳定，变剪力为嵌插力，力学性能稳定可靠，可塑性强，并可根据复查X线片情况随时调整外固定架，使骨折断端获得静止的坚强固定及动态外固定，有利于骨折修复，从而使得大部分须手术或卧床牵引的不稳定型股骨转子骨折能够得以更有效、更简便的治疗。

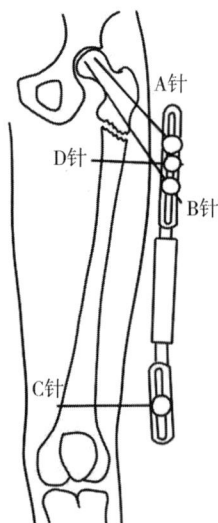

图5-2-63 起重机架固定示意图   图5-2-64 起重机架结构模拟图

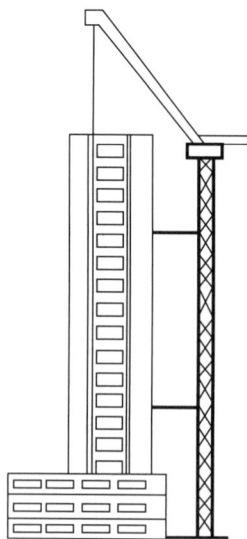

［使用方法］

选择直径 4.0mm、长度合适的带丝骨圆针常规消毒备用。

对于顺转子间骨折（Evan's 分型）Ⅰ、Ⅱ型之外的转子间骨折常规行患肢股骨髁上骨牵引术，牵引数天后行手法复位。复位成功后患肢内旋 15°、外展 30°，透视确定进针位置并标记，无菌条件下用小尖刀在皮肤的相应位置上点一小口将骨圆针拧入。Ⅰ型、Ⅱ型、ⅢA 型于股骨大转子下 20mm 处，由股骨外侧沿股骨张力骨小梁方向钻入第一根带丝骨圆针至股骨头软骨下 5mm 处停止；第二根针以平小转子水平面由股骨外侧沿压力骨小梁钻入至股骨头软骨下 5mm，两根针在颈内大致呈 15°交叉；骨质良好、股骨髁上骨牵引针稳定的患者，股骨远端无须另行穿针，酒精清洁针孔周围，无菌敷料包扎，安装并将外支架固定于大腿外侧即可；骨质疏松、股骨髁上骨牵引针不稳定的患者，则于髌骨上缘 30mm 处由外向内钻入 1～2 根带丝骨圆针，以穿过对侧骨皮质 2mm 为度，无菌敷料包扎针孔，安装并将外支架固定于大腿外侧。ⅢB 型，于大转子顶点钻入第一根带丝骨圆针，向外下按压，使大转子与远折端嵌紧，形成稳定型顺转子间骨折，后沿股骨张力骨小梁方向钻入至股骨头中心软骨面下 5mm；第二根针自远折端骨折线下 20mm 处进针，钻入至股骨头外上方软骨下 5mm。余操作同前。

Ⅳ型，于大转子顶点及以下 10mm 钻入两根带丝骨圆针至股骨头软骨面下 5mm，复位大转子，形成逆转子型骨折；向下按压复位、纠正髋内翻，恢复颈干角；因小转子游离，易造成远折端内移，自折线下 10～20mm 垂直股骨干由外向内平行钻入一根带丝骨圆针，钻透股骨内侧皮质，向外牵拉复位后安装起重机支架，余操作同前。逆转子间穿针方法同 Ⅳ 型。

（六）髌骨抱聚器固定法

［适应证］各种类型的髌骨骨折。

［固定用具］消毒抱聚器 1 个（图 5-2-65）。

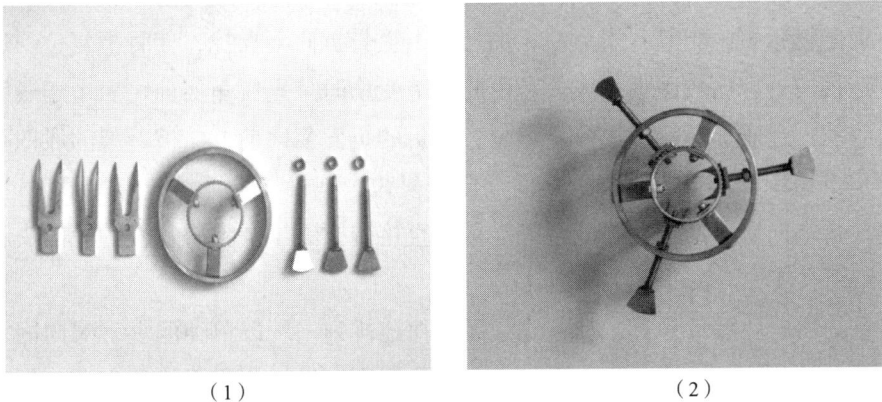

（1）　　　　　　　　　　　　　　　　　（2）

图 5-2-65

（1）髌骨抱聚器配件；（2）髌骨抱聚器

［器具介绍］抱聚器为不锈钢制成，分为框架、固定针板、带手柄的固定螺丝。

（1）框架：是由内径分别为 4cm 和 8cm 的两个不同平面的同心圆组成，将圆环作三处连接，在外环上（8cm 直径的环上）均匀地钻 6 个直径 0.5cm 的圆螺丝孔以备拧入螺丝。

（2）固定针板：长 5.5cm，有针距 2cm 及 1cm 两种。上针板和侧方针板分别为圆弧形，下针板为钝角钩状，内环（4cm 直径的环）的外侧和直板的上段内侧有齿，可互相牢固吻合。

［平衡原理与特色］髌骨约长 40.1mm、宽 41.6mm，近似圆形。抱聚器的内环是根据髌骨的大小设计的，外环是依骨块分离的最大程度设计的。应用时将上针板固定在髌内的前侧缘上；下针板的钝角钩约 130°，钩住髌骨下极的非关节面，向心加压并配合手法使折块复位。当针板贴近内环时，髌骨已基本恢复了原来的大小。如为粉碎性骨折可从侧方对准折块的方向再用一针板进行复位固定。当髌骨骨折的牵开力作用于针板，以及针板与内环和螺丝的接触处，如同杠杆中的重力点和支点，保持了固定力的相对恒定。抱聚器能从多方向（以纵向为主）持续地向骨折端施加聚合力，根据骨折块的位置，任意调整，及时纠正固定偏差，并随着膝关节伸屈活动发生应变，使骨折愈合和膝关节功能锻炼同步进行。

抱聚器克服了抱膝圈只抱不聚的缺点，使其具有多向性、向心性、可变性、及时纠正固定偏差，持续加压，固定牢靠，不易滑脱，并随着膝关节活动及股四头肌收缩而发生应变，以保持固定力的相对恒定。与其他方法比较还有固定点多、压强小的优点，适用于所有类型的髌骨骨折。

膝关节伸屈活动中，只有髌骨近侧的 75% 与股骨接触，而下部的 25% 是悬空的。下极撕脱骨折、下极骨折及下极粉碎骨折，由于折块小、不稳定，给固定造成困难。抱聚器按非关节面形状而设计的下针板直接作用于撕脱骨折块上，在复位和固定过程中，有一持续使远端撕脱骨上折块缘向后的提拉作用，防止上折块的旋转和向下移位。附着下极的韧带短、肥厚、张力小，加压时，上骨折向下靠拢，使骨折复位。远侧骨折块翻转移位处理比较困难，大多是由膝关节受伤时呈现锐角屈曲位。由于股四头肌的强力收缩，造成了远折骨块分离移位，骨折的折面朝向前方，被撕裂的股四头肌扩张部和皮下组织充填于上下折块之间而阻碍复位。抱聚器的下针板直接插入远折端，并提拉使折端向后，配合手法，缓解推移和直接撬拔嵌压及阻碍复位的股四头肌扩张部和软组织，使骨折块得以顺利复位。

严重的粉碎性髌骨骨折，其折块是无规律地排列，所以单纯的上下对向固定，容易挤出侧方的骨块，折端也相对不稳定，抱聚器则可根据侧方折块的方向，任意安放固定针板，进行复位固定。对一些移位较大的粉碎性骨折，要力争使关节面平整，维持基本的复位，通过早期的活动，纠正残留的成角和移位。

人们正常步行时，膝关节活动范围在 30°以内，髌股关节的作用力达到 1/2 体重。通过力学测定，当髌骨关节作用力达到 42.24kg 时，抱聚器仍有良好的固定作用。所以，固定以后可早期行走，并在不负重情况下的进行膝关节伸屈功能锻炼。

［使用方法］股神经阻滞麻醉，X 线透视下无菌操作。患者仰卧，先以注射器抽尽膝关节前方和髌骨周围的积血，然后令助手将髌骨下方的皮肤向下推挤。术者先将一针板刺入远端骨折块下极的非关节面的下方，并向上提拉，再将髌前的皮肤向上推挤后，将上方针板刺入皮肤，扎在近侧折块的前上缘上向下拉。术者一手稳持上、下针板，令助手拧动上下带手柄的螺丝，直至针板与内环靠近。术者另一手的拇指按压即将接触的骨折端，并按压推挤内外侧缘，使之复位满意，再将螺丝拧紧，使固定牢固即可（图 5-2-66）。

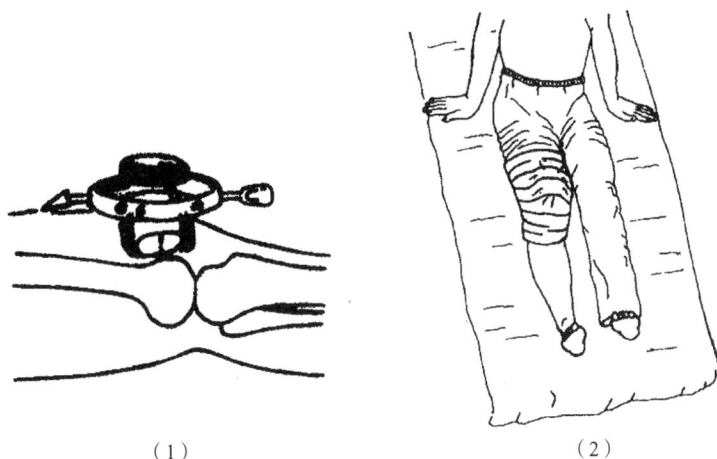

（1）　　　　　　　　　　　　　　　　　（2）

图 3-2-66　抱聚器固定

（1）固定方法；（2）固定后外形

［注意事项］

（1）由于局部肿胀，或软组织损伤严重，致髌骨下极触摸不清，可利用胫骨结节正对髌骨外缘的解剖标志，在胫骨结节偏内上部位，将抱聚器的下针板钩刺穿皮肤，进入髌骨下极外关节面的下方，并将针板向上提拉。透视下，可见到骨折块活动，以确定是否抓持牢固。

（2）如果为远端骨折块向下方翻转，应利用刺入下极针板的直接作用，向前向上提拉，并用拇指配合，向后推挤骨块。同时令助手以两拇指在膝关节两侧，分扯推挤皮肤及皮下组织向后，以矫正向下翻转移位。

（3）若当术者向后推挤骨折块的推挤力量去除后，而下极骨折块仍有弹性感，骨折仍有翻转，表明有软组织嵌夹，阻碍复位。可采用骨圆针，直接插入折端间，向左右两侧撬拨，使嵌夹的股四头肌的扩张部等软组织缓解，再用以上方法加以矫正翻转。

（4）若为粉碎性骨折，则根据骨折块所在的位置，安放针板及螺丝，刺入骨折块的内、外侧缘上，并进行推挤复位和固定。

（5）利用膝关节伸屈角度不同，髌骨沿股骨髁间窝下滑、髌股关节接触面的变化，进行伸屈膝关节，以纠正骨折的残留成角和侧方移位。在确定骨折端稳定后，再进一步适当加以加压固定。

（6）因髌骨下极外关节面基本是悬空的，故还需详细观察下极骨折块的固定是否牢固。

（7）术后不用外固定，仅将抱聚器针眼无菌包扎即可。

（8）术后即开始进行股四头肌收缩锻炼。

（9）术后2天即可持拐下床练习行走，在不负重的情况下，做膝关节最大限度的伸屈活动。

（10）1周内透视复查，根据情况，适当调整固定的松紧度。

（11）3周后即可鼓励患者做上下台阶等活动。

（12）4周后拍片，进行临床检查。证实骨折端已达临床愈合，即可拆除抱聚器，进行循序渐进的、适当的膝关节功能锻炼。

［抱聚器的优点］

（1）抱聚器有持续加压固定的作用，并随着膝关节活动及股四头肌的收缩锻炼而产生应变力，以保持相对恒定的稳定作用。

（2）此种固定，具有多向性、向心性、可变性的优点，且压强小，适用于各种类型的髌骨骨折。

（3）可及时纠正骨折移位和固定偏差，能持续加压，固定牢靠，不易滑脱。

（4）操作方便，患者痛苦小，可在固定下早期进行膝关节和股四头肌的功能锻炼，给功能迅速恢复创造了条件，因而缩短了疗程。

（七）股骨髁部复位固定器固定法

［适应证］股骨髁上及髁间骨折。

［固定用具］大腿小夹板1套4块（一般大腿小夹板即可，但稍短），消毒复位固定器1个。

［器具介绍］复位固定器为铝合金制成，分固定支架和多功能调节装置两部分（图5-2-67）。

多功能调节装置：两侧功能相同。两侧牵开螺杆的下端，有直径0.5cm蛇头形针2根，使用时可根据需要安装1根或2根。距针的尖端0.25cm处，有特制台阶，防止针进入骨质太深，并在对挤时对骨折维持一定压力。牵开螺杆延长时，可矫正骨折的重叠错位，回缩则可对折端施加压力。对挤两侧蛇头形针，可使股骨两髁靠拢复位，两侧的升降装置，可矫正骨折的前后错位。旋转撬拨装置，可矫正旋转错位。

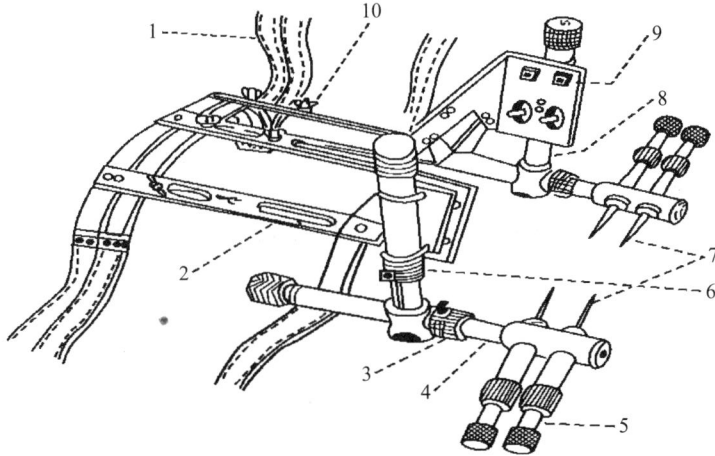

图 5-2-67　股骨髁部骨折复位固定器

1. 紧缩固定带；2. 支架装置；3. 前后旋转部；4. 牵开回缩装置；5. 进针对齐装置；

6. 内外旋转部；7. 蛇头针；8. 前后升降装置；9. 前后成角旋转装置；10. 支架延长短缩装置

［平衡原理与特色］

（1）通过固定和旋转装置，解决了股骨下端骨折复位难和固定难的问题。

（2）复位后通过锁定装置，使固定更加牢靠。

（3）由于装置是一体化结构，安装使用后可以进行早期活动，一般 7 天后即可在床上做股四头肌收缩锻炼和治疗练习，20 天后即可持拐下床活动锻炼，从而改善血液循环，促进肿胀消退，加速骨折愈合。

（4）在下床活动中，患肢的肌肉收缩及负重时，固定器在夹板上的回缩弹力，可对骨折断端施加生理性压力和刺激，从而加速骨折愈合。

（5）由于复位满意，固定牢靠，可早期下床行走和锻炼，达到骨折愈合和功能恢复同时并进的目的。

［使用方法］局部或神经阻滞麻醉，或硬膜外麻醉，X 线透视下无菌操作。先将大腿小夹板固定在患肢大腿上，再将复位固定器的支架固定在小夹板外侧，利用小夹板的固定力，作为支撑点。然后通过牵开螺杆，作用于下端的蛇头形针，作为牵引点，伸长牵开螺杆，在骨折端重叠错位得到矫正的基础上，根据骨折错位情况，分别调整调节装置，直至复位满意（图 5-2-68）。

在牵开螺杆下端各装 1 或 2 根针，进针点选在远折端的适当部位，当针进入骨皮质后，深度达于针的台阶部，如法分别调整调节装置，以矫正前、后、内、外及旋转错位，使复位满意，然后锁紧各个螺母。如仍有向内或向外成角畸形者，可将对侧螺杆伸长，或同侧螺杆缩短以矫正之；如仍有向前或向后成角畸形者，可将两侧调节的装置旋前或旋后以矫正之；若为单髁骨折，可单独调节骨折侧的装置进行矫正；若股骨两髁骨折错位的方向不一致，或相反时，可分别调整两侧调节装置，进行矫正。牵开螺杆下端，若各装两根针，可更好地防止远折端的旋转错位。

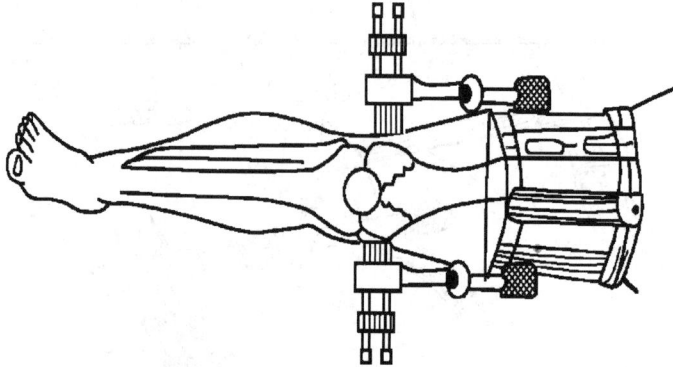

图 5-2-68　股骨髁部骨折复位固定器使用方法

［注意事项］

（1）双侧进针点应力求对称，不能太偏前或偏后，而且应在远折端选择复位和固定所需要的最佳部位为好，如此用力直接，省力省时。

（2）有重叠错位的骨折，一定要先牵开重叠后，方能使用调节装置，以纠正其他错位。

（3）双侧钢针进入骨质深度，以针的台阶不进入骨皮质为宜。否则一侧进针太深，会引起对侧针外脱，而影响固定效果。两侧针均进入过深时，则针易松动，影响固定效果。针过浅时，则固定不牢固，易滑脱。

（4）双侧牵开螺杆的下端，设计两根针的目的，在于防止远折端发生旋转错位，一般一根针即可解决问题。

（5）本器具不适用于严重开放性骨折，或骨折合并血管损伤及股骨单髁骨折为冠状方向错位者。

［复位固定器的优点］

（1）解决了股骨下端骨折复位难和固定难的问题。

（2）复位后，固定牢靠。

（3）允许早期活动锻炼，一般 7 天后即可在床上做股四头肌收缩锻炼和治疗锻炼，20 天后即可持拐下床活动锻炼，从而改善血液循环，促进肿胀消退，加速骨折愈合。

（4）在下床活动中，患肢在肌肉收缩及负重时，固定器在夹板上的回缩弹力，可对骨折断端施加生理性压力和刺激，从而加速骨折愈合。

（5）由于复位满意，固定牢靠，可早期下床行走和锻炼，达到骨折愈合与功能恢复同时并进的目的。

（八）钩拉复位固定器固定法

［适应证］除骨折块向后移位者，可用于其他各种类型胫骨平台骨折，且还可用于治疗股骨髁间骨折。

［固定用具］特制大腿小夹板 1 套，消毒钩拉固定器 1 套（图 5-2-69）。

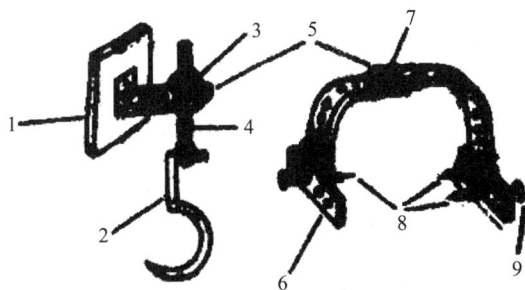

图 5-2-69　钩拉复位固定器

1. 股骨夹板；2. 拉钩；3. 螺母；4. 螺杆；5. 直角钢板；6. 蝶形钢板；

7. 螺栓；8. 梯形钢针；9. 加压螺栓

［器具介绍］钩拉复位固定器分大腿夹板、钩拉复位器和侧方挤压固定器 3 部分。后两部分为不锈钢制成。

（1）夹板介绍：大腿小夹板 1 套 4 块，分前、后、内、外侧夹板。皆为直板，上宽下稍窄，厚 0.5cm，上至大腿中上段或中段，下至股骨髁上部。其中一块外面带直角钢板。

（2）钩拉复位器：用于向上钩拉向下移位的胫骨平台骨折块，使其复位，并加以固定。

①拉钩：形似秤钩状半圆形，钩端尖锐，便于进入骨折块。钩柄直径为 0.4cm，分单钩和双钩两种。

②螺杆：长 10cm，直径 0.8cm，下端有直径 0.5cm 的圆孔，作为套入拉钩用。

③直角钢板：竖直部长 10cm，宽 2cm；横部长 5cm，宽 2cm，厚度皆为 0.5cm。钢板上每隔 0.5cm 作直径 0.8cm 的圆孔。供螺杆穿过，并将竖直部固定在大腿夹板上，作为钩拉时的支点。

④蝶形螺丝帽 1 个，套在螺杆上，旋转螺丝帽即可产生压力。

（3）侧方挤压固定器：用于骨折块向下移位复位后，进行侧方挤压固定。①直角带孔钢板 2 个，均高 6cm，横部 11cm，宽 2cm，厚 0.5cm。每隔 0.5cm 钻一直径 0.8cm 的圆孔，用螺丝将两直角板连接构成框架，可以根据肢体需要而调整大小。②蝶形板 2 块，宽、厚度同上，并每隔 0.5cm 钻直径 0.8cm 的圆孔，用螺丝将其固定在直角钢板的下端。③梯形钢针 4 个，尖端呈阶梯状，长 5cm，直径 0.3cm。④加压螺栓 4 个，前端中空，中空的直径为 0.4cm，深 1.5cm，供插入梯形钢针用。

［平衡原理与特色］

胫骨平台骨折的治疗原则是力求恢复正常的关节面，争取解剖复位和牢固固定，以便进行早期活动锻炼。这对防止关节粘连、强直、肌肉萎缩，以及日后关节是否稳定有力、无痛、活动屈伸自如是至关重要的。采用钩拉复位器治疗，是利用机械所产生的纵向钩拉力和横向挤压力通过钢针直接作用于骨折块上。众所周知，接触面积越小，压强越大，钩拉复位固定器可有效解决手法复位的力量不足和夹板固定不牢的缺点。力学测定结果表明，模拟测试手法整复平台骨折的力量一般在 40～60kg，而钩拉器杆最大机械力为 306kg，侧方挤压器螺栓的最大机械力在 306～612kg，以框架结构不变形和支点的承受力为准，实测有效机械力亦在 70kg 以上。足以使下移和侧方移动的骨折获得满意和牢靠的固定。因而术后可早期进行膝关节功能锻炼，通过关节的磨造、修复，减少关节粘连、强直、创伤性关节炎，以及肌肉萎缩的发生，使骨折愈合和关节功能恢复同时进行。

对于单纯压缩骨折或劈裂伴塌陷者，配合钢针撬拔复位，将压缩部位撬起后，用侧方挤压器固定。对无移位骨折或手术切开复位者，用侧方挤压器作外固定来代替内固定，既能早期活动锻炼，又避免了去内固定时的二次手术。

［使用方法］先将 4 块夹板固定在大腿上，带直角钢板的一块可根据需要放置适当的位置。局麻或神经阻滞麻醉，X 线透视下，无菌操作。选好进针点，将拉钩尖端缓缓打入，进针点一般选在折块下 1/3 处，打入深度为折块的 2/3，防止穿入非骨折部位。折块较大的用双钩，待拉钩达到适合部位后，把钩柄与直角钢板上的螺栓连接在一起，旋转蝶形螺帽，骨折块即被拉向上而复位。

然后用侧方挤压固定器，先将梯形钢针的尾部装入空心螺栓内，根据骨折块的大小和类型，选择进针点和针的数目。单髁骨折，多选用了根针固定，于骨折块的上、下各进 1 根针，对侧进 1 根针，形成 3 点加压。对粉碎性或双髁骨折，选用 4 根针，内、外两侧平行对应各进 1 根针，形成 4 点对应加压，进针点选在骨折块上端或下端最适当的部位。旋动加压螺栓，推动钢针，顶挤骨折块迫使复位，满意后，固定侧方挤压器，去除钩拉复位器，用酒精纱布包扎针眼（图 5-2-70）。

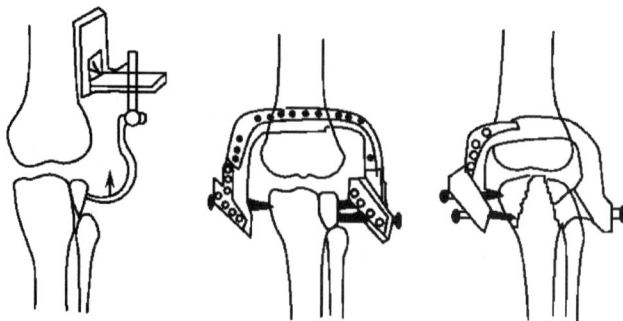

图 5-2-70 钩拉复位固定器使用方法

固定 3～4 周后，可酌情负重行走（拍 X 线片复查，骨折线显示模糊，达临床愈合时，再去除挤压固定器）。

［注意事项］

（1）如为外侧胫骨平台骨折，将其关节置于轻度内翻位；内侧平台骨折，将其关节置于轻度外翻位。

（2）因固定较为牢固，可早期进行股四头肌及踝关节功能锻炼；第 2 周作膝关节小范围的屈伸活动，限制在 30°以内。无明显韧带损伤者，可持拐下床进行不负重锻炼，但应避免膝关节做内、外翻动作。

（3）严格无菌技术，避开血管、神经进针。进针点以腓骨小头前方最安全，禁止选用腘窝部。

（4）随时检查固定是否松脱或滑动，以便及时处理。

（九）钳夹固定法

［适应证］适用于胫腓骨螺旋形、粉碎性、碟形和斜形等不稳定型骨折，跗跖关节骨折脱位、胫骨平台骨折、胫骨髁部骨折、下胫腓分离、跟骨骨折等。

［器具介绍］钳夹固定器是付光瑞主任依据平乐正骨动静平衡理论，针对不稳定型胫骨骨折固定难的问题开发研究的外固定器，后经平乐正骨人不断完善改良，衍生出鱼嘴钳、梨嘴钳等多个产品，并拓展了适用范围。钳夹固定器为不锈钢制成，化学成分为 $Cr_1Ni_{18}Ti_9$，与内固定材料钢板的材质相同。其形状类似布巾钳，主要由钳体（包括钳头和钳颚）、固定板、锁紧螺钉圆弧活动板及手柄组成，钳头为尖型，手柄部为活动柄，柄长 150mm～170mm，直径 8mm。钳颚最大直径为 5mm，钳颚开口间距 10～15mm。钳手柄和钳颚结合部有 110°～120° 的夹角，可防止付氏钳压迫皮肤，便于小夹板固定。钳柄有活动接头连接，可接上或去掉，钳夹固定后将柄去掉，便于下床活动。经皮钳根据临床需要可制成大、中、小不同型号。鱼嘴钳、梨嘴钳仅在钳尖部加以改进分别呈鱼嘴状和梨状（图 5-2-71）。

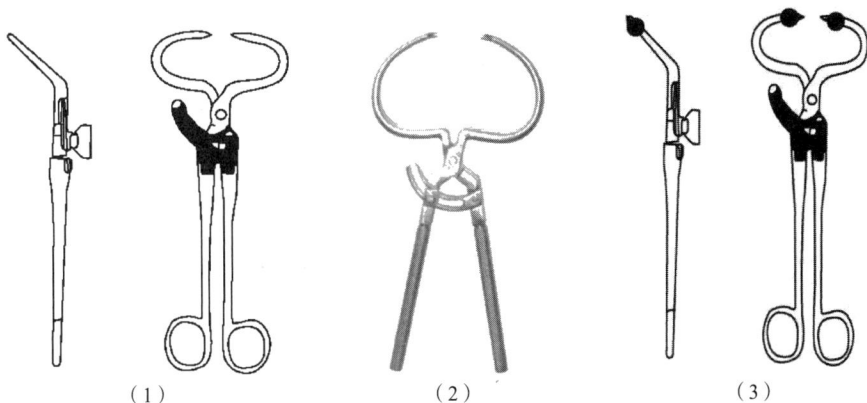

图 5-2-71　钳夹固定器
（1）付氏钳；（2）鱼嘴钳；（3）梨嘴钳

[平衡固定原理和特色]

(1)钳夹固定器固定原理：钳夹固定器主要结构是前部的双弧型夹持端，通过弧形设计使骨折部保持一个稳定的力学环境，同时弧形设计及不锈钢材料形成的弹性加压，既能保持骨折端稳定又有骨折断面的微动应力刺激，减少应力遮挡效应，促进骨折愈合。中部的绞枢锁紧装置可防止经皮钳滑脱造成骨折端固定不牢靠，甚至发生骨折再次移位。尾柄部为施力部分，可以很方便地给经皮钳前部的双弧型夹持端施加适当大小的力，牢固的固定住复位后的骨折端，又不会造成骨质的损伤，从而为骨折的修复提供稳定和加固保障。

鱼嘴钳钳嘴的尖部设计为分叉钳形结构，这样就可增大与骨的接触面，能有效地抵止于骨面，增加了固定牢固度，同时避免了固定后进入骨质内而失去经皮钳特有的性能——横向加压固定作用。

梨嘴钳钳尖部呈梨形，主要靠梨形增粗部阻止与预防持续加压时尖形钳头对骨组织的渐进性的侵入，导致骨破裂而固定失败，同时增加了骨折固定的牢固度。

(2)钳夹固定器治疗特色：钳夹固定器治疗胫腓骨稳定型骨折临床疗效确切，患者康复良好。钳夹固定器治疗不稳定型骨折是平乐正骨技术的发展和创新，多年来的临床实践证明该方法不仅可以获得良好的骨折对位，早期进行功能锻炼，利于患者功能恢复，而且固定后断端由于钳夹的持续加压保证了良好的血液供应，能明显缩短骨折愈合时间，利于骨折愈合，方法简单，并发症少，并可免除手术痛苦。

在治疗胫骨平台骨折方面，鱼嘴钳夹固定器由于把钳嘴的尖部设计为分叉钳形结构（图5-2-72），这样就可增大与骨的接触面，能有效地抵止于骨面，不致固定后进入骨质内而失去经皮钳特有的性能——横向加压固定作用。同时在钳夹过程中，由于钳夹的相对夹挤似一枚虚轴加压螺钉，克服了胫骨平台骨折所受的压应力和旋转应力及周围组织的牵拉应力，骨折端对合更加紧密，加之穿针固定，使骨折端形成一稳定可靠的整体，为膝关节的早期功能锻炼提供了生物力学基础，起到了同国际内固定研究学会（AO）内固定治疗此类骨折相似的作用。而且其属微创技术，比AO内固定创伤更小、操作更简便，不需要二次手术移出内固定物，更具临床应用价值。符合现代骨科学"骨折在功能恢复中愈合、功能在骨折愈合前或愈合中恢复"的要求。实践证

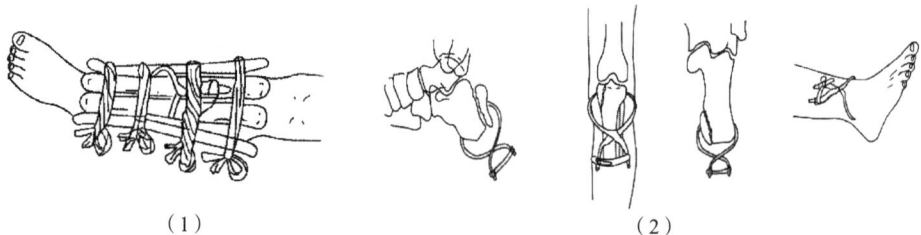

图 5-2-72　钳夹固定器固定
（1）胫骨干骨折钳夹固定；（2）跟骨、胫骨髁、下胫腓分离钳夹固定

明，临床上使用经皮鱼嘴钳对胫骨平台骨折进行复位固定，不仅可起到较理想的复位固定效果，而且操作简便、创伤更小、无需二次手术移出固定器，能早期进行伤肢功能锻炼。

［使用方法］

（1）麻醉：患者一般采用伤侧神经阻滞麻醉，效果不佳者可采用硬膜外麻醉。

（2）骨折复位：患者平卧于配有C形臂X线机的手术台上，麻醉生效后常规消毒，铺无菌巾，按矫正缩短移位、旋转移位、侧方移位、成角移位的顺序进行复位。

（3）付氏钳固定：以拇指和食指或中指夹持两骨折端能保持骨折不再错位的位置和方向；经皮钳的夹持端顺手指方向直接穿过皮肤直达骨质进行加压固定；患肢做内外旋转和抬起时，经透视骨折不再发生错位，锁紧钳夹固定齿；酒精纱布覆盖钳齿与皮肤接触部位。

（4）小夹板固定：两钳尖部皮肤入口包扎完毕后，选择长短合适的小夹板外固定将经皮钳固定在夹板上。

（5）术后处理患肢垫枕抬高 25 ～ 30cm，屈髋、屈膝各 45°放置；预防感染。

［注意事项］

（1）术前认真阅读X线或CT检查片，从冠状面、矢状面和横断面三维空间判定骨折线的走向。

（2）依据患者伤肢的粗细、肿胀程度选择合适型号的经皮钳。

（3）实施前伤肢常规备皮，消毒经皮钳，术中严格无菌操作，付氏钳固定后进钳夹处皮肤应密闭。

（4）防止付氏钳固定后滑脱。

（5）及时调整小夹板扎带的松紧度，使小夹板外固定安全、有效。

（6）复位是钳夹固定的基础，选点是关键。

（十）跟骨反弹复位固定器固定法

［适应证］跟骨骨折（舌型、塌陷型）。

［固定用具］消毒反弹复位固定器 1 套（图 5-2-73）。

［器具介绍］跟骨反弹复位固定器分外固定器、针锁、钢针 3 部分。

（1）外固定器：是用不锈钢制成 10cm×1.6cm×1.6cm 的长方形柱体，其中部有供钢针滑动的十字槽。

（2）针锁：3 个，为不锈钢制成。

（3）钢针：2 ～ 3 根，直径 0.4cm，

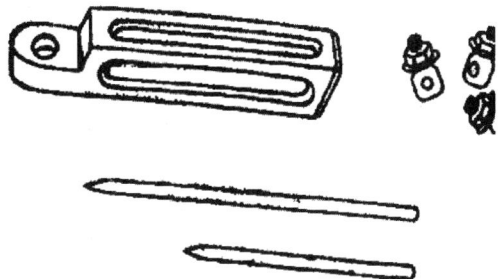

图 5-2-73　跟骨反弹复位固定器

长 20cm。

[平衡治疗原理与特色]

治疗跟骨骨折的目标是：恢复距下关节跟骨侧关节面平整；恢复跟骨正常高度及宽度；恢复跟骨外侧壁的平整以减少对腓骨长短肌腱的摩擦；恢复跟骨节结的原有位置以纠正内翻畸形；恢复跟骨关节的对位关系。

治疗跟骨骨折应注意做好骨折复位和保持良好的足弓。早期治疗不当很容易遗留距下关节创伤性关节炎，发生感染，骨折畸形愈合，足部僵硬，创伤性扁平足，腓骨肌腱鞘炎，骨刺、神经卡压、屈趾肌腱挛缩等严重并发症，最终导致跟骨骨折后疼痛跛行，影响患者生活质量。

跟骨反弹复位固定器固定采用骨圆针透视下闭合穿针撬拨，结合手法复位，固定后很好地达到了跟骨骨折治疗的目标，大大减少了跟骨骨折的后遗症。跟骨反弹复位固定器轻巧可靠，复位后骨折固定牢靠，能可靠地稳定骨圆针撬拨恢复的距下关节跟骨侧关节面平整、Bohler 角、Gissane 角和跟腱宽度、足弓，并维持骨折良好复位和保持良好的足弓，还可早期在指导下行患足功能锻炼，以改善患足血液循环，促进血肿的吸收和骨痂的形成，提高骨折的愈合速度；无须附加其他装置，不因局部肿胀、水疱形成而影响治疗；护理方便，不易感染，不影响药物更换；拆装方便，不需二次手术，患者痛苦小；住院费用低。

跟骨反弹复位固定器固定配合经皮钢针撬拨治疗跟骨骨折临床应用禁忌少，只要患者能够接受骨圆针均可应用，尤其适用于那些肿胀严重、软组织条件差，难以采用切开复位异型钢板内固定术的患者。

[使用方法]局麻或神经阻滞麻醉，X 线透视下，无菌操作。

（1）舌型骨折：患者健侧卧，患膝屈曲 45°左右，一助手维持患足于中立位。先用跟骨轴位穿针法撬起舌型骨块，使复位满意后，再在跟腱止点上方 5～7cm 处，将第 2 根针通过跟腱中央，由后向前纵行打入距骨体，至距骨颈处，先将此针固定在固定器的一端。加大两针之间的夹角，将第 1 根针的针尾固定在固定器的另一端，利用针的反向弹性变化所产生的压力，以恢复正常的跟骨结节角。经过双针固定后，控制了骨折再移位，保持跟骨形态的最大恢复位（图 3-2-74）。

图 5-2-74 跟骨反弹复位固定器固定法

（2）压陷型骨折与冲压型骨折：方法同上，唯跟骨部位的针由跟骨后方稍内侧，沿跟骨纵轴打入，边打边撬压针尾，以便矫正塌陷及折端向外突起的成角，然后同舌型骨折的法固定。

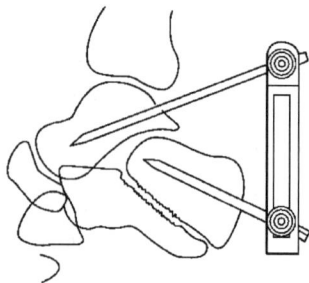

［注意事项］

（1）术前必须拍双跟骨的侧、轴位 X 线片，以测量对比骨折线和骨折侧方移位情况，以及轴位成角、纵轴缩短、跟骨结节上移程度。

（2）根据骨折类型，采用相应的固定方法，亦可用 3 根针固定。

（3）定时检查，以便及时发现问题和解决问题。

六、挤垫固定法

挤垫固定法是一种取材方便、简便易行的固定方法，可随时随地就地取材并实施，多用于简陋条件下的筋、骨伤的随机固定，或临时替代固定。

挤和垫是两种固定方法，可单独应用，也可同时应用，还可配合其他固定方法应用。

挤：有对挤之意。一般用沙袋、砖块等物，对挤于患肢两侧，加以固定。

垫：有衬垫之意。一般用纱布垫、棉垫、海绵垫或沙袋，垫于骨折处的适当部位，或肢体下方，帮助复位和固定，也可配合夹板应用，以加强固定作用。

常用的挤垫固定物和方法有四种：

（1）沙袋挤垫固定法：多用于颈椎骨折、脱位，骨盆骨折、脱位，胸腰椎压缩骨折及特殊情况的下肢骨折。

（2）砖块挤垫固定法：多用于下肢骨折、脱位及小儿股骨骨折。

（3）垫片挤垫固定法：多用于不稳定型骨折，或成角移位骨折和骨突处的周围，避免压迫。有长方形垫、方形垫、环形垫之分。多用纱布制垫，棉花或海绵制垫备用。

（4）垫枕挤垫固定法：多用于四肢骨折、脱位复位固定后托举固定肢体体位，或用于脊髓损伤后维持肢体关节功能位的垫挤。

（一）沙袋挤垫固定法

［适应证］颈椎骨折、脱位，骨盆骨折（耻骨上、下肢骨折，耻骨联合分离，髂骨翼骨折）脱位，特殊情况的下肢骨折。

［固定用具］根据病情需要，制成不同宽窄、长短、厚薄的沙袋。

［使用方法］复位后，按伤部不同，或以沙袋置于头颈部的两侧或下方，或置于骨盆的两侧，或置于受伤肢体两侧，对挤固定（图 5-2-75）。

［注意事项］①经常检查固定是否松动或移位，固定部位是否准确、有效。②沙袋是否破漏。③局部是否压伤。

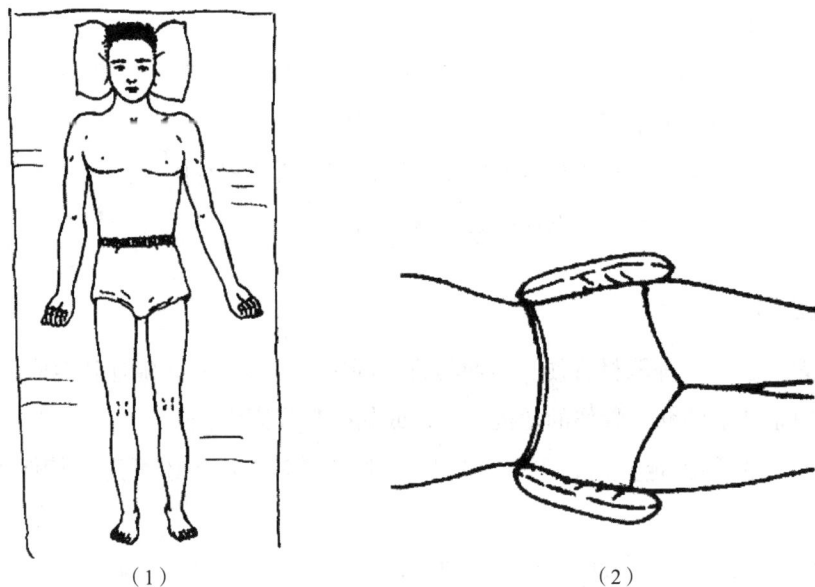

（1）   （2）

图 5-2-75　沙袋挤垫固定法

（二）沙袋挤垫配合牵引固定法

［适应证］骨盆两处以上骨折，骨盆骨折合并骶髂关节脱位，颈椎骨折脱位较严重者。

［固定用具］沙袋 2 个（3cm×10cm×20cm）。

［使用方法］手法复位后，按伤部不同，先做骨牵引（颈椎做颅骨牵引，骨盆做股骨髁上牵引，也可行皮肤牵引）于伤部两侧以沙袋固定（图 5-2-76）。

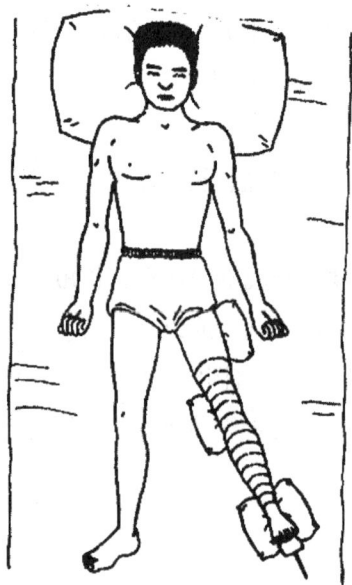

图 5-2-76　沙袋挤垫配合皮牵引固定法

（三）沙袋垫腰固定法

［适应证］胸腰椎屈曲型、压缩型骨折。

［固定用具］沙袋3个（第1个30cm×10cm×5cm，第2个30cm×15cm×5cm，第3个30cm×20cm×5cm）。

［使用方法］伤后如全身症状不严重，可即在脊柱后突畸形部位（即骨折椎体的相应部位，横形垫入第3个垫。2～3日待患者稍适应后，再横形加入第2个垫。2～3日内加第1个垫。共高15cm（图5-2-77）。

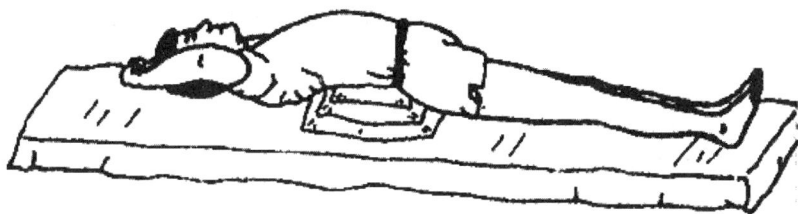

图 5-2-77　沙袋垫腰固定法

（四）挤砖固定法

［适应证］用于条件简陋情况下，髋关节脱位复位后，临时维持体位固定，或下肢骨折复位夹板固定后的外加固临时固定。

［固定用具］建筑用砖6～8块，用棉布包裹。

［使用方法］复位后，根据需要，肢体放于适当位置，可于髋关节外侧、膝关节内侧、踝关节外侧，或踝关节双侧各放置2块砖相叠对挤，固定患肢于中立位（图5-2-78）。

小儿股骨骨折，患肢需固定于屈髋、屈膝患侧卧位时，可于大腿前方、后方各放置1块砖对挤固定（图5-2-79）。

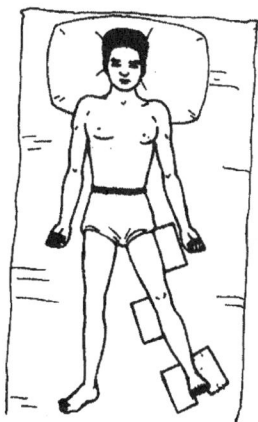

图 5-2-78　挤砖固定法

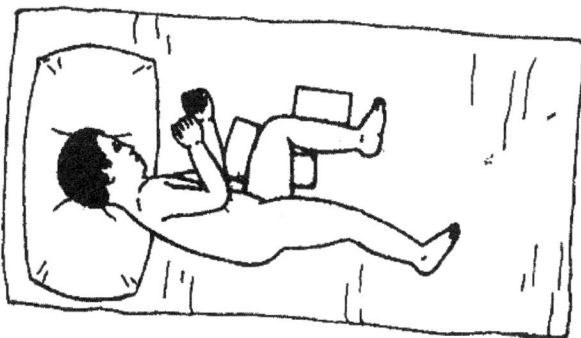

图 3-2-79　小儿股骨骨折挤砖固定法

[注意事项] ①经常检查，并加以对挤，勿使松动。②用于下肢伸直位固定时，踝关节外侧及足下方，可放置 3 块砖相叠，以免被子压迫足部，致足下垂。

[优越性] ①取材方便。②整齐美观。③砖具有一定的重量，不容易移动。

（五）加垫固定法

[适应证] 配合夹板固定，用于骨折成角移位或骨折楔形不稳定者。多用于肱骨外科颈骨折，前臂骨折，股骨、胫骨骨折，掌骨、跖骨骨折。

[固定用具] 方形或长方形垫，大小、厚薄根据需要而定。

[使用方法] 加垫于骨折端的适当部位，配合夹板加压固定（图 5-2-80）。

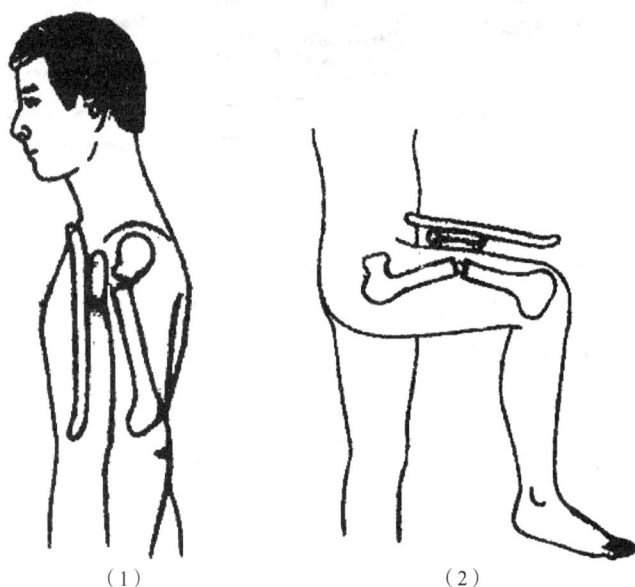

（1）　　　　　　　　　　（2）

图 5-2-80　加垫固定

（1）方形加垫固定；（2）长形加垫固定

[注意事项] ①加垫部位一定要正确，否则会起相反作用。②尽量避开血管和神经。③固定带不宜结扎过紧。④主要用于复位后，以维持骨折端的稳定，不能单独依赖加垫复位。⑤及时检查，避免压伤和患肢血循情况，如知觉、温度情况。

（六）垫枕固定法

[适应证] 多用于四肢骨折、脱位复位固定后托举固定肢体体位，或用于脊髓损伤后维持肢体关节功能位的垫挤。

[固定用具] 根据需要取 45cm×35cm 荞麦皮枕或乳胶枕或记忆海绵枕一个或多个。

[使用方法] 将垫枕放置于需托举的肢体下，落实。

[注意事项] ①仅用于筋伤后或骨折复位固定后的辅助固定和抬举消肿。②垫举部

位一定要正确，否则会起相反作用。③一定要注意维持肢体与关节的功能位置，有利于日后功能康复。④及时检查，避免垫枕移位影响固定效果或造成局部压伤。

七、悬吊固定法

悬吊固定法是一种用于肱骨骨折夹板固定后、上肢筋牵拉伤、切割伤缝合术后或单纯性脱位复位后，用悬吊带或三角巾绕过颈部将上肢体悬胸腹前面，并固定于功能位或休息位的方法。该法有以下 4 个优点。第一，克服肢体远端的重垂力，以免肱骨骨折分离移位，影响骨折愈合；第二，通过颈部的吊悬平衡作用，有效地解除上肢肌为克服上肢重垂力而持续收缩，使患肢处于较充分的休息位，得以休养恢复；其三，保护伤部避免再损伤，同时为伤患创造一个有利于恢复的环境条件；其四，使关节处于功能位，有利于日后关节功能恢复。

第三节 平乐正骨平衡固定法的特色

一、动态平衡

（一）牢稳固定

牢稳固定是平乐正骨平衡固定法的最基本特征。平乐正骨固定法能有效固定骨折，消除不利于骨折愈合的旋转、剪切和成角外力，使骨折端相对稳定，为骨折愈合创造有利的条件，同时对骨折整复后的残留移位有持续矫正作用。

（二）弹性固定

平乐正骨平衡固定法以"弹性固定"为原则，避免了"应力遮挡"等产生的负面效应。随着科学进步及时代发展，平乐正骨发展和完善了小夹板外固定技术、牵引固定技术、器具固定技术，坚持以保护伤部血循尽可能不受二次伤害，同时又起到良好的固定，有效促进骨折等伤损的愈合与康复为原则，坚持弹性固定。以小夹板固定为例，小夹板弹性固定提供给骨折端相对固定的力学环境，在保证骨折部稳定固定的前提下，允许肢体肌肉的舒缩活动，有效的保护和促进了局部的血液循环，同时使骨折端在骨纵轴上产生了微压应力活动，促进血肿吸收与骨膜增生，促使局部血管再生，骨细胞分化、骨质生长及钙化迅速，骨折愈合时间较短，且有利于关节功能活动与恢复。

（三）平衡固定

平衡是平乐正骨平衡固定法之魂，平衡固定是从对肢体功能要求出发，根据机体运动学与生物力学原理，通过适当的牵引力和反牵引力，加以各种类型的固定包扎，抗衡肢体重力及肌肉张力对骨折端稳定的不利影响。达到骨折端复位、制动和解除肌肉痉挛等作用，重新恢复肢体内部动、静力的相对平衡。因此，平乐正骨平衡固定法是一种以制动达到伤部内在动力平衡的外固定方法，具有固定可靠、骨折愈合快、功能恢复好、并发症少等优点。

（四）动态固定

平乐正骨固定材料具有弹性，具有根据肢体的形状塑形的特点与优势，可根据不同部位及伤者患肢的粗细、肿胀情况及病情变化等随时进行调节调整，通过动态弹性固定，实现伤部的动态平衡。一方面，有利于骨折的牢靠固定，另一方面保护患肢的血运，并有助于患肢早期功能锻炼及关节功能康复。

二、三因制宜

（一）因人制宜

因人制宜是指伤科固定过程中根据患者年龄、性别、体质、生活习惯的不同及患肢的特点来进行骨折固定和养护，促进骨折愈合。平乐正骨固定法以人为本，强调骨折固定过程中"因人制宜"，固定时根据患者的身体状况、骨折损伤情况而定。如小夹板固定骨折时根据骨折的部位，肢体的长短、周径等，选择长短、宽窄、大小适宜的夹板进行固定。牵引固定时，临床根据患者的年龄、体质、骨折的部位和类型、肌肉发达程度和软组织损伤情况的不同，分别选用牵引方式、牵引重量与牵引方向，并随时调整，避免牵引重量太过与不及。牵引力太重，易使骨折端发生分离，造成骨折延迟愈合和不愈合；牵引力不足，则达不到复位固定的目的。同时，平乐正骨因人制宜强调对不同年龄的骨折患者进行合理养护，促进骨折愈合，如婴幼儿由于表达能力较差，骨折固定过程中，应及时观察固定的松紧度及患肢血循、感觉运动等情况；青壮年骨折患者在骨折固定过程中，应及时、合理、循序渐进地进行功能锻炼；老年患者骨折固定过程中，因反应较迟钝，应注意避免固定无压伤等情况，并在饮食上加强营养，辅助消化，注意补充维生素 D 钙剂等，促进骨折愈合。

（二）因地制宜

因地制宜是指在伤科的固定过程中，应根据不同地区的地理特点针对骨折进行合理固定、养护，促进骨折愈合。地域环境是人类赖以生存的要素，主要包括地势高低、地域气候、水土物产、人文地理、风俗习惯等。地域气候、地理环境、水土物产及生活习惯的不同，在一定程度上影响着人体气血运行和脏腑机能，进而影响体质的形成。如江南多湿热，人之腠理多稀疏；北方多燥寒，人之腠理多致密。又如青藏高原空气稀薄，人多气血较虚，易虚喘；南方地区气候炎热，阳气多盛，腠理多疏，易中暑热；北方寒冷，人多食肉，其筋骨多强实而体质耐寒，南方之人则相反；北方多冰冻冷滑，气血易凝、筋骨易损，加之多饮酒御寒，股骨头坏死患者较多；南方沿海地区多湿热，多食海鲜，则多发湿热痛风之证等。处于不同地域的人都有着与本地自然条件相对应的主要患病倾向，如大骨节病多发生在我国北部及西伯利亚东部、朝鲜北部。地域环境可以影响人体的生理活动，而且人体随着地域环境的变化会出现相应的改变。熟悉不同地区的地域特点在骨折固定过程中，进行有针对性地防暑、御寒、除湿、润燥、温经、活血除风、益气通经、合理膳食纠偏、合理起居与功能锻炼，以趋利避害，预防固定并发症，促进骨折等伤损愈合。

（三）因时制宜

因时制宜是指在伤科的固定过程中，应根据不同季节的气候特点来对骨折进行固定、养护，以促进骨折愈合。对于骨折固定患者进行日常养护，应随着春夏秋冬季节的更替及阴阳消长的变化，做出相应调整：①春季养阳，舒展筋骨。此时养骨，应早睡早起，增加户外活动，让筋骨在春光中充分舒展，汲取大自然之阳气，强筋健体。同时，在情志上，人的情志应力戒抑郁、暴怒，做到心胸豁达、乐观向上，方能使肝气条达、全身气机调畅。②夏季炎热，酷暑蒸人。暑易伤津耗气，故夏季养骨要及时补充水分，以防津气耗损而致筋骨失濡。夏季起居应晚睡早起，顺应自然，保养阳气。中午炎热之极，人易感困倦，应适当午睡，静以养阴，以制亢阳。夏日多汗，腠理多疏，易感暑湿或寒湿之邪，故不可贪凉饮冷，或露宿户外，否则易中邪气，致气血凝滞，筋骨僵硬疼痛。③秋季养阴，濡养筋骨。秋季"燥"令当行，燥易耗伤津液，出现一派干涸之象，如鼻干、口干、舌干、皮肤干、大便干等，故秋季养骨应重视滋阴润燥。④冬寒宜藏，最宜补肾壮骨。冬季气候寒冷，阴盛阳衰。人体宜顺应这一变化，养骨以"藏"为要，应早睡晚起，养精蓄锐，注意保暖，以养阳气；多食用黑色及补肾食品，以益肾填精、强筋壮骨。根据不同季节和时间的特点在骨折固定过程中，顺应四时，有针对性地选择固定方式与固定物，并有针对性地防暑、御寒、除湿、润燥、活血除风、益气通经、合理膳食起居与功能锻炼，以趋利避害，预防固定并发症，促进骨折等伤损的愈合。

三、优势与特点

（一）平衡方法丰富可选

平乐正骨平衡固定法方法多，可根据不同患者的骨折类型进行选择有效的固定治疗，在固定过程中一切以伤病愈合、功能康复为目的，可以提供多种具有符合生物力学基本规律的科学、合理、先进的固定方法，在有效固定骨折的同时，消除不利于骨折愈合的旋转、剪切和成角外力，使骨折端相对稳定，为骨折愈合创造有利的条件。

（二）最大限度保护血运

平乐正骨平衡固定法能对患肢起到良好的固定作用，同时，对骨折端无应力遮挡效应，对骨折部血运无二次损坏，对被固定肢体周围的软组织无损伤，对局部血液供应干扰轻，能够最大程度地保护损伤处的血液循环，对骨折愈合起到良好的促进作用。

（三）对脏腑气血干扰小

平乐正骨平衡固定法属于外固定范畴，一般仅对患肢肢体进行有效固定，对机体脏腑、气血干扰小，尤其是避免了手术切开复位必然造成的微血管与经络损伤与瘀滞。平乐正骨固定法坚持在实现患肢固定的同时，注重筋骨并重、动静互补，尽早开展患肢功能锻炼，避免长期制动引起的脏腑、气血失衡。

（四）固定的范围可灵活调节

平乐正骨平衡固定法的固定范围根据患者的身体状况、骨折情况而定，以小夹板固定为例，小夹板固定骨折可根据骨折的部位，肢体的长短、周径等，选择长短、宽窄、形状适宜的夹板进行固定，固定范围可根据骨折特点灵活调节。

（五）便于影像检查及相关外伤的处理

平乐正骨平衡固定法运用的固定材料不影响 X 线检查，且固定方法多，可针对不同情况选择应用，方便调整，方便局部外伤处理，方便肢体肿胀、血循、感觉与活动的观察和处理，而有效防止并发症。

（六）有利于关节活动

平乐正骨平衡固定法遵循"筋骨并重""动静互补"的理论，以其"效""便""短"的原则和特征，最大限度地解放相关关节，使其能早期进行功能活动，有利于关节功能的恢复。

（七）取材方便，成本较低

在现在医疗价格虚高的情况下，平乐正骨平衡固定法所用的固定材料取材方便，比起价格昂贵的切开手术复位方法、内固定材料，价格相对低廉，效果相当，患者可负担性强，满意度高。

第六章　平乐正骨平衡康复法

第一节　平乐正骨平衡康复法的原理与原则

　　平乐正骨康复平衡法是平乐正骨平衡理论在平乐正骨康复方面的具体应用和体现。康复平衡法是平乐正骨一项重要组成部分，与平乐正骨手法治疗、药物治疗、固定治疗共同构成了平乐正骨平衡治疗体系。康复，首先明确康复对象的病情特点，对病、伤、残者进行康复评定，然后制订一个康复治疗方案，由以康复医师为中心的，康复治疗师和临床医学相关人员共同组成的康复治疗组去实施，并在实施过程中不断总结、评定、调整，直至治疗结束。平乐正骨平衡康复法目的是恢复机体的协调性、稳定性，实现机体的结构平衡、功能平衡和身心平衡。平乐正骨平衡康复法以骨伤疾病的康复为主体，兼顾其他疾病的康复。

一、平衡康复法的作用

　　1. 促进创伤修复、骨折愈合、神经再生与神经功能恢复。康复可促进机体气血流通，活血散结，祛瘀生新，从而促进创伤修复、骨折愈合、神经再生与神经功能恢复。

　　2. 防止筋肉萎缩。长期不活动，肌肉可形成失用性萎缩，康复可促使脾强肉长，有效促进肢体的功能康复。

　　3. 预防骨质脱钙和骨质疏松。由于长期固定，可造成气血循环受阻，代谢紊乱，使钙丢失和骨小梁萎缩。通过康复治疗，促进气血流通，五脏六腑功能旺盛，使肾强，髓充，骨坚。

　　4. 促进关节功能恢复。运用手法等方法舒筋利节、解除筋脉拘挛与筋肉挛缩，从而有效促进关节功能康复是骨伤康复的主要作用。

二、平衡康复法的原则

1. 循序渐进，持之以恒

　　平乐正骨平衡康复法要求循序渐进，持之以恒，不能操之过急，避免粗暴施法。

2. 医患合作，动静互补

加强医患沟通，做好患者的思想工作，消除顾虑，引起重视，发挥患者的主观能动作用，取得患者的积极配合。在康复治疗的同时，指导患者进行科学主动的锻炼，并随时加以观察指正。应注意在保证骨折对位、有利于骨折愈合的情况下进行，避免剪力及旋转扭力。

3. 尽早开始，贯穿全程

康复应从疾病开始治疗时即开始进行，并贯穿治疗的全过程，且根据疾病的不同阶段严格选择方法和适应证。

第二节　平乐正骨平衡康复法的主要内容

一、运动疗法

运动疗法又称治疗性运动，是根据疾病的特点和患者的功能状况，借助治疗器械或治疗者的手法操作，以及患者自身的参与，通过主动或被动运动的方式来改善人体局部或整体功能，提高身体素质，满足日常生活需求的一种治疗方法。运动主要分为主动运动、被动运动、等长运动、等张运动、等速运动等几个方面。

运动疗法具有维持和改善运动器官的功能、增强心肺功能、促进代偿功能的形成和发展及增强内分泌系统的代谢能力，维持脏腑、气血和筋骨平衡等作用。运动疗法临床应用广泛，包括四肢骨折或脱疽、脊柱骨折、关节手术后、颈肩腰腿疼、脊柱畸形、关节炎、烧伤后瘢痕形成、骨质疏松等。常用的运动疗法包括关节活动技术、关节松动技术、软组织牵伸技术、肌力训练技术、神经发育技术、运动再学习疗法、Bobath 技术、Rood 技术和 PNF 技术。

二、物理因子疗法

物理因子疗法简称理疗，主要是通过应用物理因子，如电、光、声、磁、水、蜡等作用于人体，并通过人体的神经、体液、内分泌等生理调节机制来调理筋骨平衡，治疗和预防疾病的一种方法。

物理因子疗法具有无创、无痛苦、舒适，一般无不良反应，以及无毒副作用的优点，同时物理疗法应用范围广，对许多病、伤、残的病理过程和功能障碍有良好的疗效，此外，理疗所用的设备价格不高，操作简单，便于设置，易为患者接受。理疗主要包括电疗、光疗、超声波、磁疗、石蜡、冷疗、压力疗法等。

三、牵引疗法

牵引疗法是应用作用力与反作用力的原理，通过外力（手法、器械或电动牵引装置）对身体某一部分或关节施加牵引力，使其牵伸一定的距离，周围软组织得到适当的放松，从而调理筋骨与力学平衡、矫正畸形、达到治疗目的的一种方法。

牵引疗法分类较多，按作用部位分为脊柱牵引和四肢关节牵引；按牵引动力分为手法牵引、机械牵引、电动牵引；按时间分为间歇牵引和持续牵引；按体位分为坐位牵引、卧位牵引、直立位牵引等。

牵引治疗具有解除肌肉痉挛，缓解疼痛，改善局部血液循环，松解软组织粘连，牵伸挛缩的关节囊和韧带，促进肢体关节平衡和增强关节功能的作用。脊柱牵引还可矫治脊柱后关节的微细异常改变，使脊柱后关节嵌顿的滑膜复位或有助于关节轻微错位的复位，改善或恢复脊柱的正常生理弯曲与平衡。同时，牵引疗法可增大椎间隙和椎间孔，改变突出物或骨赘与周围受压组织的位置关系，减轻神经根受压，减轻临床症状。

四、针灸与点穴疗法

针灸疗法是在中医康复理论的指导下，以经络腧穴为基础，结合老、弱、病、残等康复对象的特点进行针刺选穴处方，通过经络腧穴作用于脏腑，而调整人体营卫气血和阴阳的平衡，促进形神功能的恢复，从而达到治疗疾病、康复身心的目的。灸法，是采用艾绒或其他药物放置在腧穴或病变部位上灸烤与熏熨，借灸火的温和热以及药物的作用，通过体表经络的传导，起到温通气血、扶正祛邪、调理平衡的作用，达到防治疾病目的的一种外治方法，包括艾炷灸和艾条灸。

点穴疗法，是医者根据不同的病种和病情，运气于手，以指代针，在患者体表适当的经络和穴位上进行点、按、掐、拍、叩等不同手法的刺激，让"气"和"力"通过经络的作用，使患者体内气血畅通，脏腑、气血、筋骨平衡，关节通利，从而达到治疗疾病目的的一种方法。点穴疗法分为循经点穴法、压放法等，可用指点、肘按或掌根按等。

五、康复手法

康复手法是在中医阴阳、脏腑、经络、气血等中医基本理论指导下，运用手法或借助一定的器具，以力的形式作用于患者体表经络、穴位或关节等特定的部位，从而减轻患者各种病痛，改变患者肢体运动功能、感觉认知功能，提高生活质量与生活自理能力，促进患者自身功能康复，达到个体最佳平衡与生存状态的一种治疗方法。

六、作业疗法

作业疗法是有目的、有针对性地从日常生活活动、职业劳动、认知活动中选择一些作业项目，对患者进行训练以缓解症状、改善功能、促进肢体协调平衡和恢复日常工作生活能力的一种治疗方法。

作业疗法分类较多。按实际要求分为日常生活活动、创造有价值的作业活动、休闲及娱乐活动、教育性作业活动、矫形器和假肢训练；按治疗目的分为改善身体功能为目的的作业治疗、改善精神功能为目的的作业治疗、恢复社会工作为目的的作业治疗；按生活功能目的分为身体技能训练、智能感知方面训练。

作业疗法具有躯体平衡与心理平衡调节的作用，可通过增加躯体感觉和运动功能、改善认知和感知功能、提高生活活动自理能力，达到提升参与社会及心理调节能力等作用。

七、心理疗法

心理疗法是通过医者与患者交往接触，用语言或非语言因素来影响患者的心理活动，减轻或消除身体症状，改善心理与精神状态，使其逐渐适应家庭、社会和工作环境的一种康复方法。心理疗法主要包括放松训练、阳性强化法、合理（理性）情绪疗法、系统脱敏法、冲击疗法、模仿法、生物反馈法、认知行为疗法等方法。

八、中药疗法

中药疗法主要是指通过中药的合理使用，内外治法相结合，内治法主要达到补虚（滋阴壮阳，益气养血等）、调理脏腑阴阳气血平衡、提升脏腑功能、强筋壮骨等作用。中药外治法主要包括熏法、蒸法、洗法、贴法、敷法等，可达到通经活络、活血化瘀、散结止痛的作用。

九、手术疗法

手术疗法是通过矫正患者的解剖异常来消除其功能障碍的康复方法。当发现患者肢体肌肉、肌腱的粘连、痉挛（挛缩）制约了运动功能的进一步发展时，需要实施相应的外科治疗，以减少粘连、痉挛，矫正畸形，改善功能，促进平衡和改善生活质量。如软组织松解延长手术可矫正固定性挛缩和畸形，改善运动功能；而选择性脊神经后根切断术和选择性周围神经切断术可以使部分肌张力下降，使关节活动度和肢体控制能力增强，功能明显好转等。

十、支具疗法

支具是一种置于身体外部，限制或辅助身体的某项运动，或直接用于术后或非手术治疗的外固定，或作为矫形支具，用于身体畸形的矫正治疗的器具。支具的种类众多，其特点是：固定牢稳，轻便舒适，透气性好，结实耐用，可量身定做。

支具疗法可以固定病变肢体，达到止痛、缓解肌肉痉挛、促进平衡、促使炎症消退或骨折愈合的目的。同时，通过限制关节异常活动以改善肢体功能，矫正畸形或预防畸形的发生或加重，减少肢体局部承重，促使病变愈合。支具还可辅助肢体功能障碍的患者进行肌肉锻炼，起到支持及保护患肢、辅助平衡的作用，以恢复部分生活自理能力和工作能力。

第三节　创伤骨折的平衡康复治疗

创伤骨折的平衡康复治疗目的是在不影响固定和愈合的前提下，尽快恢复患肢肌肉、肌腱、韧带、关节囊的舒缩活动，防止发生肌肉萎缩、骨质疏松、肌腱挛缩、关节僵硬等并发症。复位、固定是治疗的基础，药物治疗利于消肿，并促进骨折的愈合，功能训练是康复治疗的核心，也是康复治疗的主要手段。不同时期骨折的功能训练康复疗法应有区别、循序渐进地进行。

一、骨折早期康复

此时受伤局部肿胀、疼痛，骨折端有血肿，容易移位，软组织损伤需要修复。断端尚未达到坚固稳定，局部肢体尚需固定制动。此期的主要训练方式是骨折经适当的复位固定后，按摩骨折远端，进行肌肉等长收缩活动。运动时骨折部位的上、下关节应固定不动，或在严格控制下循序渐进做一些轻缓的被动功能活动。此期训练目的在于促进局部血液循环，加速肿胀消退，预防肌肉萎缩和粘连，避免骨质疏松及关节僵硬。

二、骨折中期康复

此期局部肿胀消退，疼痛消失，软组织损伤已修复，骨折端日趋稳定。其训练方式除继续进行患肢肌肉的等长收缩和未固定关节的伸屈活动外，可在健肢或治疗师的帮助下，循序渐进地开展骨折部上、下关节的功能活动训练。

三、骨折后期康复

骨折后期，从骨折临床愈合到骨痂改造塑形完毕。此期骨折端已稳定，能耐受一定的应力，外固定已拆除，患肢的肌肉和关节得以进行更大范围的训练。训练目的是加强肌力，扩大关节各方向的活动范围，以恢复机体平衡，适应生活和工作活动的需要。训练方式以抗阻活动和恢复关节生理活动范围为主。上肢骨折辅以力所能及的轻微工作；下肢骨折训练逐渐弃拐步行。屈曲型脊柱骨折可下床直立，双臂在腰部反抱，做挺胸伸腰活动。需要注意的是，训练中所加阻力不宜过大，以免造成损伤，以健肢供给阻力为佳，因易于掌握阻力大小，且简便易行。恢复关节生理活动范围以主动关节活动为主，必要时可辅以适当的被动活动或关节活动器。

第四节　运动损伤的平衡康复治疗

运动损伤是指人们在体育运动过程中发生的损伤，主要是肌肉、肌腱与韧带等软组织损伤。所以，运动损伤的康复治疗应始终围绕修复筋肉、恢复关节的静力和动力平衡，以及筋骨平衡进行。

运动损伤治疗过去一般采用中草药、针灸、拔罐、按摩、局部药物注射、物理疗法等。随着基因重组与克隆等分子生物学理论与技术的发展，基因工程及人工生物材料技术对运动创伤的治疗和研究发挥了较好的作用。本篇主要以运动中容易损伤的膝关节、踝关节、肩关节为康复治疗对象进行详细叙述。

一、膝关节半月板损伤的康复治疗

膝关节是位于股骨远端和胫骨近端的铰链关节，处于身体两个最长的杠杆臂之间，特别容易受伤。膝关节半月板损伤是一些从事球类项目运动员的常见病和多发病。康复治疗的目的在于恢复膝关节的结构、筋骨平衡，修护关节功能。

急性期和损伤早期：伤后即时采用加压包扎，制动，休息和抬高患肢；急性损伤2天后可用特定电磁波（TDP）治疗器和超短波治疗，每次 20～30 分钟，无热量至微热量；进行无负重的膝关节活动和大腿肌肉的等长收缩练习；半月板交锁患者要及时用手法予以解锁；及时进行必要的修复手术，减轻损伤后的渗出、肿胀、疼痛等炎症反应，避免对膝关节和半月板的不良刺激及进一步损害。

损伤中后期：避免做负重屈伸及带有膝部旋转的动作；继续使用超短波微热量每日 2 次；患膝每日 1 次针灸和按摩治疗；疼痛、肿胀明显及伸膝受限者加用超声波和中频电治疗，每日 1 次。此外，还要进行治疗性锻炼，如骑功率自行车等，改善患膝关节活动度和肌肉耐力；使用本体感觉神经肌肉促进疗法（PNF）和股四头肌训练椅对双膝进行开链训练，以增强膝关节周围的大腿肌肉力量，重点是股内侧肌的肌力。治疗后期进行闭链运动，如半蹲和下蹲练习，平衡训练，直线耐力跑等。

电疗、针灸和按摩有利于消炎、止痛，加快积血积液的吸收，松解粘连，改善关节活动度。肌力和平衡训练可以防止肌肉萎缩、增强肌力，从而加强关节的稳定性和膝关节的活动能力，避免再次受伤。应力的刺激也有利于激发和促进受损半月板的修复能力。

二、陈旧性单纯性踝关节运动损伤的康复治疗

陈旧性单纯性踝关节运动损伤，是骨外科临床上的一种常见的损伤。若不能进行彻底、及时、有效的治疗，就有可能引起后期反复性、持续性的疼痛、肿胀等症状，严重者甚至会影响患者的日常生活、工作和活动。

1. 康复训练

①站立训练。每天进行 1 次单腿闭眼站立训练，时间大约为 20 分钟，以提高患者踝关节的平衡能力。②匀速慢跑。根据病情不同做适量的匀速慢跑，以调节和强化患者踝关节和身体四肢的活动协调性。③负重提跟训练。患者两手各提 1 袋重量为 10kg 左右的沙袋，绷紧双脚，以前脚掌为支点，以踝关节及周围的肌肉为力量来源，进行负重提跟训练。保持提跟动作约 1 分钟后，脚跟回落片刻再进行下一个提跟动作。每组 20 个，每天 3 组。

2. 手法康复治疗

在对患者进行康复训练的同时，予以手法治疗，每日 1 次。方法：患者取仰卧体位，小腿与跟腱部位垫枕。在踝关节周围用展筋丹按摩约 5 分钟，以消肿、活血、舒筋。然后，沿患者踝关节筋络的走向以推法进行舒筋理筋，时间 5 分钟左右。最后，做踝关节牵引和翻转按摩，以改善关节功能与平衡，点按三阴交、悬钟、太溪、昆仑等穴位，通经活络，得气后收功。

三、肩袖损伤的康复治疗

肩袖是覆盖于肩关节前、上、后方之肩胛下肌、冈上肌、冈下肌、小圆肌等肌腱组织的总称。它的功能是上臂外展过程中使肱骨头向关节盂方向拉近，维持肱骨头与关节盂的正常支点关系，肩袖损伤时这一功能将减弱甚至丧失，严重影响上肢外展功能。

肩袖损伤康复治疗，其核心问题是避免肩部再受过度应力作用，以修复损伤，同时逐渐锻炼肩部肌肉，以恢复肩袖和三角肌等肌力的平衡。早期应给予休息制动，尽可能地减少局部的应激炎性反应。一旦炎性反应降低，康复的核心则是提高关节活动度和肌肉力量。进行耸肩、扩胸、屈伸肘关节，以训练斜方肌、胸大肌和背阔肌、肱二头肌、肱三头肌等肩周肌肉力量；配合手法按摩放松肩关节前、后、外侧肌肉，被动轻缓地外展肩关节，以利于肩袖愈合，防止关节粘连，维护并促进关节功能恢复。应避免主动外展而不利于肩袖修复。

第五节　关节置换的平衡康复治疗

人工关节置换术是指采用金属、高分子聚乙烯、陶瓷等材料，根据人体关节的形态、构造及功能制成人工关节假体，通过外科技术植入人体内，替代患病关节及其功能，达到缓解关节疼痛、改善关节功能、矫正畸形、恢复关节平衡、提高患者生活质量的目的。膝关节置换和髋关节置换是人工关节置换术中最常见的两类手术，80% 以上的患者可以正常使用植入的假体长达 20 年以上，甚至伴随其终生。除此以外，肩关节、肘关节、踝关节等关节置换也在不断发展，取得了良好的中、长期结果。随着生物材料与外科技术的进步，陆续出现了腕关节、指间关节、跖趾关节等小关节置换术，为患有严重小关节疾病的患者带来了希望。

一、全髋关节置换术后的康复治疗

全髋关节置换术后康复治疗的目的是：增加髋关节周围肌群力量、增强关节的平衡和稳定性与骨的负重能力、提高患者肢体功能状态及生活质量、延长人工关节的使用寿命，以及降低各类并发症。

1. 术前训练

目的是通过增加患肢肌力与学会不负重触地式正常步态步行等，为术后尽早恢复关节平衡和功能、早期下床活动及延长假体寿命做准备。方法：①尽量维持下肢于中立位。②患侧下肢持续皮牵引或骨牵引，以减轻损伤部位的疼痛，解除肌痉挛和关节韧带挛缩，降低髋关节内及病变部位的压力。③肌力训练，包括患髋外展肌群、股四头肌、腘绳肌的等长和抗阻练习。健侧下肢各关节的主动活动和肌力练习及患侧踝关节和足趾的主动活动。④呼吸练习。⑤教会患者使用拐杖或助行器进行不负重触地式步行，为术后的早期步行做准备。⑥肥胖者应注意术前控制体重，减少术后假体的负担，延长假体的寿命。⑦进行上肢肌力训练，为术后使用拐杖下地行走做准备。⑧心理疏导与调整，提高患者对手术的认知，增强术后康复的信心与相关康复知识的学习。

2. 术后康复训练

术后第 1 周：①保持髋关节外展 30°，下肢中立位，足尖向上；平卧时可将枕头、梯形体位垫或外展夹板放在两腿之间，防止患肢内收、内旋；②进行臀肌、腘绳肌、股四头肌的等长收缩训练，以及患侧踝关节主动背屈背伸运动、被动髌骨推移运动。③如无异常情况，3 天后可开始髋关节的主动屈伸、旋转及外展练习；也可利用持续被动活动器（CPM）进行关节被动活动，但髋关节屈曲角度不应超过 45°。一般不主张早期进行患肢直腿抬高练习，因其常引起髋臼承受过高压力，不利于假体的稳定，且可引起腹股沟处疼痛。④进行上肢肌力训练，为使用拐杖下地行走做准备；⑤在床上进行除患肢关节以外的全身大关节的主动活动，每日 3 ～ 4 次，每次 10 ～ 15 分钟。

术后第 2 周：训练重点是加强患者在床上的活动能力，同时要求患侧下肢在不负重的情况下进行主动活动，进一步增强髋周肌群的肌力与筋骨平衡，改善关节功能。①床上训练：在无痛范围内做床上辅助或主动屈髋、髋外展及膝关节屈伸练习，及髋关节周围肌群力量的训练，但屈髋不能大于 90°，且应避免内收、内旋。前期活动时，前方手术入路者屈髋角度应小于 45°～ 60°，而后方手术入路者屈髋角度应小于 30°，以后逐渐增加。同时进行床上髋外展、外旋练习。前期训练若无异常，可于术后第 7天开始进行翻身练习，双侧均可，但应鼓励向患侧翻身，翻身训练时把软垫夹在双腿间。若向健侧翻身，必须在他人的帮助下维持患髋于外展位，以免因外展肌力不足，导致脱位。②坐位训练：逐渐抬高床头的高度，练习坐位，每日 4 ～ 6 次，每次不超过 30 分钟，以减少起床后的不良反应，直至患者能在床上半坐位。坐位时可同时进行屈髋及旋转等训练。髋关节前方手术入路的患者，术后第 2 周即可开始进行被动屈髋活动，而从后方手术入路的患者应适当延时进行。髋关节稳定性欠佳的患者应避免进行坐位的训练。③体位转换训练：在坐位训练的基础上，进行床边体位转换训练，包括上下床训练、半坐位到躺下的转换训练、坐位到站立位的转换训练。下床时重心应置于健侧，健侧先离床着地，上床时则先患肢后健肢，在此过程中，患肢外展屈髋应小于 45°。同理，在从坐位到站立位起立训练时，应避免身体过度前倾。

术后第 3 ～ 6 周：主要是下地行走康复训练，目的是恢复关节的活动度，增强关节周围肌肉的力量与平衡。筋骨平衡是下地训练的前提条件，不同假体、手术情况及不同个体情况决定了其筋骨平衡的水平，以及下地训练的时间和具体方法。骨水泥固定假体，术后 1 周即可下地不负重练习步行，术后 3 周，可开始部分负重练习，并逐渐增加负重量，6 周可完全负重。但非骨水泥固定型假体的患者，应在术后第 7 周才开始部分负重，直至 12 周完全负重。具体训练方法包括：①站立位训练：可在腋杖的支持下进行髋关节的伸展、骨盆左右摇摆、髋内外旋、屈曲等练习，以达到髋关节活动度的全面恢复。②步行训练：步行练习早期可借助平行杠进行，练习时应注意矫正异常的步态，避免做髋关节内收、内旋动作，髋关节屈曲角度不应超过 90°。利用双拐辅助，患肢部分负重，随着负重量的增加、站立及行走能力的增强，逐步过渡为单拐行走。使用单拐行走时，单拐置于健侧。患侧肢体进行渐进负重练习，即由不负重到少负重至部分负重，再到完全负重，同时进行重心转移训练、立位平衡训练。

术后 7 周及以后：康复训练的目的是提高肌肉的整体力量和平衡，指导患者恢复日常生活活动能力。对髋关节某些活动仍受限者，应进行有针对性的关节活动度训练，如髋关节外展、屈伸练习，但在活动中应注意运动量不宜过大，患侧髋关节屈髋角度不要超过 90°。部分患者逐渐减少单拐的负重量，过渡到应用手杖、脱离手杖，而对于进行结构性植骨或非骨水泥固定型假体的患者，则需继续扶双拐一段时间，根据患者具体情况而定。在辅助器辅助下练习下蹲及上下楼梯训练，上楼时健侧先上，拐随其后或同时跟进。下楼时拐先下，患肢随后，健肢最后，屈髋应小于90°。借助辅助设备完成日常的穿裤、穿鞋袜等动作。

二、人工膝关节置换的康复治疗

1. 术前功能锻炼指导

术前功能锻炼指导是能否达到康复目标的重要环节，让患者预先掌握功能锻炼的方法并明确注意事项：加强股四头肌、腘绳肌的静力收缩练习，踝关节屈伸肌的主动收缩训练，指导患者进行床上患肢直腿抬高练习，正确使用助行器。

2. 心理指导

用鼓励性语言对患者给予指导和肯定，使患者树立信心，自觉地进行练习。每日了解患者的康复锻炼情况，并制订精准康复计划。组织患者之间交流、互相介绍锻炼感受和经验，以提高锻炼效果。此外，家属要参与患者的康复锻炼，以利于出院后配合继续康复锻炼。

3. 术后康复指导

（1）手术当天：患肢置膝关节微屈位，抬高患肢，促进血液回流、减轻肿胀，可防止肌肉萎缩。麻醉清醒后主动活动足趾及踝关节。做向心性肌肉按摩，促进血液循环，防止患肢肿胀及深静脉血栓形成。

（2）术后第1～3天：康复训练以恢复肌肉力量与平衡，促进下肢血液循环，防止血栓形成为主。①做患肢踝关节背屈背伸运动和旋转踝关节，随意活动脚趾；②加强患肢股四头肌的静力收缩练习，防止肌肉萎缩；③患侧肢体用力下压腘窝部垫枕，锻炼大腿前后肌肉。以上练习应分组进行，每个动作应尽量做到位，由慢至快，循序渐进。④当患肢肿胀逐渐消除，可借助持续被动活动器（CPM）锻炼，活动范围为30°～60°，每次30～60分钟，每天2次，根据个体差异逐步增加度数，一周内关节活动度可达80°～120°。膝关节伸屈活动后应用冰袋间断冷敷，以减轻局部炎性反应。要注意保持切口敷料清洁，预防感染。⑤将患肢用特制的下肢垫抬高，以利于血液回流，预防水肿。⑥术前伴有屈曲挛缩畸形的患者，术后膝关节伸直练习尤为重要，患者可坐起按压膝关节伸直。

（3）术后第4～7天：继续以上康复训练，同时，在陪护人员的帮助下，增加主动练习。①患者坐于床边，双侧小腿自然下垂，可一侧足与小腿压于另一侧足踝上，做向下悠压的动作。②仰卧于床边，将患侧小腿悬于床沿下，通过自我调节髋关节的位置及外展角度来调整膝关节的屈曲度。③在看护下借助助行器下床行走，注意加强防护，避免摔倒。

（4）术后8～29天：加强患肢在不负重状态下的主动运动，直腿抬高练习。①患者坐位，整个脚掌落实地面，用力绷肌肉压地板片刻，并前后滑动。②患者坐位，患肢尽量绷腿伸直，使患肢抬离地面，保持5～7秒后慢慢放下，脚后跟先着地，然后脚掌着地，慢慢拉回患肢，每天练习3～4组，每组20～30次，循序渐进。③患者坐在床边屈伸小腿，俯卧屈膝练习，站立位屈膝练习。④佩戴助行器逐渐完全负重行走。⑤3周后去除助行器逐渐完全负重行走。⑥每次练习后可做下肢肌肉按摩放松练习，患者俯卧位，由家人帮助扶小腿屈膝练习，尽量屈膝，持续加压与悠压交替进行。以不加重症状为原则。

（5）术后30～60天：在指导下进行器械练习、垫高弓步练习、伸直压膝练习和上下楼梯练习，动静互补，循序渐进。保持体重，膳食平衡，饮食有节，起居有常，勤晒太阳，提高机体抗病能力，防止延时感染，预防骨质疏松。

（6）术后2个月拍片复查，无异常后继续康复练习，直至恢复正常或接近正常生活。

第六节　脊柱脊髓损伤的平衡康复治疗

脊髓损伤（spinal cord injury，SCI）是指由于各种原因引起的脊髓结构、功能的损害，造成损伤水平以下运动、感觉、自主神经及括约肌功能障碍等。由于交通事故、运动性损伤等逐年增多，脊髓损伤发病率呈逐渐上升趋势，患者多为青壮年，且并发症多，给患者及其家庭带来沉重打击。脊髓损伤后神经功能障碍治疗难度大，针对脊髓损伤及其并发症包括呼吸衰竭、呼吸道和泌尿生殖道感染、静脉血栓、泌尿系统结石、褥疮、肌萎缩、偏瘫、体温失调等，积极开展康复治疗，对脊髓损伤患者显得尤为重要。近年来，随着分子生物学的飞速发展，以及对脊髓损伤的生理病理机制的进一步深入研究，对于脊髓损伤的治疗和康复有了较大的进展。其目的是恢复神经功能、减少并发症、尽量保全其残存的功能、借助辅助器具，让患者重建信心，重返社会，重返自主工作和生活。

一、呼吸系统并发症的防治

呼吸功能障碍是脊髓损伤最凶险的并发症。呼吸系统并发症的发生与脊髓损伤的节段有关，损伤节段越高，对呼吸系统及其功能的影响也就越大。脊髓损伤导致的呼吸困难，临床常见有两种情况，一是颈髓损伤伴呼吸困难，二是脊髓损伤合并胸腔脏器损伤。对于急性颈脊髓损伤，应积极进行针对性呼吸功能训练，必要时做气管切开插管辅助呼吸。对于脊髓损伤合并胸腔脏器损伤，则病情多复杂凶险，需要多学科联合治疗。

二、深静脉血栓的防治

深静脉血栓是脊髓损伤后循环系统主要的并发症，主要因素是脊髓损伤后下肢肌肉运动功能降低或缺乏，或长期卧床使静脉回流速度降低，以及交感神经支配异常，而导致了血管舒张和静脉系统血液滞缓，血液淤积；另外，机体创伤和创伤后的应激高凝状态，与深静脉血栓也有一定的关系。临床可根据病情给予一定量的阿司匹林、双嘧达莫、肝素、低分子肝素等药物，也可采用其他干预措施（如按摩、间歇性气垫加压等），以防止下肢深静脉血栓形成。

三、压疮的防治

压疮是截瘫患者最常见并发症，可发生于任何时期。压疮的发生主要与感觉缺失和持续性受压有关。首先应立即解除局部压力，保持皮肤清洁，根据情况坚持每 1 ～ 2 小时翻身一次，并做骨突部定时按摩，特别是后枕部、双侧肩胛部、骶尾部、双髋大转子部及足跟、内外踝部。压疮较深者，应及时处理疮面，可用生肌玉红膏等外敷，一般不需要局部使用抗生素。

四、肌力训练

脊髓损伤后肌力训练意义在于防止失用性肌萎缩，并促进神经系统损伤后的神经功能和肌力恢复，增强躯干肌力和调整腹、背肌力平衡，改善脊柱生理弧度，改善应力分布，增加脊柱的稳定性，有助于行走、站立平衡。下肢带肌力均衡训练与恢复对髋关节稳定尤为重要，对于膝关节而言，股四头肌和腘绳肌合理的肌力分布是维系膝关节良好稳定性的重要前提。肌力为 0 ～ 2 级时，可进行生物电刺激或针灸治疗，以益气通经活血，预防肌肉萎缩，促进肌力恢复；肌力为 3 级时，肌力训练应完全由患者主动运动完成，既不需要助力，也不需要克服外来阻力，可以根据情况进行单关节或多关节、单方向或多方向不同速度或幅度的运动，根据病情选择肌肉收缩形式与运动强度，同时进行生物电刺激或针灸治疗，以益气通经活血，促进肌力恢复；肌力达 4 级时，应由主动运动进展到抗阻运动，对抗较大阻力，进行肌肉收缩，阻力可来源于人力、重物或器械。

五、痉挛的控制

肌肉痉挛是牵张反射过度反应而产生的肌肉紧张度异常增加。关节挛缩是关节周围的皮肤、肌肉、肌腱、神经、血管等组织紧张痉挛变硬所致的运动障碍，表现为关节活动度受限。长期肢体肌肉痉挛可以导致关节挛缩。脊髓损伤后应及时进行辨证药物治疗，以舒筋活血，通经利节；并运用运动疗法、物理治疗、电针与针灸疗法、按摩活筋疗法、点穴推经疗法和水疗缓解脊髓损伤肢体痉挛。伤后保持肢体功能位置和力学结构平衡，并定时做被动轻柔功能活动，可有效预防关节挛缩，促进肢体功能康复。

六、步行功能的康复

脊髓损伤引起的截瘫，致残率高。特别是患者步行能力的恢复，是一个较缓慢的过程。目前，针对此项功能的康复，国内外所采取的主要治疗方法有：卧床期肌力训练，站立及平衡训练等，针灸、点穴、推经及理疗也是促进恢复行走功能的有效方法。随着现代电子生物技术和生物工程学的发展，越来越多的辅助器具也被投入临床使用，其中具有代表性的是植入式神经假体、步行矫形器及减重平板的应用，均围绕着促进肢体和机体动态、静态以及筋骨平衡，恢复行走能力为目标进行。

七、排尿和排便功能障碍的康复

对于潴留型障碍，治疗原则在于促进膀胱排空，在早期一般予留置尿管，应注意定时开放，并每 2 周更换尿管，防止引起感染；对于失禁型障碍，处理原则在于促进膀胱贮尿功能，可以使用外部集尿器代替留置导尿管；除特殊情况外，不宜采用耻骨上膀胱造瘘。脊髓损伤排便困难者，要训练养成定时排便的习惯，大便一般保持 2～3 天一次，可适当使用开塞露等辅助排便，重视饮食调节，进食高纤维素和维生素食品。如有大便失禁，应及时处理，保持肛周皮肤洁净，训练括约肌功能。

八、心理康复

平乐正骨是否重视形神统一与情志平衡对疾病的康复作用。脊髓损伤患者根据年龄、性格、损伤后持续时间以及恢复情况不同，会出现不同程度的较为严重和顽固的焦虑和抑郁，以烦躁、缺乏战胜疾病的信心为主要表现。主要的心理康复治疗方法包括药物疏肝解郁、作业疗法、心理疗法、认知疗法、集体心理治疗和家庭心理治疗等，应根据具体情况采取针对性的心理治疗。

下篇 平乐正骨平衡理论在骨伤常见病中的应用

平乐正骨平衡学

平乐正骨平衡理论认为，人体是一个内外平衡的有机体，机体内在的气血、脏腑、阴阳及气机升降出入的协调平衡构成了人体的内平衡；人与自然、社会相互联系、相互依赖的和谐统一构成人体的外平衡。平乐正骨平衡理论主要包括：气血共调平衡论、标本兼顾平衡论、动静互补平衡论、筋骨并重互用平衡论、五脏协调平衡论、形神统一平衡论、天人合一平衡论、起居有常平衡论、膳食均衡平衡论等九方面的内容。

平乐正骨平衡理论认为：衡则泰，失衡则疾。疾病的产生是由于人体内在或外界各种因素发生异常变化，超过了人体的适应限度，损伤脏腑气血导致平衡失调所致。失衡的病机包括：太过失衡和不及失衡两类。太过失衡包括劳倦太过失衡、饮食太过失衡、情志太过失衡、自然界六气太过失衡等。不及失衡包括先天不足失衡、气血不足失衡、运动不及失衡等。平乐正骨平衡理论认为：平衡是相对的、动态的，不是绝对的和静止不变的。在疾病的临床治疗中主张防治结合。预防——即守平衡，以养护为主；疾病的治疗与康复——即促平衡，应以调治为主。只有机体达到自身的内在平衡和与周围环境的和谐平衡，才能康泰安然，疾病才能痊愈。平乐正骨平衡理论贯穿于骨伤科疾病预防、诊断、治疗、康复的全过程，现将运用平乐正骨平衡思想在部分常见疾病防治中的运用撷取如下。

第七章　平乐正骨平衡理论在骨关节炎诊治中的应用

平乐正骨平衡理论认为，骨关节炎是机体与关节局部失衡的必然结果，是由关节复合组织退行性变或慢性劳损引起的，以肝肾亏虚、关节失衡、失稳、异常活动为核心动因，临床表现为关节周围肌力低下，关节韧带松弛、弹性低下、附丽部硬化增生或骨刺形成，关节软骨失养或异常磨损皲裂变性，软骨下骨微骨折、反应性增生硬化、甚至坏死，而出现疼痛、畸形、活动受限等的临床综合征，亦称退行性骨关节炎或增生性骨关节炎。

一、分类

骨关节炎分为原发性和继发性两种。

1. 原发性骨关节炎

原发性骨关节炎多见于中老年人，发病往往受职业和体质的影响。该病好发于45岁以上的中老年人，受累关节以脊柱、下肢和负重及活动量较大的关节为多。在脊柱多见于颈椎和腰椎，在上肢多见于腕、肘、指间关节；在下肢多见于膝、髋、踝等关节；其中以颈腰椎和膝关节发病率最高。继发性骨关节炎可见于任何年龄，常为单关节受累，以下肢关节最为常见。骨关节炎最早的症状是关节僵硬，活动时疼痛。活动起始疼痛，活动后缓解，劳累时加重，休息后减轻是其疼痛的主要特征。随着病变的加重，逐渐出现关节活动受限。位置表浅的关节可见关节肿胀、骨性粗大、甚至积液，主动或被动活动时常可听到或触到摩擦音。脊柱病变可因骨刺和肿胀的软组织刺激或压迫神经根，引起反射或放射性疼痛，严重时可有肌肉萎缩，感觉、运动和神经反射异常。

2. 继发性骨关节炎

此类骨关节炎常继发于关节的先天和后天畸形、关节损伤、关节炎症等。

二、病因病机

平乐正骨把骨关节炎归属为"骨痹"范畴，认为其发病原因为劳倦太过失衡，加之中年以后，人体气血渐亏，肝肾不足，筋骨失养，发生劳损或夹外邪而发病。诊治上以平乐正骨平衡思想为指导，以整体辨证及平衡辨证为基础，以调理机体气血平衡、脏腑平衡为目标，以恢复筋骨平衡为宗旨，标本兼治，养治结合，通过综合治疗，以缓解或消除症状，阻断或减缓病变进展，保护关节功能，减少复发率。

在病因病机方面，平乐正骨平衡理论认为骨关节炎是以脏腑气血失衡、筋骨动静失衡为核心因素相互影响而引起的一类疾病，是整体失调失衡表现在关节局部的一组病变。

1. 脏腑、气血失衡

人到中年，脏腑渐虚，尤其是肝脾肾三脏亏损，精血亏虚，疏布不力，筋骨失养，直接造成筋骨失衡，骨痿筋软，逐渐发病。

2. 筋骨失衡

①骨质疏松，尤其是关节骨端松质骨疏松，抗应力能力下降，且张筋无力；②肌肉萎缩，肌力下降，致使关节运动功能减退；③韧带弹性下降、松弛、机能衰退，束骨无力，而造成关节不稳定，关节异常活动，应力异常分布等；诸因相合，引发关节及周围组织复合损伤——关节软骨损伤、关节骨端软骨下微骨折、关节内软骨板损伤、关节韧带与关节周围肌肉起止点损伤、关节滑膜损伤与炎变、关节结构紊乱、生物力学改变等。

筋骨失衡，反阻气血循行，导致气血失衡。如关节骨端软骨下微骨折、韧带松弛损伤、肌肉萎缩、滑膜炎等均导致局部经络损伤甚至阻闭，气机不畅，血瘀气滞，气血失衡，进而加重筋骨失养、失衡。

关节骨端软骨下微骨折可形成不同程度的骨质压缩、骨面不均匀塌陷，一方面造成关节骨面的曲率失常，应力分布不均衡，使应力集中部关节面磨损；另一方面使软骨下骨血循阻断或不畅，关节软骨基底生发层缺血，软骨失养、皲裂、甚至坏死剥脱形成关节内游离体，或造成骨髓水肿、邻关节囊肿，甚或关节骨端骨缺血坏死。

韧带松弛损伤、肌肉萎缩、肌力失衡等，一方面，造成关节失稳，负荷传递紊乱，关节结构异常撞击，致使或加速软骨与滑膜损伤、韧带起止点牵拉伤等；另一方面，筋的护骨涵骨养骨能力下降，导致骨与关节软骨失养性退变。长此以往，依损伤部位不同，逐渐造成关节力线改变，而形成关节内翻、外翻等畸形。

筋骨失衡，关节异动，造成关节滑膜损伤或急慢性滑膜炎，水邪内生、泛注，加之脏腑功能失调，痰湿积聚不化，阻痹经络，气滞血瘀，筋骨失养，加重失衡。

3. 动静失衡

动静失衡是形成骨关节炎的又一重要因素。平乐正骨平衡理论认为动则使通，静则养精，动静平衡，经通精流，气血以充，五脏六腑筋骨四肢百骸得以滋养而健。运动的绝对增加和相对减少均可导致动静失衡。前者指随着年龄增加或超生理剧烈运动，长年累月引起骨关节累积性损伤，退变磨损。后者则指随着年龄增长运动量减少或素不喜运动，甚至因气血虚弱与疾病等因素运动量锐减，而动静相对失衡，致脾胃虚弱，气血不足，精气不流，筋骨失养，筋弛骨软，异动而生，而发为病，最终加重失衡。

现代医学认为：关节软骨表层细胞的营养，来源于正常关节滑液，是由位于关节软骨表层的软骨小泡，通过关节运动过程中所形成的关节腔内压力变化，而对滑液吐故纳新、新陈代谢，维持软骨表层的营养及其生理状态，并维持其健康和功能。

过度运动首先可直接造成关节软骨、骨、滑膜、韧带等各结构损伤导致骨关节病；其次当滑膜损伤时，滑液理化性质异常，关节软骨在营养失衡或损伤的同时，遭受炎性滑液侵袭，造成软骨二次化学侵蚀性损伤。

活动减少或过静则导致关节内压变异常，影响关节软骨新陈代谢与气血循行，久之关节软骨失养退变，生物学性能下降，甚至变性坏死而发病。

所以，平乐正骨特别注重动静互补平衡。

三、平乐正骨防治策略

在骨关节炎治疗方面，用平乐正骨平衡理论为指导，主要体现在以下几个方面。

（一）整体辨证，标本兼顾，内外兼治

平乐正骨平衡理论认为，人是一个有机整体，牵一发而动全身，局部疾病往往只是全身失衡的局部表现，应该透过现象看本质，透过局部看整体，强调以中医的整体观念进行辨证论治，标本兼顾，内外兼治。

1. 整体辨证，随证施治

平乐正骨将骨关节炎分为四型。①寒湿阻滞型：表现为关节酸重冷痛、阴雨天或遇冷加重、关节肿胀，舌淡苔白；治宜温经散寒，除风祛湿；方药：乌头汤加减。②气滞血瘀型：多与创伤有关，表现为关节刺痛，固定不移，或有肿胀，舌暗脉涩；治宜活血通经、温经通络方用。③肝肾亏虚型：表现为关节酸软无力，隐隐作痛，劳累后加重，多伴肌肉萎缩、畏寒肢冷，舌淡脉细；治宜补益肝肾益气养血，方药：独活寄生汤加减。④湿热痹阻型：临床表现为关节红肿热痛，口渴不欲饮，小便黄赤，舌红苔黄腻；多为感受湿热之邪所致，治宜：清热祛湿，宣痹通络，方药：宣痹汤加味。临床上型前三型多混合存在且又有所偏盛，湿热痹阻型往往为前三型兼热邪而作，临床上应整体辨证施治，辨明标本虚实，扶正、纠偏、祛邪，补其不足，是治疗成功的关键。

2. 标本兼顾，急缓有别

平乐正骨平衡理论认为骨关节炎的产生以肝肾不足为本，筋骨失衡为标，临床上应分清标本主次、标本兼顾是治疗该病的首要前提。平乐正骨标本兼顾平衡论强调：①急则治其标，缓则治其本：对于慢性骨关节炎突受风寒等外界因素出现疼痛加剧、痉挛、筋骨失衡等症，先以治标为主，给予患者理气舒筋之手法，恢复筋骨之平

衡，再给予养血气益肝肾强筋骨之法。②医患合作，标本兼顾：医生应该以患者为治疗核心，加强与患者的交流沟通，从疾病的治疗、患者的心态等全方面给予患者支持，以此促进疾病的康复。③动态审察：疾病的变化多端决定了标本关系的动态变化，《素问》曰："知标本者，万举万当；不知标本，是谓妄行。"平乐正骨平衡理论认为临床要随着疾病的治疗进程及内外条件及时把握疾病的主次矛盾，进而提出科学的治疗方案。

3. 内外兼治，药法并举

在整体辨证的基础上，平乐正骨重视内外兼治，即治内在脏腑失衡、气血失衡之本，又治外在筋骨失衡之骨关节表现之标；在治疗方法选择上，提倡综合治疗，内治法与外治法并用，药物内服与外洗溻渍、药物治疗与手法针灸等并举。药物内治法可以达到调理脏腑、疏通气血、强筋壮骨的目的，诸外治疗法可疏通经络，消肿止痛，通利关节，改善症状。

（二）理气活血，气血共调

平乐正骨平衡理论认为在骨关节炎的论治中当以气血为核心，把气血共调平衡理论贯穿到诊疗的全过程。气血共调是人体维持正常生理机能的基础，《素问·调经论》言："人之所有者，血与气耳。"气是人生命活动的动力，血则是生命活动的物质基础。气血的运行保持着动态平衡的关系，既对立制约又相互依存。气血平衡则机体安，气血失衡则众患生。《素问》："气血正平，长有天命；血气不和，百病乃变化而生。"气血失调是骨关节炎病机的基础。气滞气虚可致血瘀，血瘀血虚又可致气滞，气滞血瘀则经络不通，筋骨失养，不通则痛。平乐正骨以调理气血、促进气血平衡为骨关节炎的治法核心，临床常用平乐郭氏正骨传承方药养血止疼丸（筋骨痛消丸）合加味益气丸治疗骨关节炎患者。养血止疼丸以白芍、生地、丹参、鸡血藤、香附、乌药、牛膝、秦艽、五灵脂、桂枝、威灵仙、甘草组成，诸药合用可使血虚得养，且能益气活血，强筋健骨，加味益气丸有益气助血之功效，二者相合，有效缓解膝骨关节炎疼痛、屈伸不利等症状。平乐正骨还注重内外兼顾，药法并举，用手法或针灸或外用药物，通经活络、理气活血、滋养筋骨以利关节。

（三）筋骨并重，肝肾并举

"筋骨并重，肝肾并举"是平乐正骨治疗骨关节炎的重要思想。平乐正骨平衡理论认为，筋系指肌腱、肌肉、神经、血管、韧带、骨膜等一切软组织的统称，具有连接关节、维护关节稳定性、束骨利节、支配肢体活动、滋养和修复骨骼的作用。骨为奇恒之府，骨性刚强，既能支持形体，又能保卫内脏，是人体之支架，为筋起止之所，血管通行之处。平乐正骨平衡理论认为，筋与骨在功能上相互协调平衡，在结构上密不可分，共同完成人体的运动功能。在骨关节炎的治疗中要遵循筋与骨动态平衡的关系，二者兼顾。应根据不同个体的特异情况，坚持适当的有助于恢复筋骨平衡的功能锻炼，比如股四头肌锻炼等。中医认为：肝藏血，肾藏精，肝肾同源；肝主筋，肾主骨，肝血充盈，肾精足，筋骨得以养而健。平乐正骨平衡理论认为，治疗骨关节炎要注重肝肾并举，用药上通过益肝填肾，达到养筋壮骨、筋骨平衡的目的。其常用独活寄生汤、八珍汤、大补元煎等滋补肝肾之方加减治疗骨关节炎正是筋骨并重平衡学术思想的临床运用体现。

（四）动静互补，协调平衡

动静互补，协调平衡是平乐正骨治疗骨关节炎的重要治则。动与静对立统一，相对平衡，平乐正骨平衡理论认为，"动"与"静"之间的关系和"阴"与"阳"之间的关系是相通的，存在互根互用、动态平衡的关系。阴阳平衡决定疾病的转归，同样在运动系统来讲，动与静的协调平衡也是骨关节炎治疗的关键因素。动则使通，经络通顺，气血流畅，百骸得养，筋骨强壮，关节通利；静则养精，精血互生，精充则血旺，载气健运，而充养五脏六腑筋骨百骸。故平乐正骨在骨关节炎的治疗中十分注重动静互补，强调"用进废退"这一生物规律，强调以不产生症状为临界限度的、合乎生理活动轴的、循序渐进地加强功能活动，强调动静互补、互用、动态平衡，促进疾病的康复。临床治疗中，常嘱患者进行适当的功能锻炼和肌肉功能训练，以动避免关节粘连，防止局部肌肉的萎缩、挛缩及关节拘挛，促进气血循行，筋骨修复；同时嘱患者不可过度活动、过度负重，尤其要避免跑跳等剧烈运动，避免上下台阶等抗势能运动。动静的运用要把握适度、适量、平衡、互补的原则，同时要在"整体观念"和"辨证论治"的指导下遵循因人、因时、因地而异的原则。平乐正骨平衡理论认为心神层面与形体层面的动静平衡统一，非常重要，达到以意领气，以气贯形，方可使形神互助，利于骨关节炎的康复。

（五）膳食平衡，天人合一

平乐正骨强调，骨关节炎患者膳食种类与量要适当、均衡，忌膏粱厚味与生冷之物，且不可偏食、偏嗜五味，而加重胃肠负担，造成气血失调。五脏禀赋先天，受后天五谷濡养，均衡膳食使五脏调和，五脏和则气血津液循行有度、生化有源，筋骨得以濡养而互用平衡，能司利关节，抵御外邪。合于四时，法天顺地，是平乐正骨养骨之重。强调日常要避免居住暑湿之地，汗出身热后注意防风防潮，戒烟酒，畅情志，注意劳逸适度等则使气血条畅，阴阳协调，五脏平衡安和，虚邪贼风无从入，体健无恙。故平乐正骨平衡理论认为，法四时、顺天地，做到四时有度、五谷为养、乐观豁达、清心寡欲、恬淡虚无时，才能气血调和、百脉疏通、筋强骨壮、脏腑健旺、百病不生，达到天人合一、形神统一的平衡境界，才能有效养骨护骨，促进骨关节炎的康复。

第八章　平乐正骨平衡理论在颈椎病诊治中的应用

颈椎病是一种常见的颈段脊柱慢性退行性疾病。是颈椎间盘退行性变，及其继发性椎间关节退行性变所致脊髓、神经根、椎动脉、交感神经等邻近组织受累而引起的临床综合征，属中医项痹范畴。

一、病因病机

平乐正骨平衡理论认为，颈椎病发病过程中，气血失衡，脏腑失和为本；经脉痹阻，筋骨失养，力学与动静失衡为标；外邪侵袭，为重要致病因素。其中，脏腑失和重在肝肾，肝藏血、主筋；肾藏精、主骨，精血互生，筋骨互用。平乐正骨平衡理论认为：气血平衡则五脏调和，肝血满盈淫气于筋，一身之筋尽得滋养；肾精充足生髓泽骨，上下骨节无所不壮，如此肝血盈、肾精充，则筋强骨壮，筋强束骨利机关有力，骨壮张筋性佳，故颈项、肢节运动灵活，经脉活利，邪弗能伤。气血失衡则五脏失和，正气内虚，肝肾充养失常，筋束骨无力，骨张筋失能，则颈椎失稳甚至反弓；气血不畅，腠理不固，虚中加滞，卫外无力，复加风寒湿邪乘虚辐辏，循于肌肤、传于血络、滞于筋骨，则内外合邪，使瘀滞加重，筋骨虚损更甚；正虚无力驱邪，邪留日久不去，久则内舍其合，致肝肾受损；气血本五脏所化，肝肾既损，五脏亦失安和，使原本失衡之气血生化、输布失常愈甚，如此气血失衡、脏腑失和与经脉痹阻、筋骨失养恶性循环，形成"荣血泣，卫气去"，"气血失和，经筋失衡"的病理变化，导致颈椎病的发生。

（一）脏腑失衡与退变

40岁以上中老年患者，脏腑渐衰，肝肾不足，脾胃虚弱，气血化生不足，精亏髓乏，筋骨失养与退变是本病发生的主要因素。颈椎椎体退变增生，可以引起周围组织产生无菌性炎症。椎间关节退变增生及关节囊、韧带松弛，可引起颈椎失稳，刺激周围的血管及神经产生一系列症状。颈椎间盘退变、变性失水并向不同方向突出时可出现相应的症状。如突出在前方一般不引起临床症状。如果是向椎体侧方的突出，可刺激压迫椎动脉，造成椎基底动脉系统的供血不足，导致椎动脉型颈椎病，出现体位性眩晕为主的一组临床综合征。向后侧突出，可使椎间孔变窄，造成颈神经根受挤压或颈髓受挤压，而发生神经根型或脊髓型颈椎病。颈肌退变，痿软无力，束骨不力，加重颈椎不稳，而产生或加重一系列症状。

（二）力学失衡与劳损

劳损是引起颈椎病的常见原因，常见于长期从事低头伏案工作者。由于长期低头工作，使颈部经常处于一种强制性前屈体位，可引起颈部后群肌肉、韧带、筋膜为维持体位而持续收缩—拘挛—劳损—痿软无力—力学失衡—颈椎生理曲度变直甚或反曲—顽固性力学失衡……的恶性循环状态，以及椎间关节承力不均，应力异常集中，劳损、增生、炎变等，出现疼痛、活动受限等系列症状——加重力学失衡。此外，平时姿势不良、枕高枕和睡姿不当也可造成颈部软组织的劳损及颈椎的生理曲度改变，导致力学失衡及劳损。

（三）气血失衡与风寒痹阻

气血失衡既是本病发生的内在原因，也是此病的主要病机，它贯穿于疾病的整个过程。颈项、肢体的活动有赖于气血对筋骨的滋养，气血调和则经络通畅，筋骨劲强，颈项、肢体活动灵活；气血失调则经络痹阻、筋骨失养，骨失充养则张筋无力，血不荣筋则筋挛肢麻，屈伸不能，甚者痰浊瘀血阻滞经络，不通则痛。筋骨外络肢节内合肝肾，肝肾健则气血调畅，骨正筋柔，颈项、肢体活动如常；肝肾亏虚则五脏失和，生化失常，气血匮乏，正气内虚，卫外不固，风寒湿邪乘虚而入，痹阻经络，留滞筋骨，而出现颈项、肢体掣痛、麻木、转顾不能。

二、平乐正骨防治策略

气血失衡既是本病发生的内在原因，也是此病的主要病机，它贯穿于疾病的整个过程。所以，平乐正骨在颈椎病防治方面强调以气血共调平衡为纲，养肝肾，和五脏，实营卫，强筋骨。

（一）项痹调气血，和则病易却

气血，根于肝肾，出于脾胃，贯于营卫，敷布于筋骨四肢百骸，肝肾健、脾胃和，则营卫实、气血调和，而百病却。

1. 补肝肾，和五脏

筋骨外络肢节内合肝肾，肝肾充足则气血调畅，骨正筋柔，颈项、肢体活动如常；肝肾亏虚则五脏失和，化生失常，气血虚弱，疏布滋养无力，则百骸筋骨失养。可见颈项酸沉，背若负重，神疲乏力，活动异常。故在临床治疗中应首补肝肾，健脾胃，调和五脏，以益气养血，荣养筋骨，方用八珍汤加减。

2. 实营卫，强筋骨

颈项、肢体的活动有赖于气血对筋骨的滋养，气血调和充足，则营卫盈实，百脉得灌，四肢百骸得养，筋骨强健，颈项、肢体活动灵活自如。气血亏虚或失调，则营卫空疏或经络痹阻，筋骨失养，颈项沉困，羸弱无力。气虚甚者痰浊瘀血阻滞经络，不通则痛，筋脉拘挛，或麻木无力。临床多用健脾益气，养血活血之品如当归、白术、党参、黄芪、柴胡、羌活、白芍等，或养血止疼丸（筋骨痛消丸）合加味益气丸口服，每收良效。

3. 扶正气，却外邪

气血失调，则正气内虚，卫外不固，风寒湿乘虚而入，痹阻经络，留滞筋骨，致气血运行失常，瘀滞于颈项、肢体，出现颈项、肢体掣痛、麻木、转顾不能。故治疗上应补气血、扶正气、和营卫、祛邪固表。以气血共调为主，气血得和则项病自愈；同时平乐正骨秉承"邪去正自安"的理念，兼有外邪者，兼而祛之，佐以散寒、祛风、除湿之药，如桂枝、羌活、白芷、僵蚕等，收效颇佳。

（二）临证明标本，气血分君臣

诸病损伤，皆有所偏，或耗气在先，或伤血为首，悉有次第。人过中年阴气自半，气少血衰，复因操持过度，有劳无逸则阳气大泄，耗气以及血；或颈部劳损，瘀阻血脉，日久不去新血难生，伤血而损气，致气血亏虚清窍失养；或瘀血日久不化，聚湿生痰，痰瘀互结，阻滞经络上扰清窍，出现头晕、头痛、耳鸣、视物不清等症。故治疗中耗气在先者重益其气，多用黄芪、柴胡、升麻等；伤血为首者主滋其血，多用当归、生地黄、枸杞等，收效良好。

（三）要想气血活，动静贵结合

气贵畅，血贵活，动则使通，静可善养，动静结合，气血得活，动和静相互为用，互补平衡，应将二者有机结合应用于伤科疾病防治的整个过程。气性属阳，动则使升，适当、适时的功能锻炼，可促进局部气血循行，疗损伤、利关节、强健筋骨，促进疾病康复；血质属阴，静以充养，适时、适度的静息、静养一方面可以补充诸劳虚损所伤之血，另一方面也可以防止过劳伤血，形成血虚、血瘀。长时间的低头工作或颈部姿势不正，缺乏适当的休息或功能锻炼，则颈部动静失衡，气机不畅，经脉循行受阻，不通则痛；复加风寒湿邪侵袭，则经脉瘀阻更甚，疼痛加剧，转顾不能。治疗上多配以正确的功能锻炼，以恢复颈椎生理曲度为要点，达到动静互补平衡、气畅血活之效。①助力复曲：双手放于颈部，向前拉同时头部后仰，以纠正变直或反弓的颈椎；②项臂争力：双手放于枕部，向前拉同时头部对抗后伸，以加强颈后部筋肉力量，增强颈椎稳定性；③动以柔筋：将单手放于颈后部，在头部后伸并慢慢向左、右后上方仰望的同时用手拿捏颈部肌肉，以疏通颈部侧屈、旋转肌群气血，提高颈椎灵活性；④静以正骨：休息或睡觉时颈部垫一圆枕，高度以舒适为宜，以适应颈椎生物力学，恢复颈椎生理曲度。

（四）气血本互根，属性阴阳分

治气必滋血，血足气自旺；治血必益气，气旺血自充。气为阳，血为阴，气属无形，血属有质，养血以益气则气得血养可生化无穷；补气以生血则血得气生而泉源不竭。故在临证施治时治气之药需加养血、调血之品，治血之药需配以益气、理气之物，如此可达气血相生、相应、相求之道。患病日久，则气血亏虚，血虚载气难行，气虚帅血无力，难达病所，致颈项、肢体筋脉失荣，而渐成痿症。故治疗中平乐正骨常将黄芪、柴胡、玄胡等调气之品与当归、生地黄、丹参等理血之药同用，气血共调、养血益气并举，效果颇佳。

（五）项病重起居，天人应合一

平乐正骨平衡理论认为，起居有常平衡是筋骨健康的基本保证。在颈椎病的诊治过程中，坚持平乐正骨起居有常平衡理论，养治结合，做到起居有常、作息有时、饮食有度、劳逸结合、畅悦情志、房事有节，则能保持脏腑健运、气血调和、筋骨平衡，以利于颈椎疾病的治疗与康复。在颈椎病的防治过程中，注意日常起居，休息时选择合适的枕头，养成良好科学的生活、作息习惯，避免颈部劳损，注意防风寒、潮湿，避免午夜、凌晨洗澡或受风寒侵袭。同时，劳逸结合，适当参加体育锻炼，增强身体协调性、加大颈项肌肉力量、促进全身血液循环，有效减少颈椎病的发生。

第九章　平乐正骨平衡理论在腰椎间盘突出症诊治中的应用

腰椎间盘突出症是临床上最常见的腰腿疼疾病之一。它是腰椎间盘发生退变后，在外力作用下，纤维环撕损或破裂髓核向后突出刺激或压迫神经根、血管或脊髓等组织所引起的腰痛，并伴受压侧坐骨神经或股神经放射性疼痛等症状为特征的病变。病变部位以第4、5腰椎之间最为多见，第5腰椎与第1骶椎之间次之，也有第4、5腰椎之间及第5腰椎与第1骶椎之间同时发病者，第3、4腰椎相对少见。

一、病因病机与分型

人在20岁左右，纤维环发育中止，进入退变阶段，变性开始，弹性逐渐减低。髓核是含水量较多胶状物，随着年龄的增加，以及外力的作用，髓核含水量逐渐减少，而失去黏弹性，随之椎间隙变窄，周围韧带松弛。在日常生活中，脊柱前屈运动较其他方向的运动要多，加之后纵韧带的两侧很薄弱，所以椎间盘常在后纵韧带的两侧突出。此处也正是脊神经穿出椎间孔的所在，所以向后突出的椎间盘可压迫脊神经，引起明显的神经痛症状。

平乐正骨平衡理论认为肝肾阴虚、脏腑失衡、气血不足是腰椎间盘突出症的内在因素，是其本因；筋骨与动静失衡，造成的损伤与劳损而形成的气血瘀滞失衡是腰椎间盘突出症的主要病因，也是标因。据此，在临床上将腰椎间盘突出症分为四种类型，即瘀滞型（由于损伤而致气血瘀滞，经络不通）、肾虚型（肝肾亏损、筋骨失养）、气虚型（劳倦伤气，气血亏虚）及痹阻型（正气不足，外邪入侵，痹阻经络）。平乐正骨平衡理论认为腰椎间盘突出症是由于内在脏腑失衡与外在筋骨失衡共同作用的结果。在治疗过程中，以调理脏腑平衡及筋骨平衡为主，兼顾疏通气血，合理起居。

二、平乐正骨防治策略

（一）注重五脏协调平衡，调理肝脾肾

平乐正骨理论认为，脏腑是化生气血、通调经络、濡养筋骨、主持人体生命活动的主要器官。"五藏应四时，各有收受"，平乐正骨理论强调以气血为纲，认为五脏系统各有其功能特点和活动规律，系统内部及系统间相互资生、相互制约，维持动态平

衡，协调有序。五脏平衡，共调气血化生，共促气血循行，若五脏功能失衡，则影响气血化生及循行，导致筋骨失养、失衡、失稳，椎间盘突出。肝脾肾三脏失衡与腰椎间盘突出症的关系尤为密切。肾主骨，生精，通于髓；肝主筋，藏血，主疏泄；脾主肌肉四肢，主运化，脾胃为气血化生之源；肝肾同源，精血互生，气血同根，筋骨互用，三脏和合，则筋骨强健；反之，则患生。因此，在腰椎间盘突出症治疗中应注重以调理肝脾肾三脏为主，维持五脏平衡。

1. 补肾益气

腰为肾之府，腰椎间盘突出症与肾脏关系密切。如肾气充足，精血充沛，腰部筋骨经脉得所养，则腰脊强健；若先天禀赋不足，或劳累过度耗伤肾气，或年老久病体虚，致肾中精气亏虚，腰府失于濡养，则见腰腿疼痛、麻木。假若肾气衰意、肾精不足，不能荣养腰部肌肉、筋骨，则可见腰部疼痛、转摇不能、膝软、足跟痛，甚至腰脊不举、足不任身等症。《灵枢·本脏》曰："肾坚则不病腰背痛。"《杂病源流犀烛·腰? 痛源流》曰："腰痛，精气虚而邪客病也……肾虚其本也。"说明腰与肾关系密切，肾虚，或先天禀赋不足、或劳损致使肾精亏损，则筋骨脊髓失充失养，易发腰痛。方用补肾止疼散加减，或壮腰健肾丸加减主之。

2. 调理肝脾

肝主筋，脾主肌肉，肾主骨，筋骨的强健灵活有赖于肾阳的温煦与肝肾精血的滋养，肝肾同源，精血互生，若肝血不足，可累及肾精，筋骨失养，发为本病。肾为先天之本，有赖于后天的培补；脾胃为后天之本、气血生化之源，主四肢肌肉。正如《仁斋直指方·腰痛方论》说："如是则痛在少阴，必究其受病之原，而处之为得。宗筋聚于阴器，肝者，肾之同系也。五脏皆取气于水谷，脾者，肾之仓凛也。二者又能为腰痛之寇，故并及之。"在临床治疗中，平乐正骨以调理五脏协调平衡为本，遣方用药功效补肝肾、健脾胃、壮腰膝，选用如口服养血止痛丸（筋骨痛消丸）、加味益气丸、活血疏肝汤等方药。

（二）注重动静互补平衡，促进筋骨平衡

平乐正骨平衡理论认为，筋与骨在生理上相互依存，相互为用，在病理上互相影响。骨病必及筋，筋损则束骨无力，亦影响骨之功能。筋与骨的动态平衡关系犹如桅杆和缆绳之间的关系，其中任何一方遭到破坏，均可引起筋骨平衡状态的丧失，从而导致伤科疾病的发生。筋骨失衡是腰椎间盘突出症的重要病机。在治疗过程中，平乐正骨重视筋骨并重，认为骨强则筋健，筋健则骨强，通过综合治疗，恢复人体筋骨动态平衡关系，骨正筋柔，气血以流，机体康健。动静失衡是腰椎间盘突出症的重要病因与病理结果。筋骨与动静平衡在生理上平衡互助：筋骨平衡是动静平衡的基本条件，反之，动静平衡是维持筋骨平衡的重要因素；在病理上互相影响：筋骨失衡必然造成动静失衡，反之，动静失衡必然伤及筋骨，而造成筋骨失衡。恢复筋骨平衡，首先必须维持动静平衡，要适当、科学的活动，避免有伤筋骨的过度活动（如仰卧起坐等）；而只有筋骨平衡，骨健筋强，束骨利节，活动正常，才能做到动静平衡。

平乐正骨在腰椎间盘突出症的治疗中，调理筋骨促平衡是重要法则，平乐正骨治筋手法是主要手段之一，包括中药熏蒸、针刺、物理治疗及牵弹三步法、手法治疗等。牵弹三步法是在平乐郭氏治筋手法的基础上结合现代医学理论，总结出来的以超体重牵引、弹压、侧扳前拔等传统手法为主，综合治疗腰椎间盘突出症的一套方法。该方法通过半体重间断牵引，放松周围软组织，拉宽椎间隙，打破恶性循环；通过弹压、扳伸手法，一次性有效恢复腰椎生理曲度，纠正小关节紊乱，重建脊柱序列平衡，并使突出物与神经根之间产生相对位移，从而松解粘连，解除压迫，消除无菌性炎症，解除症状。也可采用理筋手法如揉摸法、按压法、牵抖法、斜扳法等手法，对患者腰部及下肢进行肌肉放松及调整小关节等治疗，以疏通经络，促进气血循行，恢复筋骨平衡。

同时，平乐正骨重视腰背腹肌功能锻炼，以达气畅血活，恢复筋骨平衡，避免复发之效。①飞燕点水式：取俯卧位，脸部朝下，双臂以肩关节为支撑点，轻轻抬起，手臂向上的同时轻轻抬头，带动双肩向后向上抬起。与此同时，双脚轻轻抬起，带动双下肢伸直背伸，腰部肌肉收缩，尽量让腹部支撑身体，持续3～5秒，然后缓慢放松肌肉，四肢和头部回归原位，此即为一组动作，休息3～5秒再做第二组。每天做2～3次，每次从3组动作开始，循序渐进，逐渐加至10组为止，不可再加，以免加重劳损。此方法可有效锻炼腰背肌。②直腿抬高训练：下肢伸直，缓慢抬高至患者力所能及的最大角度，并在这个姿势上保持5秒钟，然后慢慢放下。此即为一组动作，休息3～5秒再做第二组。可先从单腿做起，双下肢交替进行，待动作轻巧自如后，逐渐改为双腿同时进行，每天3次，单腿交替每次从3组动作开始，循序渐进，逐渐加至10组为止；自觉轻巧自如后该双下肢同时进行，每天3次，每次从3组动作开始，循序渐进，逐渐加至5组为止，不可再加，以免加重劳损。此方法可有效锻炼腹肌。

（三）注重天人形神合一，颐养筋骨守平衡

平乐正骨平衡理论认为，腰椎间盘突出症不是孤立存在的，它受到人的体质禀赋、起居习惯、性格特点、年龄阶段、七情六欲、时令气候、地域环境、职业角色、经济条件等多种因素的影响和制约。在治疗过程中，重视局部与整体、内在因素与外在因素的相互联系以及环境、情志、社会与创伤的相互关系，做到天人合一，全面调治，顺应自然，法天则地，养筋骨以守平衡。如起居有常，卧具选择硬板床，养成良好的卧姿坐姿，维持正常腰部生理曲度，养成良好生活习惯，戒烟限酒、注意防寒保暖，避免半弯腰长时劳作，避免久坐、久站等，节制房事，护肾保精。还应合理膳食，均衡营养，防止肥胖。同时，保持心情舒畅，形神合一。

第十章　平乐正骨平衡理论在股骨头坏死诊治中的应用

股骨头缺血性坏死是指发生在成年人的因股骨头血循障碍而引起的股骨头骨小梁萎缩、消失及股骨头变形，属中医学的骨痹、骨蚀范畴。

由于股骨头及约 2/3 的股骨颈位于关节囊内，其血循环通常仅靠闭孔动脉的股骨头圆韧带支、旋股外侧动脉的关节囊支及股骨滋养动脉的上行末梢支之间的吻合网输布供给来维系。一旦此网因内在或外在的因素遭受破坏或形成阻塞，则可造成股骨头的缺血性坏死；且髋关节为全身活动量及负重量较大的关节，所以更易罹患。

一、病因

1. 创伤瘀血，气血失衡。平乐正骨平衡理论认为：创伤是导致股骨头坏死的主要原因。创伤致筋骨脉络损伤，血不循经，经络瘀而不通，气血循行失衡，血瘀气滞，筋骨失荣而发病。

2. 痰湿瘀阻，五脏失衡。五脏功能失衡，尤其是肝脾肾三脏功能失衡是导致骨坏死的重要因素。一方面，脾虚则清阳不升，浊阴不降，气血生化无源，肾精亏虚，肝血不足，疏布失职，髓失充养；另一方面，肝郁脾虚，肝脾不和，气机失常，水湿运化不力，湿聚化痰，阻滞经络，导致气血循行受阻，筋骨失养。以上诸因合而致病，多发为痰湿痹阻型股骨头坏死。

3. 肾上腺皮质激素，阴阳失衡。长期使用肾上腺皮质激素是造成股骨头坏死的常见原因。平乐正骨平衡理论认为：肾上腺皮质激素药毒侵袭，导致五脏阴阳失衡，功能失调，虚阳浮越，浊阴内生，痹阻经络，致气血不能滋养筋骨，而致股骨头坏死。多见于肝肾先天不足者，临床常见为肝肾亏虚型。

4. 酒精中毒，五脏、阴阳失衡。平乐正骨平衡理论认为：酒精中毒可导致五脏、阴阳失衡，是形成股骨头坏死的常见因素。长期大量饮酒，五脏受损，功能失调，尤其是肝脾不和，升清降浊及气血疏布失司，痰浊内生，痹阻经络，加之疏布无力致气血不能滋养而致病，与先天禀赋有密切关系，临床常见为痰湿痹阻型。

5. 气压病、血液病等阴阳、气血失衡。平乐正骨平衡理论认为：无论是气压病还是镰状细胞贫血等引起的股骨头坏死，均因阴阳失衡直接造成血虚、气虚、血瘀或气滞，多兼而有之，又有所偏重，常见气虚血瘀、血瘀气滞等气血失衡，终致痹阻经络，气血循行障碍，骨失所养而发病。临床常见为气血亏虚型或气虚血瘀型。

二、病理机制

平乐正骨平衡理论认为，股骨头坏死是以机体气血、脏腑、阴阳失衡，肝脾肾亏虚为本，气滞血瘀、痰湿瘀阻为标，属本虚标实。同时，股骨头坏死与先天禀赋不足、五脏失衡尤其是肝脾肾三脏失衡有密切关系，在临床上表现为对本病的易感性。

平乐正骨平衡理论认为，无论何种原因引起的股骨头坏死，其病理结果均为经络受阻、气血循行障碍而引起筋骨失养，久之，骨小梁萎缩、骨折、消失，甚至骨塌陷变形，酿生本病。因此在诊治该病过程中，除了补益肝肾、活血祛瘀外，还注重平衡阴阳，养骨调摄，纠偏补虚，养正避邪。

三、平乐正骨防治策略

（一）治疗总则

1. 整体辨证

平乐正骨强调人身是一个整体，组成人体的四肢百骸、脏腑气血等在结构上互为一体、不可分割，在功能上相互依存、相互为用。同时，人与自然环境、社会状态也是一个有机的整体，自然界的四时四气变化及社会生态变化等因素无不与人体健康息息相关。

临床上不可只见局部，罔顾整体；只见其标，罔顾其本；只重筋骨，罔顾气血、阴阳、脏腑；只重骨而罔顾筋的变化等，因偏见、管窥，而顾此失彼，影响疗效。

2. 调衡为纲

平乐正骨平衡理论认为：衡则泰，失衡则疾。一切疾病的产生都是由于人体、外平衡失调所致。所应治疗疾病应以调整机体内外平衡为轴线、为纲，才能取得良好效果。

3. 内外兼治

平乐正骨强调内治法和外治法并重，内服药物与外敷药物同用；既重视药物辨证施治，又重视手法理筋健骨、推拿按摩。

股骨头坏死应重视内外兼治。内而中药调理气血、五脏、阴阳，通经活络，补肾填精；外而中药外敷消肿改善局部血液循环，同时，手法调整力学失衡，舒筋活络，通利关节。

4. 筋骨并重

平乐正骨平衡理论认为，筋与骨相互依存，相互为用。生理方面，筋束骨、骨张筋，筋护骨涵骨，骨强筋壮筋。病理方面，筋病必及骨，骨伤必动筋。

股骨头坏死的诊治强调筋骨并重：其一是在治骨过程中把避免局部承重与功能锻炼（治筋）结合起来，实现有效锻炼与避免骨再损伤之间的平衡，即强筋通行气血，又达到养骨促生的目的；二是用药治疗过程中应注意筋骨同治，肝肾并补。

（二）治疗方略

1.调整力学平衡、动静互补、筋骨并重

调整力学平衡是坏死恢复的基础与关键。①避免承重：有利于维持骨的整体形态，预防骨再损伤，保护关节功能。②科学功能锻炼，保持关节周围肌肉肌力，防止关节肌肉萎缩：一是有助于关节功能的恢复，防止功能退化；二是有助于关节软骨的保护与修复，而保护关节形态；三是有助于维护和增强关节的稳定性，而维护关节功能；四是适当的肌力训练可促进局部和全身气血循行，有利于疾病康复。

2.协调脏腑平衡

肝在体主筋，主疏泄，主藏血，具有调节情志，调畅全身气机，促进气、血、水的运行，贮藏和调节血量的生理功能；脾在体合肌肉，主运化，主升清，主统血，具有运化水谷精微，布散精微物质，统摄血液在脉中流行，防止逸出脉外的功能；肾在体主骨，藏精，主水，主纳气，具有充髓与生长发育，主导人体水液代谢的调节等功能；可见，此三脏与骨的营养代谢密不可分。因此，股骨头坏死的诊治主要应调节肝脾肾三脏的功能，虚则补之，实则泻之，方用八珍汤合金匮肾气丸加减，或活血疏肝汤加减合金匮肾气丸主之。

3.通调气血平衡

平乐正骨平衡理论认为：气血的平衡既是健康的标志，也是伤科疾病康复的关键环节。气血平衡则泰，气血失衡则疾。调理气血、促进筋骨气血濡养，恢复气血平衡为骨坏死治疗的重要方法。平乐正骨骨坏死"三期"用药方略：早期：活血祛瘀通经，兼行气利湿，方用养血止疼丸合加味益气丸加减主之；中期：益气活血，化痰除痹，通经利节，方用股骨头坏死愈加减主之；后期：养血活血、补肝肾、壮筋骨，方用养血止疼丸合特制接骨丸加减主之。

4.调畅情志平衡

平乐正骨重视情志在疾病产生及发展中的作用。强调保持心境平和，情志畅达，则气血调畅，五脏六腑、四肢百骸方能得养，筋骨乃健；有助于筋骨平衡、有助于疾病康复。七情致病必伤脏腑，怒伤肝、思伤脾、恐伤肾，肝脾肾失调、气血不和是形成骨坏死的重要因素。所以，在骨坏死的诊治过程中，要做到医患之间的良性沟通，促进患者对治疗的积极性和依从性，避免自然环境、社会环境、家庭因素、疾病困惑惊恐等方面的不良影响，使五脏和合，气血调达，促进疾病康复。同时，敦促患者通过养生保健手段，达到自我心理调节，以提高人的精神正气，提高机体抗病能力。

5. 合理膳食平衡

平乐正骨平衡理论认为，膳食平衡是筋骨健康的基本保证，均衡合理的膳食可以使五脏六腑平衡协调，气血旺盛调达，筋骨充养而强健，从而可以有效地预防疾病。

首先，通过均衡膳食，可保证营养，促进气血、五脏平衡，以及气血津液的输布代谢，避免痰湿积聚，内中着骨，闭阻经络；其次，过食膏粱厚味、过度饮酒是骨坏死的重要病因，应戒酒，节食肥腻食品；再次，合理膳食，均衡搭配，适当补充富含钙磷的食物、如牛奶等，多摄入维生素，避免辛辣的食物，以免影响药效。

6. 起居有常平衡

平乐正骨平衡理论认为，起居有常是筋骨健康的基本保证。起居有常、作息有时、饮食有节、劳逸结合、畅悦情志、房事有度，则能保持脏腑健运、气血调和、筋骨平衡；反之，则气血逆乱，筋骨失衡。在股骨头坏死的诊治过程中，应做到起居有常，注意防寒保暖。一是，不在寒冷的地方、风口等处久坐或睡眠，以免寒侵血凝，加重痹阻；二是，居室宜干燥，远离潮湿，以免寒湿协从侵袭机体，痹阻经络。

第十一章 平乐正骨平衡理论在骨质疏松症诊治中的应用

骨质疏松症是一种以骨量低下，骨微结构损坏，导致骨脆性增加，易发生骨折为特征的全身性骨病，以疼痛、身长缩短、驼背、脆性骨折为主要临床症状。形态学特点为：骨皮质变薄，骨小梁变细，数目减少，骨密度降低，骨髓腔增大。

生物力学特点为：骨强度下降，骨骼的骨矿密度和骨质量下降。该病的发生多见于绝经后妇女和老年男性，随着人口老龄化，骨质疏松症患者逐年增加，骨质疏松症的防治已成为我国公共卫生事业面临的严峻问题。骨质疏松症引起的并发症及合并症后果严重，不但影响了人们的健康质量，同时给社会和家庭造成沉重的负担。

一、分类

其可分为原发性骨质疏松症和继发性骨质疏松症两大类。

1. 原发性骨质疏松症

原发性骨质疏松症，为生理退行性病变，与年龄增长有关。Ⅰ型：绝经后骨质疏松症，主要原因为雌激素下降，为绝经后综合征的骨组织表现。Ⅱ型：老年性骨质疏松症，一般指 70 岁以后的老年人发生的骨质疏松症，主要原因为器官功能退化，降钙素分泌减少及营养吸收障碍等引起。

2. 继发性骨质疏松症

继发性骨质疏松症为继发于其他疾病，如内分泌疾病、肾病、骨髓纤维增生、营养障碍以及运动障碍等引起的骨质疏松。

3. 特发性骨质疏松症

多发于青少年，原因未明。

二、病因病机

平乐正骨平衡理论认为，骨质疏松症的发生与脏腑虚弱尤其是肾肝脾三脏虚弱、气机不畅有关。认为骨质疏松症是机体平衡失调反映在筋骨系统的一类疾病，它是一种以五脏失衡、气血失衡为本，以筋骨失衡为标，以动静失衡为主要表现，并与个人体质、体重、年龄、性别及日常起居密切相关的表现在筋骨系统的失衡状态。

（一）五脏失衡——肾、肝、脾失衡为主

肾主骨生髓，骨的生长、发育、强劲、衰弱与肾精盛衰关系密切，肾精充足则髓生化有源，骨骼赖以滋养而强健有力。肾精亏虚则骨髓生化乏源，骨骼失养，骨矿含量下降，骨密度降低而发生骨质疏松症。

脾主运化，脾气健旺则脾胃运化水谷精微正常，四肢百骸皆得充养，若脾胃虚弱运化乏力，机体消化吸收障碍，势必精亏髓空，百骸皆废，酿生骨质疏松症。

肝藏血、主疏泄。若肝藏血与疏泄功能失调，易导致气郁血虚，血虚则不能荣养筋骨，官窍筋脉失养，从而导致骨质疏松。

（二）气血失衡

平乐正骨平衡理论认为，气机不畅，多因长期卧床或其他原因导致肢体长期失用，致使局部气血流通缓慢，循行不畅，甚至瘀滞不通，造成气滞血瘀、气虚血瘀、筋骨失荣、失养，筋弛骨软，引起骨质疏松症。

另外，气血化生与五脏关系密切，五脏失衡可进一步引起气血亏虚与筋骨失荣，故在骨质疏松症防治过程中调理气血失衡的同时必须恢复五脏平衡。

（三）筋骨失衡

平乐正骨平衡理论认为，筋与骨相互依存，相互为用。生理方面，筋束骨、骨张筋，筋护骨涵骨养骨，反之骨强髓充则筋壮。病理方面，筋病必及骨，骨伤必动筋。筋骨失衡是骨质疏松症发生的重要病机。

在骨质疏松症发病过程中，一方面，骨的强度下降，张筋、强筋功能降低，引起筋的附丽点牵张性炎症或骨膜损伤，阻闭经络，骨失所养，骨质疏松并引起疼痛。另一方面，筋弛，筋的弹性、韧性降低，肌力、肌容下降导致筋的束骨涵骨养骨功能下降，护骨失职，易形成骨质疏松症；同时，骨关节无力且不稳，容易造成微骨折与骨折。第三，筋脉萎缩，脉络痹阻，养骨失职而易造成骨质疏松症。

（四）动静失衡

平乐正骨平衡理论认为，动与静对立统一，互补互用，相对平衡。动静平衡是筋强骨健的前提条件，动静失衡是引起骨质疏松症的重要病机。

若运动不及，好静少动，筋骨废用，易致失用性骨质疏松症；若素喜卧坐，气机不畅，筋骨失养，则精亏髓乏骨质疏松，且筋弛乏力，束骨不稳，活动异常容易产生损伤，引起骨质疏松性骨折；骨质疏松并体态肥胖时，骨载荷重，则常态下筋骨处于临界平衡状态，若施以轻微外力或动力即可打破此临界平衡造成骨折；骨折患者，长期制动，动静失衡，一方面，可引起失用性骨质疏松症，另一方面可致气血虚弱、气滞血瘀，筋骨失养，从而导致骨痿筋软。

运动太过，易伤筋动骨。骨质疏松时，骨质密度、骨强度低下易造成骨折，若遇过动，更易罹患；另一方面，骨质疏松时，骨张筋作用下降，若遇过动，可引起牵张

性肌筋膜炎而疼痛。

三、临床表现

临床上常见骨质疏松症多以肾虚与废用为主要病因与表现。

（一）肾虚

骨质疏松症与肾的生理功能及气血的盛衰有着密切的联系，肾主骨生髓，骨的生长发育和生理功能有赖于骨髓充盈及其所提供的营养。患者多为50岁以上的中老年人，年老或者久病，或脾胃虚弱均可导致肾精化生无源，则髓不能生，骨失充养而得病。肾虚型临床表现，初起症状不明显，或仅有胸腰背部酸困，随后症状逐渐加重，胸腰段脊柱棘突有明显压痛，活动受限。多因轻微创伤，造成骨折，症状突然加重而就诊。骨折多发生于脊柱胸腰段椎体和股骨上段，常多个椎体同时受累变形，而形成圆背畸形。骨折愈合后由于肋骨和骨盆上缘凑近摩擦，以及腰椎生理前突代偿性增大，可出现躯干变短，腰背两侧及腰骶部慢性疼痛，或有肋间神经痛。

（二）失用

多因长期卧床或其他原因导致的肢体长期失用或固定，气机不畅，致使局部气血流通缓慢，循行不畅，甚至瘀滞不通，造成筋骨失养，筋弛骨软。临床上患者常有肢体长期固定或瘫痪史，表现为罹患肢体的疼痛，皮肤发亮变薄，部分患者可有发热感，关节僵硬，活动障碍，与骨质疏松的程度成正比。发生在上肢时，活动后症状减轻；发生在下肢者，活动后往往出现暂时性症状加重，肿胀，指压性水肿等。

四、平乐正骨防治策略

（一）骨质疏松症治疗原则

1. 整体辨证

平乐正骨强调人身是一个整体，组成人体的四肢百骸、脏腑气血等在结构上互为一体、不可分割，在功能上相互依存、相互为用。同时，人与自然环境、社会状态也是一个有机的整体，自然界的四时四气变化及社会生态变化等因素无不与人体健康息息相关。

临床上不可只见局部，罔顾整体；只见其标，罔顾其本；只重筋骨，罔顾气血、阴阳、脏腑；只重骨而罔顾筋的变化；只强调治疗方法，罔顾适度等。不可因偏见、管窥，而顾此失彼，影响疗效。

2. 调衡为纲

平乐正骨平衡理论认为，平衡失调是骨质疏松症发生的重要病机，也是诊断骨质疏松症的重要依据；调平促衡是防治骨质疏松症的重要目标。在骨质疏松症症防治过程中，调衡为纲就是通过一切手段，调整脏腑、气血、筋骨、动静的失衡，实现个体现实状态下的相对平衡，而促进疾病康复。

3. 筋骨并重

平乐正骨平衡理论认为，筋与骨相互依存，相互为用。生理方面，筋束骨、骨张筋，筋护骨涵骨，骨强筋壮筋，筋骨互养、互用。病理方面，筋病必及骨，骨伤必动筋。

骨质疏松症诊治强调筋骨并重：其一是在治骨过程中把避免局部载荷集中与功能锻炼（治筋）结合起来；二是用药治疗过程中应注意筋骨同治，肝肾并补。

4. 动静互补

平乐正骨在骨质疏松症防治过程中十分强调动静互补。认为静则纳藏养精，充养气血，疗伤续损；动则使通，经络通顺，气血调畅，脏腑和合，关节通利，利于疾病的康复。

在骨质疏松症预防过程中，坚持动静互补，做到动中有静，静中有动；劳逸结合，生活规律，起居有常，从而使脏腑和合，气血畅流，筋骨得养，则减少或延缓骨质疏松症的发生与发展。强调坚持动静互补，分期论治、急慢有别，动静有序，把适当的功能锻炼贯彻治疗始终，调动和发挥脏腑、筋骨的生理作用，促进疾病康复。

5. 防治结合

在骨质疏松症的防治过程中，平乐正骨非常重视预防的重要性，强调未病先防，欲病救萌，加强骨质疏松风险评估，养成良好生活习惯，以养筋骨、养气血为主要内容，以守平衡、促康健为主要目标。

在骨质疏松症的治疗过程中，要既病防变，治养结合，内外兼治，加强日常监测，以治筋骨、和脏腑、调气血为主要内容，旨在恢复人体脏腑、气血、筋骨的平衡。

（二）治疗方略

平乐正骨平衡理论认为，骨质疏松症的发生是以脏腑功能失衡为核心、气血与筋骨失衡为纲，与日常生活习惯、情志、饮食等密切相关。在治疗过程中，平乐正骨强调以调理脏腑失衡、气血失衡与筋骨失衡为主，兼顾动静平衡、调畅情志、合理膳食等。

在传统治疗中对骨质疏松症的防治多重视骨，而忽视筋对骨的影响；重视局部情况，忽略全身因素及整体平衡；重视锻炼，但多忽视了适度的原则，往往运动不及或太过，加重骨质疏松或造成骨折。临床治疗中要加以避免。

1. 注重五脏平衡，调理肝脾肾

骨质疏松症主要病因病机当责于肾虚，同时顾及肝、脾。《素问·痿论》曰："腰者，肾之府，转摇不能，肾将惫矣。骨者，髓之府，不能久立，形则振掉，骨将惫矣。"可见肾、骨、髓之间关系密切，骨的生理病理受肾所支配，肾之精气的盛衰决定骨的强弱。脾胃为后天之本，主运化水谷精微，为气血生化之源，并且脾主肌肉。后天之脾胃失调也是骨质疏松症发病的重要因素。肝藏血、主疏泄，具有调节情志，调畅全身气机，促进气、血、水的运行，贮藏和调节血量的生理功能；若肝藏血功能失调，易导致血虚，血虚则不能营养筋骨，官窍筋脉失养，从而导致骨质疏松。此外，若气机不畅，气血疲滞，脉络痹阻，可致筋骨关节失养而出现疼痛、甚则废痿不用。因此骨质疏松症的诊治主要调节肝脾肾三脏的功能，虚则补之，实则泻之，以补肾疏肝健脾为主，方用养血止疼丸合加味益气丸、或合金匮肾气丸主之。

2. 注重形神统一平衡，调摄情志气机

平乐正骨重视情志在疾病产生及发展中的作用。认为，人的精神情志心理活动与五脏六腑、筋骨肌肉、气血津液等有形之体是互根互生、相互依存的。形与神和谐统一，则身心平衡，气血畅通，筋骨得养，机体康健；而形神失调（如肝郁气滞等）必将导致脏腑气血失衡和各种疾病的发生。保持舒畅的心情，脏腑和合，气血流畅，有助于降低骨质疏松的发病率。尤其对于绝经期后的妇女来说，《素问》云："恬淡虚无，真气从之，精神内守，病安从来。"因此，我们应该重视对骨质疏松女性患者的心理干预。形神共养，身心并治。

3. 注重膳食平衡，合理饮食

平乐正骨强调，正确的饮食调护在骨质疏松症的防治过程中起着举足轻重的作用。平衡膳食、科学养骨能够增强患者体质，提高其抗病能力，预防疾病的发生，促进疾病的恢复。平乐正骨强调"食饮有节"，讲究摄食有常、饥饱适中、食物成分均衡，避免饮食的过量摄取或饥饱无度。《素问·生气通天论》曰："是故谨和五味，则骨正筋柔，气血以流，腠理以密，如是则骨气以精，谨道如法，长有天命。"饮食是骨骼营养的来源，是维持人体骨骼健康的物质基础。均衡合理的膳食可以使脾胃健运、五脏六腑平衡协调，气血旺盛调达，筋骨充养强健，从而有效地预防骨质疏松症，所以，膳食成分的合理搭配是早期预防骨质疏松的关键，应养成合理膳食习惯，形成规律，长期坚持方有成效。对于骨质疏松症患者应适当多食含钙丰富的食物，如豆类及豆制品、肉蛋奶类、油菜、胡萝卜、苹果、芝麻、核桃、松子等食物。

4. 注重筋骨互用平衡，动静互补

平乐正骨平衡理论认为，筋与骨在生理上相互依存，在病理上互相影响。平乐正骨理论在防治骨质疏松症的过程中重视筋骨并重，主张平时应多做有利于恢复筋骨平衡的功能锻炼，同时在用药上强调筋骨并重、肝肾同治，通过益肝填肾并举，达到养筋壮骨、恢复筋骨平衡之目的。

对于骨质疏松症的防治而言，坚持筋骨并重，除了补益肝肾之外，就是要做到动静结合，重视功能锻炼。适当的功能锻炼是防治骨质疏松最有效、最基本的方法之一。功能锻炼可以促进血液循环和神经体液调节，有利于血钙向骨内输送，以提高骨密度和骨强度，避免骨折发生；还可增加骨质疏松症患者机体的协调性、灵活性和平衡性，减少发生摔倒和损伤的机会，减少骨折发生的危险性。适宜的功能锻炼可促进胃肠道蠕动，促进消化功能，提高营养物质的吸收率，尤其是钙的吸收率；此外，功能锻炼还可以改善激素调控过程及机体免疫机能；一定的应力刺激所产生的生物电能帮助钙离子沉积于骨骼，防止骨质脱钙，促进骨的代谢；同时功能锻炼还可牵伸肌肉、韧带及关节囊，通过神经反馈调节，维护组织张力，防止肌肉萎缩和韧带松弛。因此，积极参加适度的运动锻炼对预防老年人发生骨质疏松及其骨折具有重要意义。

5. 起居规律有常

平乐正骨平衡理论认为，起居有常是筋骨健康的基本保证。起居有常、作息有时、饮食有节、劳逸结合、畅悦情志、房事有度，则能保持脏腑健运、气血调和、筋骨平衡；反之，则气血逆乱，筋骨失衡。

在骨质疏松症的诊治过程中，做到起居有常，注意生活规律，劳逸结合，保持正常体重、体态。保持良好的生活环境，应通风良好、向阳而居，经常晒太阳，以促进钙吸收。同时，注重养骨护筋，加强骨质疏松风险评估，积极预防、及早诊断，及时治疗。

五、作者观点

1. 平衡失调是骨质疏松症产生和发展的根本原因。

2. 对于老年人来说，骨密度是衡量骨质量的重要指标，是机体老化、退变的表象之一，但不是诊断骨质疏松症的绝对指标。

3. 机体的均衡退变是老年性生理退化，不产生任何病症，此时的骨密度指标仅仅是一个生理退变指标而已。现实中，骨密度虽低但无症状者不鲜见，究其原因，是个体自身内在始终处于相对动态平衡状态所致。只有当机体内在平衡失调时，才转化为病症——骨质疏松症。

4. 调理脏腑、气血、筋骨与动静平衡是预防和治疗骨质疏松症的根本方法。

5. 针对不同体质、体态、年龄、性别、身体状态等个性化体征，予以适当个体化的运动方式与运动量、调配膳食的质与量、顺应四时及自身状况的起居规律、适当地户外活动等，是预防骨质疏松症及其骨折风险的关键。

第十二章 平乐正骨平衡理论在骨折延迟愈合与骨不连诊治中的应用

骨折迟延愈合，是指骨折愈合缓慢，过程延长；骨不连即骨不愈合，是指骨折时间长久，不采取植骨等特殊措施而不能愈合者。骨折延迟愈合，是骨伤科临床的常见现象，而真正的骨不连则较少见。骨折延迟愈合的因素很多，有病原性失衡、自身性失衡、医源性失衡等诸多因素，若能及时找出影响骨折愈合的失衡原因，并加以排除，恢复机体动态平衡，虽骨折的愈合时间延长，但最终多可愈合。

一、病因病机与分型

平乐正骨平衡理论认为脏腑失衡、气血失衡与动静失衡在骨折延迟愈合与骨不连中起着重要的的作用，平乐正骨根据平衡失调的性质、程度把骨折延迟愈合与骨不连临床分为四型。

1. 血瘀气滞型

伤瘀阻经，气滞不行，瘀滞相长，则新不生。症状见患肢青紫肿胀，局部有明显压痛，骨软明显，纳呆，舌质暗紫或有瘀斑，苔黄厚，脉沉迟；X线表现骨折线清晰，无连续骨痂形成。

2. 气虚血瘀型

脾胃虚弱或伤损耗气或素体气虚，不能推动血行、输布精微，则筋骨失养而不生。症状见患肢肿胀明显，下垂时可有红紫现象，局部有压痛，骨软明显，面色㿠白，精神较差，舌体胖大，舌质淡，苔薄白或微黄，脉沉细；X线表现骨折线清晰，无连续骨痂形成。

3. 肝肾不足型

五脏失衡，肝肾不足，精血亏损，筋骨失养而不生。此型多见于老年人，典型表现为患肢发凉或有灼热感，局部无明显肿胀，有轻度压痛，骨软明显；头晕乏力，纳差，舌体瘦，质红或淡，苔少或无苔，脉沉细或细数，X线表现骨质疏松明显，骨折线清晰，无连续骨痂形成。

4. 固定不当型

外因固定不良，动静失衡，内因久病气虚肾亏而骨不生。患肢轻度肿胀，局部有轻度压痛或无压痛，骨软明显，常出现骨端碰击声，舌质偏红或稍黯，苔薄白或稍厚，X 线表现骨端常有较多团状骨痂生长，但无连续骨痂，折线清晰，折端有不同程度的硬化。

四、平乐正骨防治策略

平乐正骨平衡理论认为，骨折延迟愈合与骨不连的诊治应认真分析引起骨折延迟愈合与骨不连的原因，治疗应以恢复脏腑、气血与动静平衡为目的，创造骨折愈合的条件和方法。在治疗过程中，首先找到并排除影响骨折愈合的因素。或调理脏腑，或疏通气血，或调畅情志，或调整固定，恢复平衡。

（一）调理脏腑，补肾为主

肾虚是影响骨折延迟愈合与骨不连的主要病因病机，肾气虚弱肾精不生则导致髓不能满，所以髓不能充实于骨腔，骨骼的骨折难以愈合。这是因为肾主骨藏精，肾精可以生髓充骨、肾精是生骨养髓的原始物质，肾精生骨髓。若肾虚则易造成生骨养髓的原始物质减少，从而也影响了骨折的愈合。平乐正骨根据久病多虚和肾主骨的原理，采用益气补肾壮骨的补肾益气壮骨汤加减或特制接骨丸主之，并根据全身情况酌情加减。如食少纳呆者，加助消化类药；有频繁遗精者，乃肾虚精关不固，可配用固肾涩精之金锁固精丸，或知柏地黄汤加龙骨、牡蛎、续断、骨碎补；若下肢水肿，腰膝酸软，形寒肢冷者，可用金匮肾气丸口服。多数的骨折迟延愈合经上述处理后可以愈合，若治疗 3 个月仍无明显改变，或已出现骨折不愈合征象者，应及时采取手术植骨等方法处理。

（二）肝脾同治，调理气血平衡

平乐正骨平衡理论认为，血瘀气滞与气虚血瘀是骨折延迟愈合与骨不连的主要证型。人是一个有机联系的整体，牵一发而动全身，局部损伤会导致全身气血失衡，损伤之证应从气血论治。人体无论受到何种原因、何种形式的损伤，都会使气血紊乱、经络受阻、脏腑失调，从而使机体处于失衡状态。气血失衡必然影响经络脏腑，而经络脏腑失常也必然会导致气血失衡。在骨折延迟愈合与骨不连的治疗过程中，以疏通气血，促进气血平衡为目标。治疗上，肝脾同治，气血共调。治血必治气，气机调畅，则血证自愈。血虚者，补其气而血自生；血瘀者，行其气而血自调；治气必治血，血充而气虚自愈，血行而气机自畅。气与血互根互生，必同治而收效，临床上应疏肝健脾，以八珍汤加减，或养血止疼丸合加味益气丸主之。

（三）调畅情志，形神平衡

平乐正骨平衡理论认为，人的精神情志心理活动与五脏六腑、筋骨肌肉、气血津液等有形之体是互根互生、相互依存的。形与神具，和谐统一，则身心平衡，气血畅通，筋骨得养，机体康健；而情志失调，形神不和，忧思过度，肝郁气滞，是导致骨折延迟愈合与骨不连的重要原因。

平乐正骨在治疗本病过程中，重视情志的作用，把调畅情志、形神统一作为重要的治疗原则。平乐正骨平衡理论认为患者的精神状况，影响骨折的正常愈合。若患者顾虑多端，精神负担过重，则不思饮食，气血失和，可引起骨折的迟延愈合。应有针对性地解除思想顾虑，鼓励其树立战胜疾病的信心，并讲明治疗的方法、目的，以征得患者的积极配合，对促进骨折的愈合有很重要的意义。

（四）调整固定，动静平衡

平乐正骨平衡理论认为，影响骨折愈合的因素很多，其中固定不当尤为多见，如固定用具不能有效地控制扭旋和剪切应力，造成新骨不生或损伤，影响骨折愈合；其次是过度牵引所致的分离移位，如初期采用大重量牵引，复位后又未及时减少牵引重量，或减少不够，日久导致肌肉疲劳断端分离，即使最后只有少量牵引，而断端的分离仍难以消除，如不采取有效措施，势必影响骨折的正常愈合；再就是患者缺乏必要的活动，或活动不得当，使气血循行不畅，或骨折端过度活动，损伤新骨，或过度活动耗伤精气，影响骨折的正常愈合。上述三者为骨折治疗中影响愈合的最常见因素，若能及时排除而采取相应的有效措施，做到动静平衡，骨折仍可愈合。

附 平乐正骨药物平衡疗法常用方剂

一至三画

二乌红花饮

【组成】川乌、草乌、红花、独活、苍术各 15g，透骨草 30g，伸筋草 30g。

【功用】祛风散寒，舒筋活络。

【主治】风湿痹痛，或损伤后期复感风寒湿邪，肢节麻木，拘挛疼痛。

【用法】醋水煎熏洗。

二陈汤（《太平惠民和剂局方》）

【组成】半夏 12g，陈皮 12g，茯苓 9g，甘草 5g。

【功用】燥湿化痰。

【主治】胸胁胀满，咳嗽，呕吐，恶心等痰饮症。

【用法】共为粗末，每次 12g，加生姜 7 片、乌梅 1 个，同煎服。

附：加味二陈汤

加味二陈汤，即二陈汤加姜黄 12g，土鳖虫 6g，三棱 12g，莪术 12g，以增强祛瘀结、化顽痰、散结聚之功，用于骨肿瘤之"石痛"症。

二味参苏饮（《正体类要》）

【组成】人参、苏木。

【功用】益气祛瘀。

【主治】创伤出血较多或老年患者创伤后气虚而有瘀血者。

【用法】水煎服。

十三味总方（《救伤秘旨》）

【组成】三棱 15g，赤芍 4.5g，骨碎补 4.5g，当归、莪术、延胡索、广木香、乌药、青皮、桃仁、苏木各 3g。伤重大便不通者，加大黄 12g；恐有瘀血入内涩滞者，加砂仁 9g。

【功用】活血祛瘀，理气止痛。

【主治】跌打损伤，体质健壮者。

【用法】用陈酒煎服。

十全大补汤（《医学发明》）

【组成】炙黄芪 10g，党参 10g，白术 12g，茯苓 12g，当归 10g，熟地黄 12g，白芍 12g，川芎 6g，炙甘草 5g，肉桂 0.6g。

【功用】气血双补。

【主治】损伤后期，气血两虚。

【用法】水煎服。或作为蜜丸。每次 10g，每日 2～3 次。

七厘散（《救伤秘旨》）

【组成】土鳖虫（去头足）24g，血竭 24g，硼砂 24g，莪术（醋炒）15g，五加皮（酒炒）15g，菟丝子 15g，广木香 15g，五灵脂（酒炒）15g，陈皮 15g，生大黄 18g，土狗 18g，朱砂 12g，猴骨 12g，巴豆霜 9g，三棱 9g，青皮 9g，肉桂 9g，赤芍（酒炒）6g，乌药、枳壳、当归（酒炒）、蒲黄（生熟各半）各 6g，麝香 4.5g。

【功用】活血逐瘀，行气通经，止痛。

【主治】跌打损伤，气厥昏迷，可加入"十三味总方"内，治瘀血攻心。

【用法】共为细末，陈酒冲服。轻者 0.2g，重者 0.4g，最重者 0.6g。

七厘散（《良方集腋》）

【组成】血竭 30g，麝香 0.36g，冰片 0.36g，朱砂 0.36g，乳香、没药、红花各 4.5g，儿茶 7.2g。

【功用】活血散瘀，止血定痛。

【主治】骨折筋伤初期，瘀血阻滞作肿作痛，创伤出血等。

【用法】共研极细末，每服 0.2g，每日 1～2 次。米酒调服，或用酒敷患处。

人参养荣汤（《太平惠民和剂局方》）

【组成】黄芪、党参、白术、甘草、当归、白芍、陈皮、生姜、大枣各 10g，熟地黄 7g，肉桂 1g，远志 5g。

【功用】补益气血，养心宁神。

【主治】损伤后期，或疮疡日久气血虚弱，或虚损劳热者。

【用法】水煎服。亦可做成蜜丸。每次 10g，每日 2～3 次。

人参紫金丹（《伤科补要》）

【组成】人参 9g，丁香 30g，五加皮 60g，甘草 24g，茯苓 6g，酒当归 30g，骨碎补 30g，血竭 30g，五味子 30g，没药 60g。

【功用】益气健脾，活血止痛。

【主治】跌仆闪撞，瘀血肿痛而体质虚弱者。

【用法】共为细末，炼蜜为丸 9g。早晚用黄酒化服。

八正散（《太平惠民和剂局方》）

【组成】车前子、萹蓄、瞿麦、木通、滑石、栀子、大黄、甘草。

【功用】清热泻火，利水通淋。

【主治】尿路感染引起的尿频、尿急、尿痛，淋沥不畅，少腹疼痛等症。

【用法】水煎服，每日 1 剂。

八仙逍遥汤（《医宗金鉴》）

【组成】防风、荆芥、川芎、甘草各 3g，当归 6g，苍术 10g，牡丹皮 10g，花椒 10g，苦参 15g，黄柏 6g。

【功用】祛风散寒，活血通络。

【主治】损伤后期，瘀滞疼痛，或风寒湿邪侵注，筋骨疼痛。

【用法】水煎，熏洗患处。每日 1～3 次，每次 30～60 分钟。

八珍汤（《正体类要》）

【组成】党参、白术、茯苓、当归、熟地黄、白芍各 10g，炙甘草 5g，川芎 6g，大枣 2 个，生姜 3 片。

【功用】补益气血。

【主治】损伤中后期，气血虚弱者。

【用法】水煎服。

八珍骨痨汤

【组成】黄芪 15g，党参 12g，白术 10g，茯苓 10g，甘草 6g，当归 10g，川芎 6g，

熟地黄 15g，白芍 10g，枸杞子 12g，女贞子 12g，骨碎补 12g，金银花 15g，蒲公英 15g。

【功用】补气血，壮筋骨，托里解毒。

【主治】骨关节结核，窦道形成，气血虚弱，经久不愈者。

【用法】每日 1 剂，水煎服。

八厘散（《医宗金鉴》）

【组成】自然铜（煅）、乳香、没药、血竭各 10g，红花、苏木、古铜钱各 3g，丁香 1.5g，麝香 0.3g，番木鳖（油炸去毛）3g。

【功用】活血止痛，散瘀续骨。

【主治】跌打损伤，瘀血肿痛。

【用法】共为细末，每服 0.2 ～ 0.3g，黄酒送服，每日 1 ～ 2 次。

十补丸（《济生方》）

【组成】生地黄，山药，山茱萸，泽泻，茯苓，牡丹皮，桂枝，附子，鹿茸，五味子。

【功用】温阳补肾。

【主治】肾阳虚弱，足膝冷肿、软弱，小便不利或清长而频，腰膝疼痛。

【用法】共为细末，炼蜜为丸。每服 6 ～ 9g，每日 1 ～ 2 次，开水送下。

九味汤

【组成】人参，三七，丹参，牡丹皮，猪苓，金银花，紫花地丁，神曲，川牛膝。

【功用】托里解毒。

【主治】脓肿已溃，脓液稀薄久不敛口。

【用法】水煎服。

九味羌活汤（《此事难知》引张元素方）

【组成】羌活 10g，苍术 10g，细辛 2g，川芎 6g，白芷 6g，生地黄 6g，甘草 6g。

【功用】发汗胜湿，兼清里热。

【主治】外感风寒湿邪，恶寒发热，头痛项强，肢体酸楚疼痛，口苦而渴。风湿性关节炎、腰腿痛初起邪在表兼有里热者，可用本方加减治之。

【用法】水煎服。

三色敷药

【组成】怀牛膝、马钱子、丹参各 60g，川芎 30g，白芷、赤芍、天花粉、当归、木瓜、防风、防己、姜黄、五加皮、羌活、独活、威灵仙各 60g，甘草 18g，紫荆皮（炒黑）240g，蔓荆子（炒黑）240g，秦艽 30g，连翘 24g。

【功用】活血祛风，舒筋活络，通痹止痛。

【主治】损伤夹风寒湿邪痹阻经络。

【用法】共为细末，蜂蜜调敷患处。

三妙散

【组成】苍术、黄柏、苦参各等份。

【功用】燥湿解毒。

【主治】创伤肿胀起水疱，湿疹糜烂。

【用法】共为细粉，用时撒敷患处。

三品一条枪（《外科正宗》）

【组成】雄黄 7.2g，明矾 60g，白砒 45g，乳香 3.6g。

先将砒、矾为末，入瓷罐加火炙煅红，待青烟尽起白烟，上下干红透停火。将罐顿地一夜，取出砒、矾净末约 30g，再加雄、乳共研极细末，调稠糊，搓成线条阴干或用直径 1mm 的棉线条粘药糊阴干，收贮备用。

【功用】腐蚀恶肉，化管引流。

【主治】附骨疽、流注、骨痨流痰、疔疮发背等，一切溃后瘘管、窦道形成及伤口久不愈合者。

【用法】将本品直接插入瘘管或窦道，早晚各插药 1 次，插至 3 日后孔大者每次可插入 10 余条，插至 7 日瘘管孔药条满足方停。此后患处四周自然裂开缝隙，约 14 日瘘管即自然脱落，随用汤药冲洗，涂玉红膏。

三黄公英煎

【组成】黄芪 30g，黄连 10g，黄柏 15g，蒲公英 50g。

【功用】清热解毒。

【主治】疮疡毒热内蕴，脓液较多，肉芽暗褐。

【用法】加水 2000mL，浸泡四小时后，煎水 1000 ～ 1500mL 滤渣，待凉后冲洗疮面用。

三棱和伤汤

【组成】三棱、莪术、青皮、陈皮、白术、枳壳、当归、白芍、党参、乳香、没药、甘草。

【功用】活血祛瘀，行气止痛。

【主治】胸胁陈伤隐隐作痛。

【用法】每日 1 剂，水煎服。各药用量可根据需要决定。

三痹汤（《妇人良方》）

【组成】川续断、防风、桂心、细辛、人参、茯苓、当归、白芍、黄芪、牛膝、甘草各 5g，秦艽、生地黄、川芎、独活各 9g，生姜 5g，杜仲 5g。

【功用】补益气血，祛风胜湿。

【主治】气血凝滞，手足拘挛偏于气虚者。

【用法】水煎服。

土元接骨丸

【组成】土鳖虫 10g，川续断 15g，白术 12g，自然铜（煅）15g。

【功用】滋肾健脾，活血接骨。

【主治】骨折中后期，肿痛已消，骨折尚未愈合者。

【用法】共为细末，水为丸如黄豆大。每次服 5g，每日 2 次，温开水冲服。

大防风汤（《外科正宗》）

【组成】党参 10g，白芍 10g，熟地黄 12g，防风、羌活、牛膝、附子、当归、杜仲、黄芪、川芎、甘草各 6g，生姜 3 片。

【功用】益气养血，温经活络，祛风胜湿。

【主治】腰伤后期，或慢性风湿性关节炎病久气血虚弱者。

【用法】水煎服。

大红丸（《仙授理伤续断秘方》）

【组成】制川乌 710g，制南星 500g，赤芍 500g，熟首乌 500g，川牛膝（酒浸）300g，当归 300g，细辛 240g，嫩桑枝 300g，赤小豆 1000g，自然铜 120g，骨碎补 500g。

【功用】活血通经，祛寒除湿。

【主治】寒湿型关节炎，或损伤后复感寒湿之邪。本方为陈伤瘀血痹阻、寒湿邪侵，或寒痹证而设。风胜者加羌活、独活、防风以祛风胜湿；寒湿痹阻经络加秦艽、姜黄、防己。

【用法】共为细粉，醋打面糊为丸，如黄豆大，朱砂为衣。每次 10g，每日 2 ～ 3 次，温酒或醋汤下。

大补阴丸（《丹溪心法》）

【组成】熟地黄 15g，龟甲 15g，知母 10g，黄柏 6g。

【功用】滋阴降火。

【主治】肝肾阴虚，虚火上炎。

【用法】共为细末，猪脊髓蒸熟，炼蜜为丸。每次 6 ～ 9g，早晚各服 1 次。

附：加味大补阴丸，即上方加西洋参 10g，麦冬 15g，五味子 10g，以增加滋补肺胃津液之功。

大将逐瘀汤

【组成】大黄 15g，生姜 15g，槟榔 12g。

【功用】攻下散瘀。

【主治】重症闪扭腰伤，疼痛不能转侧，大便秘结，体质健壮者。

【用法】水煎，空腹服，以稀便数次为度。

大黄当归散（《银海精微》）

【组成】大黄、当归、木贼、黄芩、栀子、菊花、苏木、红花。

【功用】清肝活血。

【主治】头部内伤或眼部伤，眼球瘀血，视物不清。

【用法】水煎服，每日 1 剂。

大黄茅根汤

【组成】大黄、白茅根。

【功用】清热泄下，利水。

【主治】热结下焦，小便不通。

【用法】水煎服。

万灵膏（《医宗金鉴》）

【组成】鹳筋草、透骨草、紫丁香根、当归、自然铜、没药、血竭各 30g，半两钱 1 枚（醋淬），红花 30g，川芎、川牛膝、五加皮、石菖蒲、苍术各 25g，广木香、秦艽、蛇床子、肉桂、附子、半夏、石斛、萆薢、鹿茸各 10g，麝香 6g，芝麻油 5000mL，黄丹 2500g。上药如法制成膏药备用。

【功用】散瘀消肿，舒筋活络，祛寒止疼。

【主治】损伤后期，寒湿侵袭，麻木疼痛。

【用法】贴患处。

小金丹（《外科证治全生集》）

【组成】五灵脂、草乌、地龙、木鳖子、白胶香各 45g，乳香、没药各 22.5g。

【功用】活血通经，祛寒止痛。

【主治】阴寒流注，结毒疼痛。

【用法】共为细末，面糊为丸，干重 0.6g。每服 2 丸，每日 2 次，黄酒送下，或温开水送下。

小活络丹（《太平惠民和剂局方》）

【组成】制川乌、制南星、地龙各 9g，乳香、没药各 3g，制草乌 9g。

【功用】活血通经，祛寒。

【主治】损伤后期瘀阻经络，复感寒湿，肢节疼痛，伸屈不利，麻木，经久不愈。

【用法】共为细末，炼蜜为丸，每丸 3g。每次服 1 丸，每日 2～3 次。

小柴胡汤（《伤寒论》）

【组成】柴胡、黄芩、党参、半夏、生姜各 9g，甘草 6g，大枣 3g。

【功用】清泄肝胆，和胃降逆。

【主治】少阳证之寒热往来，胸胁胀满，心烦喜呕，口苦咽干，不欲饮食等。

【用法】水煎服。

附：加味小柴胡汤：即上方加朱砂 1g，金箔 3 张为粉，以煎药冲服。适于老人伤后，闭目信口往事，有似谵语，口苦咽干，舌苔黄厚，胁满食少。

小蓟饮子（《济生方》）

【组成】小蓟 10g，生地黄 25g，滑石 15g，炒蒲黄 6g，通草 6g，淡竹叶、当归、栀子各 10g，藕节 12g，甘草 6g。

【功用】凉血，止血，利水通淋。

【主治】下腹部挫伤，瘀血结聚下焦，少腹疼痛，小便不利而有血尿者。

【用法】每日 1 剂，水煎服。

川芎肉桂汤（《伤科汇纂》）

【组成】羌活 4.5g，肉桂、川芎、柴胡、当归、苍术各 3g，炙甘草 3g，神曲 1.5g，独活 1.5g，防己 1g，防风 1g，桃仁 5 个。

【功用】活血祛风，止痛。

【主治】血瘀足太阳、少阳、少阴三经，而引起的腰痛。

【用法】水煎服，每日 1 剂。

川芎行经散（《伤科汇纂》）

【组成】川芎、羌活、独活、荆芥、薄荷、防风、白芷、柴胡、枳壳、桔梗、当归、茯苓、红花、蔓荆子、甘草。

【功用】清肝活血，疏风明目。

【主治】眼目损伤，眼球瘀血及瘀血未散而生云翳等。

【用法】水煎服，每日 1 剂。

四至五画

云南白药

【组成】山慈菇（去皮洗净焙干）、川文蛤（砸破洗净去外秤）、千金子（去壳、去油）、雄黄、藤黄（隔汤煮十数次，去浮沫用山羊血 22.5g 伴晒）、煅自然铜各 60g，红芽大戟、天竺黄、刘寄奴、血竭、三七各 90g，当归尾 45g，朱砂、儿茶、阿魏各 30g，制乳香、制没药各 21g，琥珀、轻粉、麝香、水银（同轻粉共研至不见水银星）各 9g，牛黄、冰片各 7.5g，活土元（雄者尤佳）150g。上药 25 味，各称足分量，不可增减，否则无效。共研极细粉，收贮瓷瓶备用。

【功用】活血止血，祛瘀止痛。

【主治】创伤瘀血阻滞肿胀、疼痛，骨病疼痛等。

【用法】直接撒于出血创面，纱布加压包扎。用于损伤肿疼或骨病疼痛，以醋或蜂蜜调敷患处。

五苓散《伤寒论》

【组成】茯苓、猪苓、白术、泽泻、桂枝。

【功用】通阳化气，健脾利水。

【主治】水湿停聚，小便不利，脾虚腹泻，水肿。

【用法】每日 1 剂，水煎服。

五虎追风散

【组成】蝉蜕 30g，制天南星 6g，天麻 6g，全蝎 7～9 个，僵蚕 7～9 个，朱砂 1.5g。

【功用】祛风解痉。

【主治】破伤风，牙关紧闭，手足抽搐，角弓反张。

【用法】水煎服。朱砂研粉，用黄酒 60mL 冲服。

五味消毒饮（《医宗金鉴》）

【组成】金银花 20g，野菊花、蒲公英、紫花地丁、紫背天葵各 15g。

【功用】清热解毒。

【主治】开放性损伤，伤口感染，或附骨疽初起，红肿热痛者。

【用法】水煎服。

五神汤（《洞天奥旨》）

【组成】茯苓、车前子、金银花、川牛膝、紫花地丁。

【功用】清热解毒，分利湿热。

【主治】肿痛初起，或损伤后并发下焦湿热，小便赤痛。

【用法】水煎服。

不换金正气散（《太平惠民和剂局方》）

【组成】苍术、厚朴、陈皮、半夏、广藿香、甘草。

【功用】燥湿解表，和胃止呕。

【主治】头痛，发热，呕吐，泄泻，舌苔厚腻。

【用法】水煎服。

历节清饮

【组成】忍冬藤 60g，嫩桑枝 30g，晚蚕沙 30g，栀子 12g，土茯苓 30g，萆薢 30g，防己 15g，青风藤 30g，丹参 30g，香附 20g，生地黄 20g，石斛 20g，知母 20g，黄芪 30g。

【功用】清热解毒，祛风除湿，益气养阴，活血通络。

【主治】热痹，关节红肿灼痛，遇凉则减，发热，舌红，苔黄腻，脉弦数或濡数。

【用法】水煎服，每日 1 剂。

止痉散

【组成】全蝎、蜈蚣。

【功用】镇痉止痛。

【主治】四肢抽搐，痉厥，顽固性头痛，痹痛。

【用法】为粉，用黄酒或开水冲服。

少腹逐瘀汤（《医林改错》）

【组成】小茴香、干姜、延胡索、川芎、肉桂各 3g，五灵脂 6g，当归 9g，赤芍 6g，蒲黄 6g，没药 6g。

【功用】温经活血，行气止痛。

【主治】骨盆骨折，少腹瘀血疼痛；妇女少腹疼痛，瘀血，积块，或经期腰酸，少腹胀痛。

【用法】水煎服。

附：加减少腹逐瘀汤，即上方去肉桂、干姜之辛热，加大黄、芒硝、甘草，以增逐瘀通下之功。用于骨盆骨折，瘀积少腹，胀满疼痛，大便不通。

内服接骨丹

【组成】土鳖虫 9g，三七 9g，乳香 5g，没药 5g，自然铜（煅）15g，煅龙骨 15g，麝香 0.3g。

【功用】活血祛瘀，接骨止痛。

【主治】骨折初期，肿胀疼痛者。

【用法】共为细末，每次 3g，每日 2 次，开水冲服。

升气定痛汤

【组成】黄芪 30g，升麻 10g，山药 15g，狗脊 12g，白术 15g，川牛膝 6g，防己 12g，杜仲 10g，薏苡仁 15g，当归 10g，白芍 20g，甘草 5g。

【功用】升阳益气，止痛。

【主治】气虚筋弛型扁平足、跖痛症及气虚下陷引起的下肢虚肿疼痛等。

【用法】水煎服，每日 1 剂。

化岩胶囊

【组成】补骨脂，黄芪，大黄，三棱，莪术等。

【功用】补肾健脾，软坚散结，豁痰破瘀。

【主治】恶性骨肿瘤，如骨肉瘤、骨转移癌等。

【用法】口服，一次 5 粒，一日 2 次，温开水送服。

丹参棱术汤

【组成】丹参 20g，三棱 15g，莪术 15g，白花蛇舌草 30g，土鳖虫 10g，香附 12g，甘草 10g。

【功用】逐瘀血、破积聚、解热毒。

【主治】癥瘕积聚，石痈。

【用法】水煎服。

代刀散 (《外科证治全生集》)

【组成】黄芪 20g，皂刺 10g，乳香 10g，甘草 6g。

【功用】益气托里、透脓。

【主治】疮疡脓腐不易溃破者。

【用法】水煎服。

乌头汤 (《金匮要略》)

【组成】麻黄、白芍、黄芪、甘草各 9g，川乌 1g。

【功用】温经、祛寒、益气。

【主治】肢节疼痛、遇寒则重的寒痹症，或伤后寒湿邪侵兼气虚者。

【用法】水煎服。

乌头通痹汤

【组成】川乌 9g，桂枝 6g，白芍 12g，黄芪、穿山龙、地龙、青风藤、钻地风、僵蚕、乌梢蛇各 15g，蜂房 9g，甘草 6g。

【功用】温经散寒，祛风除湿，益气通络。

【主治】寒型类风湿关节炎。风胜者加防风、秦艽、羌活，湿胜者加防己、薏苡仁，寒胜加附子、细辛，化热者加生石膏、知母、连翘，红肿加生地黄、牡丹皮、黄柏，骨痹加鹿角霜、龟板、杜仲，体虚自汗加麻黄根、党参，血虚加当归、熟地黄，上肢病变加姜黄、秦艽、忍冬藤，下肢病变加木瓜、川牛膝、五加皮，关节变形加全蝎、蜈蚣，麻木加鸡血藤、红花，皮下有结节者加穿山甲、王不留行。

【用法】每日 1 剂，水煎服，冲蜂蜜适量。一月为一个疗程，症状消失时，可加大黄芪用量，以巩固疗效。

玉真散（《正骨心法要旨》）

【组成】天南星，防风，白芷，天麻，羌活，白附子各等份。

【功用】祛风化痰，解痉止痛。

【主治】破伤风。牙关紧闭，颈项强直，角弓反张，抽搐痉挛。

【用法】共为细粉，每次 3g 用热酒或黄酒冲服，每日 2～3 次。也可用黄酒调敷患处。

艾苏煎

【组成】艾叶 30g，苏木 20g，透骨草 30g。

【功用】温经活血，通络。

【主治】脚根痛，不红不肿。

【用法】醋水各半煎，熏洗浸泡。

左归饮（《景岳全书》）

【组成】熟地黄 15g，山药、山茱萸、枸杞子、菟丝子、鹿角胶各 10g，龟甲 15g，怀牛膝 10g，蜂蜜适量。

【功用】滋阴补肾。

【主治】损伤日久或骨病肾阴亏损腰膝酸软，头晕目眩，虚热盗汗等。

【用法】水煎服。或为丸剂，每次 10g，每日 2～3 次。

龙胆泻肝汤（《医宗金鉴》）

【组成】龙胆草 10g，柴胡 6g，泽泻 6g，车前子 3g，生地黄 6g，木通 6g，当归 1.5g，栀子 6g，黄芩 6g，甘草 1.5g。

【功用】泻肝胆实火，利下焦湿热。

【主治】损伤后夜梦惊悸或肝经瘀血化热，实火上攻或湿热下注，而见头痛目赤，胁痛口苦，耳聋耳肿，或阴肿，阴痒，筋痿阴汗，小便淋浊，妇女湿热带下等。

【用法】水煎服。

归芍覆花汤

【组成】当归、红花、柴胡、延胡索、杏仁、陈皮、苏子、旋覆花各 10g，赤芍、桃仁、香附各 12g，桔梗 15g。

【功用】活血化瘀，行气化痰，宣降肺气。

【主治】肋骨骨折，血、气胸，呼吸困难。

【用法】水煎服。

四生散（《太平惠民和剂局方》原名青州白丸子）

【组成】生乌头 15g，生南星 90g，生半夏 210g，生白附子 60g。

【功用】温经通络，祛散寒痰，止痛。

【主治】损伤后期，风寒邪侵，肢节痹痛，肿瘤疼痛。

【用法】共为细末，醋或蜂蜜调敷患处。

四生棱术散

【组成】生川乌 10g，生南星 60g，生白附子 40g，生半夏 140g，三棱 30g，莪术 30g，三七 15g，乳香 10g，没药 10g。

【功用】温阳散结，逐瘀祛痰，止痛。

【主治】顽痰瘀聚，漫肿坚硬，甚则青筋暴起，寒痹疼痛。

【用法】共为细末，蜂蜜调糊，外敷患处。

四君子汤（《太平惠民和剂局方》）

【组成】党参 10g，白术 12g，茯苓 12g，甘草 6g。

【功用】益气健脾。

【主治】损伤后期，或痈疽日久或骨病行手术，化、放疗后胃纳不振，懒言少食等。

【用法】水煎服。

四妙永安汤（《验方新编》）

【组成】玄参、当归、金银花、甘草。

【功用】清热解毒，活血凉血。

【主治】脱疽局部红肿热痛。

【用法】水煎服。

四物汤（《仙授理伤续断秘方》）

【组成】当归、川芎、熟地黄（或生地黄）、白芍（或赤芍）。

【功用】活血补血。若用生地黄、赤芍者则有活血凉血祛瘀之功。

【主治】妇女月经不调，损伤瘀血肿胀。

【用法】水煎服。

四物利水汤

【组成】当归 10g，熟地黄、木通、瞿麦、茯苓各 12g，川芎 6g，车前子、萹蓄各 15g，白芍 12g。

【功用】活血，利尿。

【主治】创伤截瘫，瘀阻督脉，小便难。

【用法】每日 1 剂，水煎服。

四物苓前汤

【组成】当归 12g，生地黄 15g，赤芍 15g，红花 10g，川芎 10g，茯苓 15g，大黄 12g，香附 12g，甘草 6g，车前子 15g，川牛膝 10g。

【功用】活血祛瘀，利水消肿。

【主治】下肢损伤肿胀严重，或有小腿筋膜间隔综合征者。

【用法】水煎服。

四物银翘汤

【组成】当归 12g，生地黄、赤芍、连翘、猪苓各 15g，川芎，陈皮各 10g，金银花 30g，茯苓 20g。

【功用】活血消肿，清热解毒。

【主治】开放性损伤，清创缝合后，肿胀严重者。

【用法】水煎服，每日 1 剂。

四黄白芷膏

【组成】黄连 10g，黄柏、大黄、黄芩各 30g，白芷 15g。

【功用】清热解毒，消肿止痛。

【主治】创伤红肿热痛。

【用法】共为细末，醋或香油或蜂蜜调敷患处。

四黄膏

【组成】大黄 30g，黄柏 30g，黄连 30g，黄芩 30g，乳香 30g，没药 30g。

【功用】活血消肿，清热解毒。

【主治】损伤瘀血化热，红肿热痛。

【用法】共为细末，醋或蜂蜜调敷患处。

生肌长皮散

【组成】象皮 10g，三七 6g，血竭、儿茶各 5g，冰片 3g，白及 12g。

【功用】活血、生肌、长皮。

【主治】伤面脓液不多，肉芽新鲜而不敛皮者。

【用法】共研极细粉，撒于伤面。

生肌玉红膏（《外科正宗》）

【组成】当归 60g，轻粉 12g，白芷 15g，血竭 12g，白蜡 60g，紫草 6g，甘草 30g，芝麻油 500mL。先将当归、白芷、紫草、甘草油浸 3 日，文火熬微枯，滤滓，再入血竭煎熬化尽，入白蜡溶化后，离火稍凉，下研细的轻粉搅拌匀后，收膏备用。

【功用】活血祛腐，润肤生肌。

【主治】诸伤溃疡，脓腐不脱，新肌难生者。

【用法】将药膏摊于纱布或制成油纱布块贴盖于疮面。

生肌散（《张氏医通》）

【组成】黄连、黄柏、五倍子、甘草、地骨皮各等分。

【功用】清热解毒，生肌收口。

【主治】伤面脓液较多，肉芽黯红，伤口不敛。

【用法】共研极细粉，撒于疮面。

生脉散（《内外伤辨感论》）

【组成】人参 10g，麦冬 15g，五味子 5g。

【功用】益气生津。

【主治】损伤较重，烦躁大渴，脉细数；或暑热伤津，烦渴身热，脉数。

【用法】水煎服，或为散剂冲服。

附：生脉散口服液（成药）；生脉散注射液（成药），抗休克静脉注射用。

生脉解毒饮

【组成】人参 15g，麦冬 15g，五味子 10g，丹参 15g，金银花、蒲公英各 20g，陈皮 10g，甘草 6g。

【功用】益气生津，活血解毒。

【主治】开放骨折，失血较多，烦渴，脉细数。

【用法】水煎服，每日 1 剂。

仙方活命饮(《校注妇人良方》)

【组成】金银花 20g,当归、赤芍、防风、白芷、浙贝母、天花粉、穿山甲、皂刺各 10g,陈皮、乳香、没药、甘草各 6g。

【功用】清热解毒,活血止痛,消肿溃坚。

【主治】开放性损伤感染,红肿热痛或疮疡肿毒初起,红肿焮热疼痛,身热微寒,舌红苔黄,脉数实者。

【用法】水煎服。

仙复汤

【组成】当归 12g,柴胡 10g,黄芩 12g,桃仁 10g,红花 10g,穿山甲 6g,大黄(酒制)10g,薏苡仁 20g,羌活 10g,金银花 15g,防风 10g,甘草 6g。

【功用】活血祛瘀,清热解毒。

【主治】损伤瘀血化热,局部红肿发热,或开放性损伤感染,全身壮热,舌红脉数者。

【用法】水煎服。

白虎加术羌防风汤

【组成】生石膏 30g,知母 10g,甘草 5g,苍术 15g,羌活 12g,防风 10g。

【功用】清热,除湿,祛风。

【主治】湿热痹证,身热,周身酸楚,沉困疼痛。

【用法】水煎服。

白降丹(《医宗金鉴》)

【组成】朱砂、雄黄各 6g,水银 30g,硼砂 15g,火硝、青盐、明矾、皂矾各 45g。

共研细末,放入陶罐文火溶化,待枯凝成块附于罐底后,另取一陶罐使两罐口相对,用盐泥封固,再将凝结药块之陶罐底朝上并将底下之空罐浸于水中,在两罐口水平按放一铁板,在其上用炭火烧炼上方有药之陶罐。先文火后武火连续烧三小时,去火,冷置 1~2 天后开罐。在原置水中之空罐内附着的白色结晶块即白降丹,研极细粉,收贮备用。

【功用】去腐蚀肉,拔毒杀虫。

【主治】外伤或溃疡脓腐不去,或已成瘘管,肿疡等。

【用法】①直接撒在腐肉上;②用蜂蜜或凡士林调成 12% 的软膏或油纱块,敷贴用;③制成药条或药捻,供插入用。每 1~2 天换药一次。

白降丹是红升丹加硼砂、青盐组成，其腐蚀力和刺激性都较红升丹为强，故二者应用时要保护好正常组织，同时需注意用量及使用时间，防止发生汞中毒。

临床为减轻其腐蚀性，根据伤面情况，将煅石膏与其按比例配制成九一丹（九份熟石膏、一份红升或白降丹）、八二丹、七三丹等，功用与主治基本相同，只是祛腐力相应减弱。

外用接骨丹

【组成】象皮、象牙各 30g，乳香、没药、木瓜、无名异、龙骨、天冬、川续断各 10g，自然铜 12g，木鳖子 15g，儿茶 15g，三七 3g，麝香 1g，冰片 2g。

【功用】活血祛瘀，接骨止痛。

【主治】创伤骨折，肿胀疼痛。

【用法】共为细末，鸡蛋清调敷伤处，或加入膏药内外贴患处。

加味术附汤（《杂病源流犀烛》）

【组成】白术 6g，生姜 6g，附子、甘草、赤茯苓各 5g，大枣 2 个。

【功用】温阳祛寒，健脾利湿。

【主治】寒湿痹阻腰痛。本方为《伤寒论》治湿寒阻遏，脾阳不振的自汗、骨节疼痛的术附汤加味而成，增强了宣散湿邪的作用。

【用法】水煎服。

加味归脾汤（《医宗金鉴》）

【组成】人参 15g，黄芪 15g，白术、茯苓、当归、香附、酸枣仁、浙贝母、远志各 10g，乌药、陈皮、甘草各 6g，广木香 5g。

【功用】补气血，益心脾，散瘿瘤。

【主治】脾郁而致的瘿瘤。

【用法】共为细末，用合欢树根皮 100g 煎汤煮老米糊为丸，如黄豆大。每次 10g，每日 2 ～ 3 次。

加味四生饮

【组成】鲜荷叶 20g，鲜侧柏叶 15g，鲜艾叶 12g，鲜生地 30g，鲜藕 30g，黑茜草 10g，三七 4g，丹参 15g。

【功用】活血、凉血、止血。

【主治】损伤出血、吐血、衄血。

【用法】水煎服。

加味生脉散

【组成】人参 10g，麦冬 15g，五味子 5g，龟甲 15g，银柴胡 10g，地骨皮 15g。

【功用】益气生津，养阴除蒸。

【主治】痈疽，流注，热邪耗津，骨蒸，潮热，盗汗，口干不饮，脉细弱而数等虚热症。有时可以西洋参易人参，以免人参温燥伤阴。

【用法】水煎服。

加味芍药甘草汤

【组成】白芍、乌梅、甘草、土鳖虫、钩藤、龟甲、鳖甲、阿胶、女贞子、狗脊。

【功用】滋肾养肝，濡筋解痉。

【主治】脊髓损伤，痉挛性瘫痪。

【用法】每日 1 剂，水煎服。

加味参苓白术散

【组成】党参、白术、黄芪、茯苓、山药各 12g，扁豆、莲子肉、薏苡仁各 15g，砂仁、桔梗各 6g，桂枝 5g，附子 4g。

【功用】健脾益气，利湿通淋。

【主治】弛缓性瘫痪，尿路感染，尿液混浊，大便溏泄，眼睑浮肿等。

【用法】每日 1 剂，水煎服。

加味独参汤

【组成】人参 15g，苏木 12g，陈皮 10g，三七 5g。

【功用】益气化瘀。

【主治】损伤较重，面色苍白，烦躁冷汗等虚脱征象，即独参汤加苏木、陈皮、三七，使补而不留瘀。

【用法】文火浓煎，频服。

加减小蓟饮

【组成】鲜小蓟 40g，鲜藕 30g，黑蒲黄 10g，木通 10g，滑石 30g，金钱草 30g，生地黄 20g，旱莲草 20g，栀子 12g，淡竹叶 10g，三七 4g，牡丹皮 12g，丹参 15g，甘草 5g。

【功用】清热利水，活血止血。

【主治】泌尿系损伤之血尿，或下焦郁热之血淋。

【用法】水煎服。

加减木防己汤（《温病条辨》）

【组成】防己 18g，薏苡仁 10g，杏仁 12g，滑石 18g，生石膏 18g，桂枝 9g，通草 6g。

【功用】清热利湿，通痹。

【主治】湿热痹证，关节肿疼，或红肿灼热，屈伸不利，遇凉则舒，心烦口渴，小便短赤，舌红苔黄，脉濡数。

【用法】水煎服。

加减仙鹤草汤

【组成】仙鹤草 15g，生地黄 20g，三七 3g，丹参 15g，炒蒲黄 10g，藕节 10g，黑侧柏 10g，车前子 12g，黑荆芥 10g，牡丹皮 12g。

【功用】活血，凉血，止血。

【主治】损伤后吐血、衄血、下血。

【用法】水煎服。

加减阳和汤

【组成】麻黄、白芥子、炮干姜、肉桂、熟地黄、菟丝子、穿山甲、骨碎补、鹿角胶、甘草。

【功用】培补脾肾之阳，温经通络除痰。

【主治】脊髓损伤，弛缓性瘫痪。

【用法】每日 1 剂，水煎服。

加减利湿消肿汤

【组成】萆薢 10g，薏苡仁 30g，黄芪 30g，益母草 30g，土牛膝 30g，土茯苓 30g，车前子 30g。

【功用】益气健脾利水。

【主治】不同原因的膝关节积液。急性损伤性滑膜炎加生地黄、牡丹皮、黄柏；慢性滑膜炎、滑囊炎、色素绒毛结节型滑膜炎加三棱、莪术；痛消肿减后，加山茱萸以巩固疗效；红肿热痛者加金银花、连翘、大黄、牡丹皮。

【用法】水煎服。

加减温经通络膏

【组成】乳香、没药、麻黄、马钱子、羌活、独活各 25g。

【功用】温经通络，祛风止痛。

【主治】劳损或寒湿入侵，或损伤挟风寒湿邪，骨节酸痛，活动不利等。欲增强温经散结，可加肉桂、细辛、川乌；欲增祛湿通经之力，可加薏苡仁、地龙、苍术。

【用法】共为细末，蜂蜜调敷。

加减蟹茸散

【组成】螃蟹 50g（焙黄），人参 10g，鹿茸 10g，黄芪 30g，枸杞子 20g，川续断 20g，地龙 15g，土鳖虫 10g。

【功用】益气滋肾，强筋壮骨。

【主治】脊椎骨折合并截瘫后期，肢体痿软不用，二便失禁若为硬瘫者，加全蝎 6g，蜈蚣 10 条，僵蚕 10g；尿频失禁者，加益智仁 15g，乌药 12g。

【用法】共为细末，每次 3g，每日 2 ～ 3 次，开水冲服。或为蜜丸，每丸 10g，每次 1 丸，每日 2 ～ 3 次。

圣愈汤（《正体类要》）

【组成】生、熟地黄各 15g，当归、川芎、黄芩各 10g，党参 12g。

【功用】益气养阴，清热除烦。

【主治】创伤出血较多，或创伤化脓，外溢脓血较多，以致烦躁不安，或晡热烦渴等。

【用法】水煎服。

附：加味圣愈汤

加味圣愈汤即原方加丹参 12g，白芍 12g，甘草 5g，以增加养营益阴之功。

六至七画

托里透脓汤（《医宗金鉴》）

【组成】黄芪 15g，党参 15g，当归、白术、穿山甲、白芷、青皮、皂刺各 10g，升麻 5g，甘草 5g。

【功用】益气托里透脓。

【主治】适于疮疡，正气不足，腐而难溃者。

【用法】水煎服。

托里消毒散（《医宗金鉴》）

【组成】黄芪 20g，党参 15g，白术、茯苓、当归、白芍各 12g，金银花 15g，川芎、白芷、桔梗、皂刺各 10g，甘草 6g。

【功用】补益气血，托里解毒。

【主治】疮疡气血虚弱，脓毒不易外达者。

【用法】水煎服。

托里散（《外科真铨》）

【组成】黄芪、当归、白芍、续断、茯苓、香附、枸杞子、穿山甲、金银花、桂圆肉、甘草。

【功用】托里解毒。

【主治】疮疡已成脓，或溃后气血虚亏者。

【用法】水煎内服，每日 1 剂。

地龙散（《医宗金鉴》）

【组成】地龙、肉桂、苏木、麻黄、黄柏、当归、桃仁、甘草。

【功用】温经活血，通经活络。

【主治】损伤血瘀太阳经而引起的腰脊疼痛，挚引腿足。

【用法】水煎服。

附：加减地龙散：地龙 15g，桃仁、泽兰各 12g，当归、苏木、大茴香、小茴香、乌药各 10g，桂枝 7g，麻黄 6g，甘草 6g。为原方去黄柏之苦寒，肉桂易桂枝，加二茴、乌药之温肾行气，泽兰增加活血祛瘀之功，从而增强和扩大原方的疗效及治疗范围。本方可作为治疗坐骨神经痛的基本方，急性扭伤者加酒大黄、沉香；梨状肌综合征和臀上皮神经炎者，加川牛膝 12g，白芍 30g。

地龙膏

【组成】鲜地龙、白糖、冰片少许。

【功用】通经活络，消肿止痛。

【主治】创伤初起及一切肿胀。

【用法】将地龙放入容器内，加入白糖，待地龙干瘪后取出，加入冰片。用时涂敷患处。或将地龙捣成糊状后再加入白糖、冰片，外敷患处随干随换。

地榆槐花散

【组成】牡丹皮 12g，生地黄 20g，炒槐花 15g，黑侧柏、黑荆芥、枳壳各 10g，黑地榆 15g，三七 4g，椿白皮 15g，甘草 5g。

【功用】清肠下气，凉血止血。

【主治】损伤大便带血，或肠风便血，痔疮出血。

【用法】水煎服，或为粉剂每次 6g，空腹冲服。

行气饮

【组成】小茴香 10g，槟榔 10g，枳壳 12g，陈皮 12g，广木香 5g。

【功用】行气止痛。

【主治】胸胁闪扭、岔气，呼吸引痛。

【用法】水煎服。

附：加味行气饮：上方加三七 4g，苏木 10g，桔梗 12g，以增强活血止痛功能。

百合散（《医宗金鉴·正骨心法要旨》）

【组成】当归、川芎、赤芍、生地黄、百合、侧柏叶、荆芥、犀角、牡丹皮、黄芩、黄连、栀子、郁金、大黄各等份。

【功用】清热，凉血，止血。

【主治】损伤吐血、衄血。

【用法】共为细末，每次 3～5g，黄酒冲服。

当归补血汤（《内外伤辨惑论》）

【组成】黄芪 30g，当归 10g。

【功用】益气补血。

【主治】损伤失血较多，面色苍白，脉细而弱。

【用法】水煎服。

当归鸡血藤汤

【组成】当归、熟地黄、鸡血藤各 15g，丹参 12g，桂圆肉 10g，白芍 10g。

【功用】活血补血。

【主治】伤后血虚，或肿瘤在放疗、化疗期间，白细胞及血小板减少者。

【用法】水煎服。

回阳玉龙膏（《外科正宗》）

【组成】草乌、干姜各 90g，赤芍、白芷、南星各 30g，肉桂 15g。

【功用】温经活血止痛。

【主治】阴疽、寒湿流注、寒痹、鹤膝风等属阴证者。

【用法】共为细末，热酒调敷患处。

伤湿止疼膏（成药）

【组成】乳香、没药、冰片等。

【功用】祛风湿止痛。

【主治】闪扭伤筋，风湿性疼痛。

【用法】外贴患处。

血肿解

【组成】赤芍 15g，黄芩 15g，木通 10g，大黄 12g。

【功用】活血祛瘀，通便。

【主治】损伤初期，肿胀严重，二便不通。

【用法】水煎服，以二便通利为度。

附：加味血肿解：当归 12g，赤芍 15g，红花 10g，枳壳 10g，黄芩 10g，木通 12g，猪苓 15g，大黄 12g，香附 12g，甘草 6g，以增强祛瘀利水之功。用于小腿损伤，肿胀严重，水疱，或筋膜室综合征。

血府逐瘀汤（《医林改错》）

【组成】当归 10g，生地黄 10g，桃仁 12g，红花、赤芍、牛膝各 9g，川芎、柴胡、枳壳、桔梗各 6g，甘草 3g。

【功用】活血舒肝，止痛。

【主治】跌打损伤，头痛、胸痛，经久不愈，痛如针刺，固定不移。

【用法】水煎服。

行气活血饮（行气饮）

【组成】枳壳、小茴香各 9g，狗脊、乌药、香附各 10g，川续断、泽兰各 12g，广木香 6g，郁金 15g，三七、甘草各 5g。

【功用】行气活血，通经止痛。

【主治】闪扭腰痛。

【用法】每日 1 剂，水煎服。

壮腰健肾丸（中成药）

【组成】略。

【功用】补肾养血，祛风止痛。

【主治】肾虚腰痛，腰膝无力，风湿骨痛。

【用法】每次1丸，每日2～3次。

壮腰健肾汤

【组成】熟地黄、杜仲、山茱萸、枸杞子、补骨脂、红花、羌活、独活、肉苁蓉、菟丝子、当归。

【功用】滋补肝肾，活血祛风。

【主治】肝肾不足，外感风邪，腰膝痿软痛连腿足。

【用法】水煎服。

安宫牛黄丸（《温病条辨》）

【组成】犀角、牛黄、郁金、黄芩、黄连、栀子、雄黄、朱砂各30g，冰片、麝香各7.5g，珍珠粉15g。

【功用】清心解毒，宣窍安神。

【主治】附骨疽初期，高热，神昏，谵语；或疔疮走黄，高热，神昏，谵语者；或狂躁，惊厥热盛者；或温病热入营血，高热，神昏，谵语者。

【用法】研极细末，炼蜜为丸，每丸3g，金箔为衣。每次1丸。脉虚者，人参汤送下；脉实者金银花、薄荷汤送下；病重体实者，每日服3次。

阳和汤（《外科全生集》）

【组成】熟地黄30g，麻黄2g，白芥子6g，炮姜2g，肉桂3g，鹿角胶10g，甘草3g。

【功用】温阳补血，宣滞散寒。

【主治】阴疽、流注、鹤膝风等漫肿无头，皮色不变，酸痛不热，脉沉细迟，阳虚寒凝者。

【用法】水煎服。

阳和解凝膏（《外科证治全生集》）

【组成】

第一组药：鲜牛蒡草48份，鲜白凤仙梗4份。

第二组药：川芎 4 份，附子、桂枝、大黄、当归、肉桂、川乌、草乌、地龙、僵蚕、赤芍、白芷、白蔹、白及各 2 份，川续断、防风、荆芥、五灵脂、广木香、香橼、陈皮各 1 份，芝麻油 160 份。

第三组药：炒黄丹，70 份。

第四组药：乳香、没药各 2 份，麝香 1 份，苏合香油 4 份。

先将第一组药入油熬枯滤渣；次日加入第二组药，熬枯滤渣，隔宿按油重量加入 7/16 的炒黄丹，搅拌，离火后再把第四组药研细连同苏合香油入膏搅拌匀，即成。半月后分摊备用。

【功用】温经散寒，行气活血，祛风止痛。

【主治】疮疡漫肿无头，钝痛，遇寒痛增等阴寒证。

【用法】敷贴患处。

阳和膏

【组成】鲜牛蒡子叶、川芎、透骨草、肉桂、附子、桂枝、大黄、当归、白芷、僵蚕、川乌、草乌、赤芍、白蔹、防风、广木香、五灵脂、乳香、没药、苏合香油、黄丹、麻油、麝香。

【功用】温经活血，行气散寒。

【主治】寒湿瘀滞，痈疽疮毒，瘰疬痰核，筋骨酸痛。

【用法】先将前 17 味药入麻油熬枯后滤渣，继续将油熬至滴水成珠下炒黄丹，丹约为油的 7/16。然后将后 4 味药为细粉下入，分摊后，用时贴患处。

收呆至神汤（《串雅内编》）

【组成】当归、柴胡、党参、石菖蒲、酸枣仁各 30g，白芍、半夏各 60g，天南星、郁金各 15g，附子 3g，茯苓 90g。

【功用】健脾化痰，疏肝解郁，安神。

【主治】脑髓损伤，遗留精神呆滞。

【用法】每日 1 剂，水煎服。

本方某些药量过大，如半夏、南星、茯苓等，临证可根据症情，按比例酌减。

防己茯苓汤（《金匮要略》）

【组成】黄芪、防己、甘草、茯苓、桂枝。

【功用】益气通阳，利水退肿。

【主治】周身浮肿，皮肤肿胀。

【用法】水煎服。

防己黄芪汤 (《金匮要略》)

【组成】防己 12g，黄芪 15g，白术 12g，甘草 5g，生姜 5 片，大枣 3 个。

【功用】益气健脾，利湿退肿。

【主治】风湿，风水，脉浮身重，汗出恶风，小便不利，湿痹沉困、麻木，可加羌活、独活、防风以增加祛风之功。治疗卫气不固，风湿在表，肢体或周身沉困疼痛、麻木之风湿痹证。

【用法】水煎服。

防风芎归汤

【组成】当归、川芎、荆芥、防风、羌活、白芷、细辛、蔓荆子、丹参、乳香、没药、桃仁、苏木、泽兰。

【功用】活血化瘀，祛风止痛。

【主治】头面跌打损伤，青紫肿疼。

【用法】每日 1 剂，水煎服。

防风汤 (《宣明论方》)

【组成】防风 15g，赤茯苓 15g，秦艽、麻黄、肉桂、当归、杏仁、葛根、黄芩各 10g，甘草 6g，生姜 5 片，大枣 3 个。

【功用】祛风通络，散寒除湿。

【主治】外感风湿，痹阻经络。肌肉关节疼痛游走不定，以大关节为主的风痹证。为开腠理祛风湿之平剂；为治疗风痹的代表方剂。

【用法】水煎服。

如圣金刀散 (《外科正宗》)

【组成】枯矾、生白矾各 45g，松香（净末）210g。

【功用】止血渗湿。

【主治】创伤出血。

【用法】共研极细粉，直接撒于患处。

如意金黄散 (膏) (《外科正宗》)

【组成】大黄、姜黄、黄柏、白芷各 25g，陈皮、苍术、南星、厚朴各 10g，天花粉 50g，共为细末，收贮瓷罐密封备用。

【功用】清热解毒，散结消肿，止痛。

【主治】跌打损伤，痛疽，气血壅滞，热毒聚结，红肿热痛。

【用法】酒或芝麻油、丝瓜叶汁、生姜汁、醋等调敷患处，随干随换。

红升丹（《医宗金鉴》）

【组成】朱砂 15g，雄黄 15g，水银 30g，火硝 120g，明矾 30g。

先将硝、矾炒后与余药同研至不见水银星为度。装入陶罐，铁盏盖好，纸条密封，盐泥封固。用炭火烧炼陶罐，先用底火煅 1 小时，次用半罐火煅 1 小时，再用平罐火煅 1 小时，去火。在煅烧过程中，频频用冰片拂拭罐口之铁盏盖，使之冷却，罐内上升之药物冷凝在铁盏盖上，即是红升丹，罐下残余即灵药渣，又叫红粉底。待罐冷后开罐分别取下升丹及药渣，分贮备用。

【功用】祛蚀腐肉，拔毒生肌，燥湿杀虫。

【主治】一切疮疡，疮口坚硬，色暗紫黑；或伤后湿毒浸淫，腐肉不去，新肌难生。

【用法】对外伤创面，褥疮溃后，脓腐不去，可撒或敷贴疮面；对慢性骨髓炎瘘管，可制成药捻，插入引流；对深部脓肿溃后久不愈合，脓水未尽腐肉不去，亦可采用药捻插入扩大窦道引而通畅。

红花樟脑酒

【组成】红花 30g，樟脑 10g，白酒或酒精 1000mL，浸泡 1 ～ 2 周，滤渣备用。

【功用】活血通络。

【主治】卧床日久，涂擦按摩预防褥疮。

【用法】骶尾及骨突部，涂擦按摩。

红药膏

【组成】血竭、乳香、没药、川芎、白芷、皂刺、连翘、大黄、蒲公英、木鳖子油。

【功用】活血止痛，透脓拔毒。

【主治】脓肿形成而不溃破者。

【用法】为粉调糊涂患处。

坎离砂（成药）

【组成】麻黄、当归、附子、透骨草、红花、干姜、桂枝、川牛膝、白芷、荆芥、防风、木瓜、生艾绒、羌活、独活各等份。醋适量，用醋水各半煎成浓汁，再将铁砂炒红后，搅拌制成。

【功用】祛风散寒止痛。

【主治】寒湿腰腿疼痛，风湿性关节疼痛。

【用法】用时加醋约 25mL，装入布袋内，自然发热后，敷在患处，太热时可来回移动。

花蕊石散（《太平惠民和剂局方》）

【组成】花蕊石 60g，硫黄 120g。

【功用】止血生新。

【主治】跌打损伤，死血瘀积患处，或创伤出血。

【用法】二味调匀，放入瓦罐煅制后研极细粉。用时撒在患处，也可黄酒调服，每次 3g。

苏木煎

【组成】苏木、大力草、艾叶、伸筋草、鸡血藤各 30g，卷柏、羌活、川牛膝各 10g。

【功用】温经活血，舒筋利节。

【主治】损伤后期，筋内僵凝，关节伸屈不利。

【用法】水煎温洗或热敷患处。

苏金香蒌汤

【组成】苏木 10g，三七 4g，郁金 10g，降香 10g，枳壳 10g，桔梗 15g，栀子 10g，全瓜蒌 15g。

【功用】活血化瘀，宣肺，降气，化痰。

【主治】胸部损伤，呼吸不畅，咳吐痰血。

【用法】水煎服。

杞菊地黄汤（《医级》）

【组成】熟地黄、山茱萸、山药、泽泻、茯苓、牡丹皮、枸杞子、菊花。

【功用】滋肾养肝。

【主治】肝肾阴虚而致的两眼昏花，视物不明，或两眼干涩，头目眩晕，迎风流泪等，或颅脑损伤后遗上述症状者。

【用法】水煎服，也可制成丸剂服。

利湿祛风汤

【组成】黄芪 20g，萆薢 15g，薏苡仁 30g，茯苓 15g，羌活 12g，防风 12g，麻黄 6g，桂枝 10g，甘草 6g。

【功用】健脾利湿，温经祛风。

【主治】湿痹或损伤后复感湿邪，肢体酸沉重着、困痛不移之湿阻经络。

【用法】水煎服。

利湿消肿饮

【组成】苍术 30g，黄柏、地龙、艾叶、独活各 15g，红花 10g。

【功用】温经活血，祛风除湿。

【主治】四肢关节肿胀积液。

【用法】水煎温洗。

利湿通淋汤

【组成】广藿香、佩兰、苏叶、萆薢各 9g，陈皮、半夏、甘草各 6g，茯苓、白术、益智仁各 12g，金钱草 30g。

【功用】健脾利湿，清热通淋。

【主治】尿路感染，湿热内蕴，胃纳呆滞，恶心呕吐等。

【用法】每日 1 剂，水煎服。

羌活胜湿汤（《内外伤辨惑论》）

【组成】羌活 15g，独活 15g，川芎 10g，甘草 6g，蔓荆子 10g，藁本 15g，防风 15g。

【功用】除风胜湿。

【主治】风寒客表，腰背颈肩疼痛，不可转侧，头痛且重，或周身尽痛，恶寒微热，脉浮。

【用法】水煎服。

补中益气汤（《东垣全书》）

【组成】黄芪 15g，党参 15g，白术 12g，陈皮 3g，炙甘草 5g，当归 10g，升麻 5g，柴胡 5g。

【功用】补益中气。

【主治】伤后气血虚弱，中气不足。

【用法】水煎服。或为蜜丸，每次 10g。每日 2～3 次，开水冲服。

附：加味补中益气汤：上方加川续断、骨碎补、砂仁等，以增加补肝肾壮筋骨之功。用于损伤日久劳损性关节疼痛。

补气壮筋汤

【组成】黄芪 30g，熟首乌 30g，川续断、白芍各 12g，五加皮、威灵仙、白附子各 10g，川芎 6g，淫羊藿 20g。

【功用】益气血，补肝肾，壮筋骨。

【主治】习惯性脱位。

【用法】水煎，每日 1 剂，分 2 次服。

补血解毒汤

【组成】黄芪 30g，当归 10g，阿胶、丹参各 15g，金银花、蒲公英各 20g，陈皮 10g，甘草 6g。

【功用】益气补血，解毒。

【主治】开放损伤，失血较多，面黄无华。

【用法】水煎服，每日 1 剂。

补阳还五汤（《医林改错》）

【组成】黄芪 120g，当归 6g，赤芍 5g，地龙、川芎、桃仁、红花各 3g。

【功用】益气活血，通经活络。

【主治】气虚血滞而致半身不遂，口眼㖞斜，以及头部、脑髓或脊椎督脉受损而致的截瘫后期。

【用法】水煎服。

补肾止痛散

【组成】当归 12g，川续断 15g，杜仲 12g，小茴香 6g，青盐 6g，补骨脂、骨碎补、枳壳、陈皮、大黄（酒制）各 10g，广木香 5g。

【功用】行气活血，补肾止痛。

【主治】胸腰闪扭，呼吸掣引作痛。

【用法】共为细末，每次 3g，开水冲服。或作汤剂水煎服。

补肾壮筋汤（《伤科补要》）

【组成】熟地黄 15g，杜仲 10g，山茱萸 6g，白芍 10g，当归 8g，茯苓 10g，青皮

8g，五加皮 10g，牛膝 10g，川续断 10g。

【功用】滋肾养血，强筋壮骨。

【主治】肝肾不足之习惯性关节脱位，可加枸杞子 12g、龟板 15g、鹿角胶 10g。气虚者还可加党参 12g、黄芪 15g；用于伤后肾虚体弱之关节脱位及骨折恢复期。

【用法】水煎服。

补肾活血汤

【组成】当归、没药、独活、肉苁蓉、山茱萸、杜仲、枸杞子各 3g，红花 2g，补骨脂、熟地黄、菟丝子各 10g。

【功用】补肾活血，祛风止痛。

【主治】腰膝酸软之肾虚腰痛而有瘀血者。

【用法】水煎服。

补肾益气壮骨丸

【组成】黄芪、人参、当归、熟地黄、枸杞子、鹿茸、川续断、骨碎补、土鳖虫、三七、陈皮、甘草。

【功用】补肾壮骨，益气活血。

【主治】骨折后期，愈合迟缓。

【用法】共为细末，炼蜜为丸，每丸 10g。每次服 1 丸，每日 2 ～ 3 次。

补肾通淋汤

【组成】当归、狗脊、枸杞子各 12g，菟丝子、金樱子、贯众炭、夜交藤、夏枯草、车前草各 15g，金银花、赤小豆各 3g，连翘 9g。

【功用】滋补肝肾，清热通淋。

【主治】创伤性截瘫，尿路感染，头晕，腰痛，五心烦热，失眠，脉细数等。

【用法】每日 1 剂，水煎服。

补益消癌汤

【组成】黄芪 30g，人参 9g，当归、桂圆肉、杜仲各 15g，金银花、陈皮、地榆、贯众、蒲公英、大蓟各 9g，三七 3g。

【功用】益气补血，清热解毒。

【主治】恶性骨肿瘤晚期，气血两虚。

【用法】水煎服，每日 1 剂。

附子汤（《伤寒论》）

【组成】附子、人参、茯苓、白术、白芍。

【功用】温阳祛寒，化湿止痛。

【主治】寒湿痹症，身体疼痛，骨节烦痛，肢冷恶寒，脉沉迟。

【用法】水煎温服。

陀僧膏（《伤科补要》）

【组成】乳香、没药各 15g，密陀僧（研末）600g，赤芍、当归、赤石脂（研末）各 60g，苦参 120g，百草霜 60g，银黝（银硝）30g，桐油 1000g，香油 500g，儿茶 15g，血竭 15g，大黄 250g。先将当归、赤芍、苦参、大黄入油加热熬枯去渣过滤后，熬成滴水不散，再下密陀僧粉。熬至滴水成珠，下百草霜粉。然后将其余药为粉下入搅匀后，入凉水去火毒后收膏备用。

【功用】清热解毒，散瘀止血，止痛止痒。

【主治】一切疮疡、出血。

【用法】用时烘软贴患处。

八至九画

拔毒生肌散

【组成】冰片 30g，红升丹、轻粉、龙骨、炉甘石、黄丹各 72g，煅石膏 600g，白蜡 15g。

【功用】拔毒生肌。

【主治】各种疮面脓液较多者。

【用法】研极细末，用时撒于疮面。

肾着汤（《金匮要略》）

【组成】干姜、白术、茯苓、甘草。

【功用】温阳健脾，利湿。

【主治】寒湿腰疼，冷重沉着，如带五千钱，可加小茴香、独活、黑狗脊，增加温肾祛风之功。

【用法】水煎服。

知柏地黄丸（《医宗金鉴》）

【组成】熟地黄 24g，山药 12g，茯苓 9g，泽泻 9g，山茱萸 12g，牡丹皮 9g，知母 10g，黄柏 10g。

【功用】滋阴降火，清热除烦。

【主治】阴虚火旺而致的骨蒸劳热，虚烦盗汗，腰脊酸痛，遗精等。

【用法】共为细粉，炼蜜为丸，每丸 10g。每次 1 丸，每日 2～3 次，温开水冲服，也可作汤剂煎服。

附：加味知柏地黄丸：即上方加川续断 12g，骨碎补 12g，锁阳 12g，煅龙骨 10g，煅牡蛎 10g，以增加涩精、强壮筋骨之功。

和营止疼汤（《伤科补要》）

【组成】赤芍、乌药各 10g，川续断 12g，川芎、陈皮、苏木、桃仁、乳香、没药、木通、甘草各 60g，当归 10g。

【功用】活血理气，祛瘀生新，通经止痛。

【主治】跌打损伤，瘀肿疼痛。

【用法】每日 1 剂，水煎服。

金枪铁扇散

【组成】乳香、没药、象皮、沉香各 10g，明矾、炉甘石、降香、黄柏、血竭各 5g。

【功用】活血止痛，收敛止血，拔毒生肌。

【主治】各种创伤，溃疡，疼痛出血。

【用法】共研极细末，直接撒于伤面或溃疡面。

金黄散（膏）（《医宗金鉴》）

【组成】大黄、黄柏、姜黄、白芷各 25g，天南星、陈皮、苍术、厚朴、甘草各 5g，天花粉 50g。

【功用】清热解毒，散瘀消肿。

【主治】损伤肿痛，瘀血化热，红、肿、热、痛。

【用法】共为细末，用酒、香油、蜂蜜、菊花、银花露、丝瓜叶或生葱等捣汁调敷。

速效消肿膏

【组成】大黄 20g，白芷、红花、苏木、姜黄、肉桂各 15g，乳香 10g，没药 10g，冰片 3g。

【功用】活血祛瘀，消肿止痛。

【主治】损伤初期，肿痛严重。

【用法】共为细末，醋调外敷，随干随换。

金匮肾气汤（《金匮要略》）

【组成】熟地黄 25g，山药 12g，山茱萸 12g，茯苓 10g，牡丹皮 10g，泽泻 10g，附子 10g，肉桂 3g。

【功用】温阳补肾。

【主治】损伤日久，或骨病行手术、化疗、放疗后，腰酸肢冷畏寒等，肾阳亏损者。

【用法】水煎服，或作蜜丸。每次 10g，每日 2 ～ 3 次。

金锁固精丸（《医方集解》）

【组成】沙苑蒺藜（炒）、芡实（蒸）、莲须各 60g，煅龙骨 30g，煅牡蛎 30g。

【功用】固肾涩精。

【主治】肾虚不固，夜梦遗精。

【用法】共为细粉，用莲子粉糊为丸。每次服 9g，每日服 2 ～ 3 次，空腹淡盐水冲服。也可加莲子肉水煎服，用量按比例酌减。

股骨头坏死愈胶囊

【组成】杜仲，续断，黄芪，当归，丹参等。

【功用】补益肝肾，益气活血，温经通络。

【主治】肝肾两虚，气虚血瘀型股骨头缺血性坏死。

【用法】口服，1 次 5 粒，1 日 2 ～ 3 次，温开水送服。

狗皮膏（成药）

【组成】略。

【功用】温经通络，舒筋活血，散寒止痛。

【主治】陈伤筋骨酸痛，风寒湿痹。

【用法】贴患处。

泽兰地龙汤

【组成】当归 12g，泽兰 12g，地龙 12g，苏木 10g，桃仁 12g，红花 10g，香附 12g，大黄 12g，芒硝 12g，广木香 6g，甘草 6g。

【功用】攻下逐瘀，行气通经。

【主治】腰椎骨折、脱位，腹胀，二便不通，下肢不用。

【用法】水煎滤滓，后下芒硝，温服，以稀便数次为度。

泽兰汤（《疡医大全》）

【组成】泽兰、当归、牡丹皮各 9g，赤芍、青木香、桃仁各 6g，红花 3g。

【功用】活血理气，消肿通便。

【主治】跌打损伤，瘀血停积，大便秘结。

【用法】每日 1 剂，水煎服。孕妇慎用。

治痿方（一）

【组成】当归、柴胡、黄芩、赤芍、枳壳、厚朴、芒硝、木通各 10g，红花 3g，桃仁 5g，甘草 2g，大黄 10g。

【功用】活血祛瘀，通利二便。

【主治】脊椎骨折合并截瘫，初期腹胀，大便干结、小便不通。

【用法】水煎服。

治痿方（二）

【组成】当归、黄芩、羌活、独活、防风、厚朴、木瓜、木通、车前子各 10g，川牛膝 6g，红花 3g，穿山甲 12g，甘草 2g。

【功用】活血舒筋，通经利水。

【主治】脊椎骨折合并截瘫，小便不通。

【用法】水煎服。

治痿方（三）

【组成】当归、柴胡、白芍、茯苓、羌活、木瓜、僵蚕、地龙、防风各 10g，甘草 2g。

【功用】舒肝活血，通经。

【主治】脊椎骨折，痉挛性瘫痪。

【用法】水煎服。

参龙接骨丸

【组成】丹参 20g，川续断、地龙、骨碎补各 10g，陈皮 4g，桂枝 4g，乳香、没药各 1g。

【功用】活血止痛，接骨续筋。

【主治】创伤骨折中期，肿痛消而未尽者。

【用法】共为细粉，水为丸，黄豆大。每次服 6g，每日 2 次，开水冲服。

参芪汤

【组成】人参、黄芪。

【功用】大补元气。

【主治】失血过多，冷汗，脉虚大，元气欲脱者。

【用法】水煎服。

参芪解毒汤

【组成】人参 15g，黄芪 30g，金银花 30g，蒲公英 20g，三七 5g，陈皮 10g，茯苓 12g，甘草 6g。

【功用】益气解毒。

【主治】开放性损伤，面色无华，倦怠无力，脉细弱。

【用法】水煎服，每日 1 剂。

参附汤（《世医得效方》）

【组成】人参 15g，制附子 10g。

【功用】益气，回阳，救逆。

【主治】损伤严重，气血将脱，四肢厥冷，冷汗气短，脉微细。

【用法】文火浓煎，频服。

珍珠粉（《张氏医通》）

【组成】珍珠粉 3g，炉甘石 240g，琥珀 2g，煅龙骨、煅赤石脂各 1.2g，钟乳石（甘草汤煮）1.8g，朱砂、象皮各 1.5g，血竭 0.6g。

【功用】生肌长肉。

【主治】疮疡肌肉不生。

【用法】共研极细粉，每次用药 3g，加冰片 0.6g。用时直接撒于疮面。

骨炎汤

【组成】丹参 15g，紫花地丁 30g，玄参 15g，猪苓 15g，甘草 6g。

【功用】活血消肿，清热解毒。

【主治】骨髓炎肿胀严重者。

【用法】水煎服，每日 1 剂。

骨炎膏

【组成】当归 62g，白芷、大戟、甘遂、紫草、红花、商陆、天花粉、泽泻、土茯苓、白头翁各 31g，防风 9g，龙骨 750g，黄蜡 500g，芝麻油 1500mL。

先将麻油与前 12 味药熬炼至药枯滤渣，将龙骨细粉加入搅匀后，加入黄蜡溶化后收膏备用。

【功用】活血解毒，驱逐水湿，消肿止痛。

【主治】附骨疽已溃或未溃。

【用法】敷贴患处。

骨痨汤

【组成】鳖甲 20g，熟地黄 15g，银柴胡 10g，知母 10g，地骨皮 10g，当归 10g，黄芪 12g，桃仁 10g，红花 10g，川续断 12g。

【功用】益气养阴，清热活血。

【主治】关节结核，潮热盗汗，日久而有气虚、血瘀者。

【用法】水煎服。

香砂六君子汤（《口齿类要》）

【组成】人参、白术、茯苓、甘草、陈皮、半夏、香附、砂仁、藿香。

【功用】益气健脾，和中养胃。

【主治】损伤后期，或痈疽、骨病日久，中气虚弱，湿留气滞，呕恶少食等症。

【用法】水煎服。

复元活血汤（《医学发明》）

【组成】柴胡 15g，天花粉 10g，当归 10g，红花 6g，穿山甲 10g，酒浸大黄 30g，桃仁（酒炙）12g。

【功用】活血祛瘀，通下止痛。

【主治】跌打损伤，瘀血停积胁下，胸胁胀痛难忍者。

【用法】每日 1 剂，水煎分 2 次服。若第 1 次服后大便通利，痛减者，即停服；若服后 6 小时，仍未泻下者，再服第 2 次，以利为度。

附：加味复元活血汤

当归 10g，柴胡 12g，天花粉 10g，穿山甲 10g，桃仁 10g，红花 10g，大黄 15g，广木香 6g，酒香附 12g，枳壳 10g，甘草 6g。即上方减少大黄用量，增加行气类药，以助祛瘀止痛。

复元通气散（《正体类要》）

【组成】广木香、小茴香、青皮、穿山甲、陈皮、白芷、漏芦、贝母、甘草。

【功用】通经散结，行气止痛。

【主治】跌仆胸胁胀痛，走窜弥散，痛无定处，时痛时止，时轻时重，呼吸、咳嗽、身体转侧痛增。

【用法】共为细末，每服 3 ～ 6g，温酒调下。

复骨胶囊

【组成】大黄，延胡索，香附，柴胡，黄芪等。

【功用】活血行气，补气健脾，通络止痛。

【主治】用于筋脉瘀滞型股骨头缺血性坏死。

【用法】口服，1 次 5 粒，1 日 3 次，温开水送服。

顺气活血汤（《伤科大成》）

【组成】苏梗、厚朴、枳壳、当归、桃仁、赤芍、苏木、香附各 10g，红花 5g，砂仁、广木香各 6g。

【功用】行气活血，祛瘀止痛。

【主治】胸胁损伤，气滞胀满作痛。

【用法】每日 1 剂，水煎服。

独参汤（《景岳全书》）

【组成】人参。

【功用】大补元气。

【主治】大量出血，有气随血脱之势者。

【用法】浓煎频服。

独活寄生汤（《千金方》）

【组成】独活、防风、川芎、川牛膝各 6g，秦艽、杜仲、当归、茯苓各 12g，桑寄生 18g，党参 12g，熟地黄 15g，白芍 10g，细辛 3g，肉桂 2g，甘草 3g。

【功用】补气血，滋肝肾，祛风湿，止痹痛。

【主治】腰脊损伤后期，气血虚弱，肝肾不足，风湿痹痛及腿足伸屈不利者。

【用法】水煎服。也可水煎外洗患肢。

养血止痛丸

【组成】略。

【功用】活血行气，温经通络，消肿止痛。

【主治】损伤中期或骨折愈合后，肢体疼痛、肿胀，关节不利，劳损退化性关节疼痛。

【用法】共为细粉，水为丸如黄豆大。每次服 6g，每日 2 次。温开水冲服。

洪宝丹（又名金丹、四黄散、丁金，《证治准绳》）

【组成】姜黄、白芷各 30g，天花粉 90g，赤芍 60g。

【功用】活血散结，消肿止痛。

【主治】跌打皮肉破损或痈肿，气血郁滞肿痛，肉硬不消。

【用法】共为细末，一般可用茶酒汤调敷患处。若病势大热，可用热茶调敷，如证稍温则用酒调敷。如用以撮脓，可用三分姜汁、七分茶调敷。

活血止疼汤（《伤科大成》）

【组成】当归、川芎、乳香、苏木、红花、没药、土鳖虫、三七、赤芍、陈皮、落得打、紫荆藤。

【功用】活血止痛。

【主治】跌打损伤，肿胀疼痛。

【用法】每日 1 剂，水煎服。

活血止痛膏

【组成】方药同接骨止痛膏。唯每 30g 膏药加入展筋丹 3g，摊制后备用。

【功用】活血续筋，祛风止痛。

【主治】闪扭筋伤或关节脱位。

【用法】外贴伤部。

活血伸筋汤

【组成】伸筋草、大力草各 30g，卷柏、红花、钩藤、艾叶、羌活、独活、花椒、川牛膝、木瓜各 15g。

【功用】温经活血，祛风舒筋，利节止痛。

【主治】损伤后期，筋肉拘挛，关节不利。

【用法】水煎熏洗，每日 2 次，每次半小时。

活血灵汤

【组成】当归尾 15g，川续断 15g，威灵仙 12g，红花 10g。

【功用】活血通经，消肿止痛。

【主治】跌打损伤中期，局部肿痛青紫者。

【用法】水煎服。

活血养骨汤

【组成】当归、延胡索、陈皮、郁金、白芷、肉桂、筋骨草各 10g，独活 15g，川续断 15g，骨碎补 15g，黑狗脊 15g，怀牛膝 6g。

【功用】补肝肾，壮筋骨，活血除风止痛。

【主治】股骨头骨骺无菌性坏死。气血凝滞者加土鳖虫、血竭；夹寒湿者加苍术、威灵仙；病久体虚者加黄芪、白术、紫河车。

【用法】上药可为汤剂，水煎服；也可为蜜丸，每丸 10g，每次 1 丸，每日 3 次；并可加乳香、没药各 6g，为粉，白酒调敷患部。

活血通气散

【组成】当归、丹参、川芎、香附、青皮、枳壳、延胡索、广木香、小茴香。

【功用】行气活血，止痛。

【主治】跌打损伤，经初期通下后，大便通但腹仍胀而不舒者。

【用法】共为细末，每次 3～6g，每日 2 次，开水冲服。也可作汤剂服。

活血接骨续筋汤

【组成】当归 12g，白芍 12g，红花 6g，生地黄 15g，土鳖虫 6g，川续断 12g，骨碎补 12g，乳香 6g，没药 6g。

【功用】活血止痛，接骨续筋。

【主治】创伤骨折中、后期，骨折未愈合者。

【用法】水煎服，每日 1 剂。

活血清心解痉汤

【组成】赤芍 15g，生地黄 12g，栀子 10g，石菖蒲 6g，钩藤、天麻各 10g，全蝎 3g，蜈蚣 5 条，羚羊角 1g，三七 4g，麝香 0.5g。

【功用】活血通窍，清热解痉。

【主治】头颅损伤，神志不清，抽搐。

【用法】前八味水煎，后三味为细粉，冲服。

活血散

【组成】羌活、独活、川芎、乳香、没药、香附、自然铜、血竭、川续断、豹骨、穿山甲、木瓜各 15g，厚朴 9g，紫荆皮 24g，当归 24g，川乌 3g，草乌 3g，麝香 1.5g，小茴香 9g，广木香 6g，肉桂 6g，白芷 3g，贝母 9g。

【功用】行气活血，祛风散寒，止痛。

【主治】损伤日久，寒湿邪侵，气血凝滞。

【用法】共为细末，热酒调敷。

活血舒肝汤

【组成】当归 12g，柴胡 10g，黄芩 10g，赤芍 12g，红花 10g，桃仁 10g，枳壳 10g，陈皮 10g，厚朴 10g，大黄 10g，槟榔 10g，甘草 5g。

【功用】疏肝理气，活血祛瘀。

【主治】损伤初期，肿胀严重，腹胀，大便不通。

【用法】每日 1 剂，水煎服，以稀便数次为度。

附：加味活血舒肝汤：即上方加芒硝 12g，适用于大便不通而干燥者，可增强祛瘀通下功用。

活营通气散（《伤科补要》）

【组成】当归 15g，丹参 15g，香附 12g，川芎、延胡索、青皮、郁金、半夏、广木香、小茴香各 10g。

【功用】行气，活营，止痛。

【主治】躯干内伤，胸脘、腰腹闷胀不舒，呼吸不利，或伤后肢体胀痛，痛无定处。

【用法】共为细末，每次 3 ～ 6g，每日 2 次，开水冲服。也可用作汤剂服。

宣痹汤（《温病条辨》）

【组成】防己、杏仁、滑石各 15g，连翘、栀子、半夏、晚蚕沙、赤小豆各 10g，薏苡仁 15g。

【功用】清热利湿，宣通经络。

【主治】湿热痹症，骨节烦痛，小便短赤。

【用法】水煎服。

祛风散寒酒

【组成】麻黄、桂枝、羌活、独活、地龙、红花各 15g，细辛、川乌、草乌各 10g，白酒或酒精 1000mL。

上药浸泡于酒中 2～4 周，滤渣备用。

【功用】温经活血，祛风散寒。

【主治】风湿痹痛，或损伤后期风寒邪侵。

【用法】用纱布垫蘸药酒，灯烤热敷。

祛湿解毒膏

【组成】苍术、苦参、土茯苓各 30g，黄柏、木瓜各 20g，当归、防己各 15g。

【功用】苦寒燥湿，清热解毒。

【主治】湿热痹证，关节肿痛发热。

【用法】共为细末，蜂蜜或醋调敷患处。

祛瘀消肿膏

【组成】血竭、乳香、没药各 9g，儿茶 6g，延胡索 12g，花椒 6g，麝香、冰片各 1.5g，赤小豆、地龙各 30g。

【功用】活血消肿，止痛。

【主治】损伤初期，瘀肿疼痛。

【用法】共为细粉，饴糖或蜂蜜调敷患处。

祛瘀清肝汤

【组成】丹参 20g，赤芍 15g，川芎 10g，石菖蒲 6g，竹茹 6g，姜半夏 10g，陈皮 10g，车前子 12g，天麻 10g，钩藤 10g，柴胡 10g，黄芩 10g。

【功用】活血清肝，化痰宣窍。

【主治】颅脑损伤，头晕头痛，恶心呕吐，烦躁不眠或嗜睡。

【用法】水煎一小碗，多次频服。

祛瘀解热汤

【组成】当归、赤芍、生地黄、红花、柴胡、黄芪、牡丹皮、枳壳、桔梗、连翘、川贝母、甘草。

【功用】活血祛瘀，清肺解热，宽胸理气。

【主治】高位截瘫，胸闷气短，咳痰无力，身热无汗等。

【用法】每日 1 剂，水煎服。

神功内托散（《医宗金鉴》）

【组成】黄芪 20g，党参 15g，附子、川芎、白芍、陈皮、当归、白术、穿山甲各 10g，茯苓 12g，广木香 4g，甘草 5g，生姜 3 片，大枣 2 枚。

【功用】益气托里，温阳通经。

【主治】痈疽等症，日久不肿不溃，脉弱身凉。

【用法】水煎服。

神仙太乙膏（《太平惠民和剂局方》）

【组成】丹参、白芷、当归、肉桂、赤芍、生地黄各 30g。

（制法同接骨止痛膏）

【功用】拔毒生肌。

【主治】一切恶疮疖肿，痈疽已成脓或未成脓。

【用法】外贴局部。

神效黄芪汤（李东垣方）

【组成】人参、黄芪、白芍、蔓荆子、甘草。

【功用】益气和营，疏散风邪。

【主治】劳伤气虚，颈项、肩背疼痛，掣引上肢麻木，疼痛甚者可加桂枝、姜黄、葛根、羌活，以增强温经和营、疏泄祛风之功。

【用法】水煎服。

十画以上

秦艽鳖甲散 (《卫生宝鉴》)

【组成】柴胡 15g, 地骨皮 15g, 秦艽 10g, 知母 10g, 鳖甲 15g。

【功用】清热养阴, 除蒸。

【主治】骨关节结核, 骨蒸潮热, 盗汗, 脉细数等。

【用法】或为粗末, 或为汤剂, 水煎服。

顽痹尪羸饮

【组成】黄芪 30g, 当归 20g, 熟首乌 30g, 白术 15g, 丹参 20g, 桑寄生 30g, 淫羊藿 10g, 五加皮 15g, 穿山甲 10g, 乌梢蛇 12g, 透骨草 30g, 甘草 9g。

【功用】益气养血, 通经活络。

【主治】类风湿性关节炎的急性期。

【用法】水煎服。

顽痹寒疼饮

【组成】黄芪 30g, 当归 20g, 丹参 30g, 鸡血藤 30g, 络石藤 30g, 延胡索 20g, 桂枝 15g, 川乌 9g, 草乌 9g, 独活 30g, 老鹳草 30g, 甘草 10g。

【功用】益气活血, 温经祛寒, 通络除风。

【主治】类风湿性关节炎, 偏寒型者。慢性类风湿性关节炎, 缠绵日久, 指 (趾) 关节肿疼活动障碍, 甚或变形, 恶风怕冷, 得温痛减, 甚或周身畏寒, 舌淡或暗红, 苔薄白或白腻, 脉沉紧或沉缓。

【用法】水煎服。

桂枝芍药知母汤 (《金匮要略》)

【组成】桂枝、芍药、知母、甘草、麻黄、白术、防风、制附子、生姜。

【功用】温经和营, 除风止痹。

【主治】风寒湿痹, 肢节酸痛、肿大、灼热。

【用法】水煎服。

瓜蒌薤白白酒汤（《金匮要略》）

【组成】全瓜蒌、薤白、白酒。

【功用】通阳散结，豁痰下气。

【主治】胸部损伤气血郁结，阳气郁阻，胸胁骨痹等。

【用法】每日 1 剂，水煎服。

桃仁承气汤（《伤寒论》）

【组成】桃仁 12g，芒硝 6g，大黄 12g，桂枝 6g，炙甘草 6g。

【功用】攻下祛瘀。

【主治】跌打损伤，腹满胀痛，大便不通者。

【用法】水煎滤渣后，下芒硝微沸后，空腹温服。

桃红四物汤（《医宗金鉴》）

【组成】当归、川芎、生地黄、白芍、桃仁、红花。

【功用】活血祛瘀。

【主治】跌打损伤，瘀血肿痛。

【用法】水煎服。

附：加味桃红四物汤：前方加广木香、莱菔子，增强行气除胀之功。

桃花散（《外科正宗》）

【组成】白石灰 6g，大黄 1g。

【功用】止血。

【主治】创伤出血。

【用法】先将大黄煎汁泼入白石灰为末，再炒使石灰变红色为度，研成细粉。用时直接撒在患处，纱布加压包扎。

逐瘀护心散

【组成】三七、乳香、没药、琥珀各 10g，朱砂 5g，麝香 0.5g。

【功用】活血祛瘀，安神，通窍。

【主治】头颅损伤，神志不清，躁动不安。

【用法】共研细粉，每次 3 ～ 5g，黄酒或开水冲服。

柴胡疏肝散（《景岳全书》）

【组成】柴胡 12g，白芍 15g，枳壳 10g，川芎 10g，香附 12g，甘草 6g，陈皮 10g。

【功用】疏肝理气，止痛。

【主治】胸胁损伤，呼吸牵掣疼痛。

【用法】水煎服。

附：加味柴胡疏肝散：上方加丹参 15g，郁金 10g，广木香 5g，以增加活血行气解郁功能，用于胸胁部损伤兼有血瘀者。

柴胡橘半汤

【组成】当归 10g，川芎 6g，银柴胡 10g，土茯苓 15g，半夏 6g，木通 6g，枳壳 6g，橘红 6g，白薇 10g，甘草 5g。

【功用】活血，解毒，化痰。

【主治】适于骨关节结核的早期，关节隐痛，夜眠惊痛，潮热等。

【用法】水煎服。

柴葛解肌汤（《伤寒论》）

【组成】柴胡、黄芩、葛根、羌活、白芷、桔梗、生石膏、芍药、甘草、生姜、大枣。

【功用】表里双解。

【主治】发热头痛，四肢酸痛，口苦咽干。

【用法】水煎服。

逍遥散

【组成】当归、柴胡、白芍、白术、茯苓、薄荷、甘草、煨姜。

【功用】疏肝解郁，健脾和胃。

【主治】肝郁胁痛，月经不调。

【用法】水煎服，每日 1 剂。

透骨草煎

【组成】透骨草、苏木各 30g，海桐皮、独活、防风、花椒各 15g，羌活、荆芥、白鲜皮、五加皮、青风藤各 12g，红花、乳香、没药各 10g。

【功用】通经活络，利节止痛。

【主治】损伤后期，筋肉僵凝，关节强硬疼痛。

【用法】水煎温洗，每日 2 ～ 3 次，每次半小时。

透脓散 (《外科正宗》)

【组成】黄芪 15g，穿山甲 9g，当归 12g，川芎 9g，皂刺 9g。

【功用】托里透脓。

【主治】痈疽腐而不溃者。

【用法】共为细末，每次 10g，开水冲服，亦可作汤剂，水煎服。

健步虎潜丸 (《伤科补要》)

【组成】当归、白芍、人参、羌活、白术、生姜各 30g，何首乌、锁阳、牛膝、熟地黄、虎骨、鹿角胶、黑杜仲、威灵仙各 60g，附子 45g，黄连 15g。

【功用】补肾养肝，温阳祛风。

【主治】肝肾不足，风邪外侵，腰膝酸软，步履艰难者。

【用法】共为细末，炼蜜为丸，每丸 10g。每次 1 丸，每日 2 ～ 3 次。

脑震荡散

【组成】落得打、三七、天麻、川芎各 30g，石菖蒲、木瓜、钩藤各 15g，白芷 9g。

【功用】镇惊止痛。

【主治】脑髓震荡，眩晕头痛。

【用法】上药共为细末，每日 3 次，每次 2 ～ 3g，开水冲服。

益气补肾汤

【组成】黄芪 20g，熟地黄 15g，山药 12g，枸杞子 12g，山茱萸 12g，菟丝子 12g，鹿角胶 10g，甘草 10g，肉桂 5g，附子 6g。

【功用】滋肾填精，温阳益气。

【主治】损伤日久，肾虚气亏，或骨肿瘤手术、化疗、放疗后，肝肾虚损，正气不振，体弱倦怠，腰膝酸软，肢冷畏寒等。

【用法】水煎服，每日 1 剂。

益气固肾汤

【组成】黄芪、熟地黄、补骨脂、肉桂、附子、枸杞子、益智仁、甘草。

【功用】益气，培补肾阳。

【主治】神疲乏力，舌淡，多汗，自利清长。

【用法】水煎服。

益气养荣汤（《景岳全书》）

【组成】当归、熟地黄、川芎、白芍、人参、茯苓、黄芪、附子、贝母、陈皮各 3g，白术 6g，桔梗、柴胡、甘草各 2g。

【功用】补气益血，托里长肉。

【主治】褥疮三期，肉芽灰黯，脓水清稀，畏寒肢凉。

【用法】每日 1 剂，水煎服。

益气活血养骨汤

【组成】黄芪 12g，人参 8g，香附 6g，土鳖虫 5g，三七 4g，丹参 10g，川牛膝 6g，川续断 10g，骨碎补 10g，川芎 6g。

【功用】益气活血，强筋壮骨。

【主治】儿童股骨头骨骺无菌坏死。

【用法】水煎服。

益气除风汤

【组成】黄芪 20g，当归、白芍、白附子、威灵仙、钩藤各 10g，制首乌 30g，白芷 6g，甘草 3g。

【功用】益气养血，除风活络。

【主治】下颌关节僵硬，疼痛，弹响。

【用法】每日 1 剂，水煎分 2 次服。

益气强筋饮

【组成】黄芪 30g，党参 20g，白术 30g，当归 10g，五爪龙 12g，川续断 20g，陈皮 6g。

【主治】益气健脾，强筋。

【功用】肌肉痿软，四肢懈怠无力，甚或坐卧步履艰难，进行性肌无力等。

【用法】水煎服。

消下破血汤（《伤科补要》）

【组成】当归、生地黄、赤芍、川芎、桃仁、红花、苏木、五灵脂、柴胡、黄芩、栀子、木通、泽兰、枳实、川牛膝、大黄。

【功用】通下祛瘀，疏肝止痛。

【主治】跌打损伤，腹满胀痛，二便不通。

【用法】水煎服。

消肿止疼膏

【组成】姜黄 15g，羌活、白芷、栀子各 12g，乳香、没药各 10g。

【功用】活血，止痛，祛风。

【主治】劳伤筋痛，腱鞘炎等。

【用法】共为细末，酒、醋调外敷患处。

消肿化瘀膏

【组成】当归、赤芍、生地黄、延胡索、血竭、乳香、红花、大黄、姜黄、鳖甲、茄根、红曲、赤小豆各等份。

【功用】活血祛瘀，消肿止痛。

【主治】损伤初期，肿胀疼痛。

【用法】共为细粉，醋调外敷患处。

消肿活血散

【组成】苏木 10g，红花 6g，羌活 10g，丹参 15g，威灵仙 16g，乳香、没药各 6g，五加皮 15g。

【功用】活血祛瘀，舒筋止痛。

【主治】损伤中期，肿胀未消，筋肉僵凝疼痛。

【用法】共为细粉，醋调外敷。

消肿膏

【组成】五灵脂 500g，穿山甲 150g，红花、栀子、乳香、没药、大黄、桃仁、合欢皮、血竭各 100g，冰片 10g。

【功用】活血化瘀，消肿止痛，舒筋散结。

【主治】跌打损伤，红肿热痛。

【用法】共为细粉，蜂蜜调敷患处。

消瘀止疼膏

【组成】木瓜、蒲公英各 60g，大黄 15g，栀子、土鳖虫、乳香、没药各 30g。

【功用】祛瘀消肿，止痛。

【主治】损伤初期，肿胀疼痛剧烈。

【用法】共为细粉，蜂蜜或醋调敷患处。

海桐皮汤（《医宗金鉴·正骨心法要旨》）

【组成】海桐皮、透骨草、乳香、没药各 6g，当归 5g，花椒 10g，川芎、红花、威灵仙、白芷、防风、甘草各 3g。

【功用】温经活血，祛风止痛。

【主治】损伤后期，挟风寒湿邪，肢节麻木，困痛。

【用法】水煎温洗，每日 2～3 次，每次半小时。

调中活血汤

【组成】当归、赤芍、乌药、枳壳、川芎、香附、陈皮、广木香、生地黄、何首乌、肉桂、柴胡、羌活、独活、甘草。

【功用】行气活血，通络舒筋。

【主治】损伤中期，胸腹满胀，伤部肿痛未尽，筋肉窜痛。

【用法】水煎服。

调中益气汤（《脾胃论》）

【组成】黄芪、党参、甘草、陈皮、升麻、柴胡、苍术、广木香。

【功用】益气升阳，燥湿健脾。

【主治】中气虚弱，湿困脾胃，倦怠乏力。

【用法】水煎服，每日 1 剂。

展筋丹

【组成】人参、珍珠、琥珀、当归、乳香、没药、血竭、麝香、牛黄。

【功用】活血止痛。

【主治】筋伤疼痛，或损伤后期关节活动不利。

【用法】上药如法炮制，共研极细粉，收贮密封备用，置放阴凉处，用时直接揉摩患处，或撒于膏药上贴于患处。

展筋酊

即展筋丹方制成酊剂，用时涂擦患处。

通经活络汤

【组成】黄芪 30g，当归、防风、柴胡、秦艽、茯苓、丝瓜络、威灵仙、川续断各10g，川芎 5g，白芍 15g，莪术 6～10g，商陆 6g，五加皮 12g。

【功用】益气活血，通经活络

【主治】老人桡骨远端骨折，后期手指僵硬发亮，有时发烧出汗。

【用法】每日 1 剂，水煎分 2 次服。

通络舒筋汤

【组成】柴胡、当归、白芍、白术、茯苓、陈皮、丹参、五灵脂、羌活、甘草。

【功用】活血舒筋，通经活络。

【主治】损伤中期，肿痛减而未尽者。

【用法】水煎服。

通窍活血汤（《医林改错》）

【组成】赤芍 3g，川芎 3g，桃仁、红花、生姜各 9g，老葱 3 根，大枣 7 枚，麝香0.15g（冲），黄酒 250mL。

【功用】活血通窍。

【主治】头面部损伤，瘀血肿胀，头痛昏晕，或颅脑损伤。

【用法】加入黄酒水煎服。

附：加减通窍活血汤

赤芍 15g，川芎 10g，红花 10g，石菖蒲 6g，桃仁 10g，葱白 3 寸，黄酒 200mL，三七 3g，琥珀 3g，麝香 0.5g（后三味为粉冲服）。即原方加大活血通窍药用量，减去生姜、大枣，以增强祛瘀通窍功用。

理中丸（《伤寒论》）

【组成】人参、白术、干姜、甘草。

【功用】温中健脾，祛寒。

【主治】脾胃虚寒，腹痛，呕吐，便溏。

【用法】共为细末，炼蜜为丸，每丸 10g。每次 1 丸，每日 2～3 次；或作汤剂，水煎服，每日 1 剂。

附：加味理中汤：即上方加土鳖虫 6g、三棱 10g、莪术 10g 等逐瘀破癥药，用于骨肿瘤有脾胃阳虚者。

接骨止痛膏

【组成】当归 60g，生地黄、大黄、连翘各 120g，羌活 90g，白芷、赤芍，独活各 60g，甘草 30g，芝麻油 5000mL。

【功用】活血止痛，祛风除湿，接骨续筋。

【主治】创伤骨折，筋伤，劳损性疼痛。

【用法】先将油与药放锅中加热熬炼，等药炸枯后除渣滤清后，熬至滴水成珠，加入炒黄丹［量根据气候情况增加，有秋七夏八冬四两之说（16 两秤）］，搅匀成膏，一般黄丹与香油之比，为每公斤油下黄丹 240～360g。用时取膏药 30g，溶化后加入外用接骨丹 3g，摊制后备用。临用时加热变软后，贴敷患处。

黄半膏

【组成】黄柏 30g，生半夏 15g。

【功用】散热消肿止痛。

【主治】创伤初期，肿胀疼痛。

【用法】为粉，醋调外敷患处。

黄伏辰砂汤

【组成】大黄、茯苓、金箔、辰砂、木瓜、扁豆、广木香、黄连（姜炒）、大茴香。

【功用】清心泻火，安神。

【主治】损伤肝胃郁热，口苦咽干，苔黄，或老人伤后，闭目信口往事，有似谵语。

【用法】水煎，金箔、辰砂为粉冲服。

黄芪桂枝五物汤（《金匮要略》）

【组成】黄芪、白芍、桂枝、生姜、大枣。

【功用】用于血痹引起的肌肤麻木不仁。也可用本方加减，治疗脊椎骨折、督脉损伤而引起的截瘫。软瘫者加川续断、骨碎补，丹参、五加皮、地龙；硬瘫者加全蝎、蜈蚣、僵蚕；小便失禁者，加益智仁、乌药、桑螵蛸；小便稠黄者加萆薢、金钱草、栀子、木通；大便秘结者，加肉苁蓉、火麻仁。

【用法】水煎服。

黄芪益气汤（《医宗金鉴》）

【组成】黄芪 15g，白术 10g，甘草 6g，人参 5g，升麻 4g，柴胡 4g，当归 5g，红花 6g，黄柏 4g，陈皮 6g。

【功用】补中益气，和血泄热。

【主治】损伤后期中气虚弱，复感外邪，肌肤麻木疼痛。可加独活、羌活、防风、川牛膝各 10g，以增祛风邪之功。

【用法】水煎服。

黄连解毒汤（《外台秘要》）

【组成】黄连、黄芩、黄柏、栀子。

【功用】清化湿热，泻火解毒。

【主治】一切热毒，高热谵狂，发斑发黄，疔疮走黄。

【用法】水煎服。

黄前速效消肿膏

【组成】大黄 30g，车前草 20g（鲜用 100g），牡丹皮 15g，三七 10g，白芷 10g，黄连 10g，樟脑 10g。

【功用】清热解毒，活血消肿。

【主治】附骨疽初起，红肿热痛。

【用法】共为细末，以鲜车前草捣匀醋调外敷患处，随干随换。

象皮膏（《疡科纲要》）

【组成】象皮 90g（可用驴、马蹄 120～150g 代替），芝麻油 2500mL，当归 60g，生地黄 120g，龟板 120g，血余（洗净污垢）60g。

将麻油熬沸，先入生地黄、龟甲、象皮，后入当归、血余，熬枯滤渣，入黄、白蜡各 180g，溶化后，再入黄连汁煅制的炉甘石细粉 250g，生石膏细粉 150g，文火熬沸搅匀，收膏备用。

【功用】养血滋阴，生肌收口。

【主治】顽疮脓水清稀，皮肤湿痒，久不收口。

【用法】摊于棉垫或油纸上贴于患外。

麻杏苡甘汤（《金匮要略》）

【组成】麻黄、杏仁、薏苡仁、甘草。

【功用】解表除湿。

【主治】风湿在表，一身尽疼，发热日晡所剧。

【用法】水煎服。

附：加味麻杏苡甘汤：原方加苍术、独活、防风、桂枝，以温经利湿、祛风。治疗感受湿邪或损伤后期复感湿邪，阻遏肌肤腠理，肢体周身沉困酸疼，阴雨症增。

麻桂温经汤（《伤科补要》）

【组成】麻黄、桂枝、白芷、桃仁、红花、赤芍、细辛。

【功用】温经散寒，活血通络。

【主治】伤后瘀血留滞，复感风寒湿邪之痛痹证。可加羌活防风增祛风之功。

【用法】水煎服。

清上瘀血汤（《医宗金鉴》）

【组成】当归、川芎、赤芍、红花、桃仁、苏木、羌活、独活、栀子、桔梗、枳壳、连翘、大黄、生地黄、黄芩、甘草。

【功用】活血祛瘀，清热除烦。

【主治】胸部损伤，闷痛，烦热，咯血，吐血等。

【用法】水煎加老酒和服。

清肺饮（《杂病源流犀烛》）

【组成】前胡、荆芥、桑皮、枳壳、知母、贝母、薄荷、赤茯苓、桔梗、苏叶、阿胶、杏仁、天冬、乌梅、甘草、生姜。

【功用】疏风清热，润肺化痰。

【主治】胸部损伤，发热，咳痰不利。

【用法】每日1剂，水煎服。

清肺凉血汤

【组成】生地黄20g，赤芍15g，生诃子肉10g，瓜蒌仁10g，栀子10g，青黛10g，鲜藕30g，川贝母6g，地锦草15g，小茴香6g，三七4g，甘草6g。

【功用】清肺，凉血止血。

【主治】胸部损伤，咳吐痰血。

【用法】水煎服。

清骨散（《证治准绳》）

【组成】青蒿15g，鳖甲12g，地骨皮12g，秦艽12g，知母9g，银柴胡6g，胡黄连9g，甘草3g。

【功用】养阴清热。

【主治】骨关节结核，骨蒸潮热，盗汗，脉细数等。

【用法】共为粗末，或为汤剂，水煎服。

清热利湿饮

【组成】苍术、忍冬藤、土茯苓各 30g，羌活、桑枝各 15g，益母草、黄柏各 20g。

【功用】清热解毒，祛湿除风，活血舒筋。

【主治】四肢关节肿痛，红热。

【用法】水煎，温洗，热敷。

清热宣痹汤

【组成】生石膏 30g，知母 10g，甘草 5g，桂枝 10g，防己 15g，忍冬藤 30g，天花粉 30g，威灵仙 30g，豨莶草 15g，黄柏 12g。

【功用】清热宣痹，除风胜湿。

【主治】热痹型风湿性关节炎的急性期。

【用法】先下生石膏煎半小时后，再下余药同煎，热服，每日 1 剂。

清营汤（《温病条辨》）

【组成】犀角（磨粉）2g，丹参 12g，黄连 5g，生地黄 15g，麦冬 10g，金银花 12g，连翘 10g，竹叶心 5g。

【功用】清营透热，养阴活血。

【主治】适于附骨疽或创伤感染后，邪入营血，身热夜甚，或高热不退，口渴，舌绛而干，或时有谵语，神昏，斑疹隐隐，脉细数。

【用法】水煎服。犀角先浓煎，或用煎好药水冲服。

宿伤拈痛汤

【组成】当归、白芍、羌活、独活、姜黄、穿山甲、乳香、没药、柴胡、防风、茯苓、川乌、草乌各 10g，红花、陈皮各 6g，肉桂、广木香各 5g，制马钱子 1g。

【功用】温经祛寒，活血通络，祛风止痛。

【主治】宿伤留郁，复感外邪作痛。

续骨和血汤

【组成】当归、赤芍、生地、红花、土鳖虫、川续断、骨碎补、自然铜（煅）、落得打、乳香、没药。

【功用】祛瘀止痛，接骨续筋。

【主治】跌打损伤，骨折肿胀。

【用法】水煎服，每日 1 剂。

葛根汤《伤寒论》

【组成】葛根、麻黄、桂枝、白芍、甘草、生姜、大枣。

【功用】发汗解肌。

【主治】外感风寒，发热恶寒，项背强痛。

【用法】水煎服，每日 1 剂。

葛根芩连汤（《伤寒论》）

【组成】葛根、黄芩、黄连、甘草。

【功用】解肌透表，清热止利。

【主治】湿热郁滞中焦之挟热利。

【用法】水煎服，每日 1 剂。

葱姜醋炒麸子热敷方

【组成】大葱、生姜各 120g，小麦麸子 2kg，陈醋 250mL。

【功用】温经散寒。

【主治】损伤后期，风寒侵袭，肢节麻木，疼痛。

【用法】将葱、姜切碎与麸子搅拌加醋炒热后，分装两布袋，交替热敷患处。

葶苏贝覆汤

【组成】葶苈子 15g，大枣 15 枚，黄芩 10g，苏木 10g，三七 4g，川贝母 10g，小茴香 10g，香附 12g，旋覆花 12g。

【功用】行气化瘀，散结逐饮，宣降肺气。

【主治】胸部损伤，肋骨骨折，血瘀胸中，胸胁满闷，呼吸困难，张口抬肩，痰声辘辘，咳吐痰血。

【用法】水煎服。下黑稀便为度。

硝花木香汤

【组成】芒硝 20～30g，红花 10g，广木香 10g。

【功用】行气，逐瘀，通便。

【主治】腰脊损伤，骨折脱位，合并截瘫，腹胀满，大便干结多日不下。

【用法】水煎木香、红花，滤渣后，下芒硝顿服，以稀便为度。若临时急用也可用陈皮易木香，泡开水 300mL 顿服。

紫雪丹 (《太平惠民和剂局方》)

【组成】生石膏、寒水石、滑石、磁石、玄参、升麻、甘草、芒硝、硝石、丁香、朱砂、广木香、麝香、犀角、羚羊角、黄金、沉香。

【功用】清热解毒，宣窍镇痉。

【主治】高热烦躁，神昏谵语，发斑发黄，疮疡内陷，疔毒走黄及药物性皮炎等症，或颅脑损伤后，高热神昏。

【用法】剂量及制法，详见《医方集解》。每次服 1～2g，重症可每次服 3g，每日 1～3 次，温开水冲服。

舒筋活血汤

【组成】当归、川芎、赤芍、片姜黄、伸筋草、羌活、防风、川续断、漏芦、葛根。

【功用】活血通经，舒筋活络。

【主治】关节损伤，肿胀疼痛，功能障碍。

【用法】每日 1 剂水煎服。

舒筋活血散

【组成】大力草、透骨草、艾叶各 30g，卷柏 10g，羌活、独活、木瓜、川牛膝各 15g。

【功用】温通经络，舒筋利节。

【主治】损伤后期，气血凝滞，筋肉萎缩，关节僵硬。

【用法】水煎温洗，每日 2～3 次，每次半小时。

舒筋通络汤

【组成】宽筋藤、伸筋草、海桐皮、白芍、防风、川续断、桂枝、寄生、木瓜。

【功用】祛风、舒筋活络。

【主治】软组织损伤，筋肉挛缩。

【用法】每日 1 剂，水煎服。

温经活血酒

【组成】麻黄、肉桂、乳香、没药、细辛、樟脑各 10g，红花、羌活、川乌、草乌各 15g，酒精 1000mL，浸泡 2～3 周滤渣备用。

【功用】温经散寒，活血祛风，止痛。

【主治】损伤后期，风、寒、湿侵，肢节麻木、疼痛，遇冷加重。

【用法】用纱布垫蘸药水，热敷患处。

温经祛寒散

【组成】川乌、草乌、细辛、花椒、麻黄、肉桂、红花、羌活各 15g，姜黄 20g。

【功用】温经散寒，祛风活血。

【主治】寒邪痹阻，或损伤后期寒邪入侵，肢节疼痛，遇冷加重。

【用法】共为粗末，用酒、醋炒热敷于患处，凉时即换。

温经散寒酒

【组成】川乌、苍术各 15g，细辛、红花、麻黄、肉桂各 10g，羌活 12g，白酒或酒精 1000mL。浸泡 2 ～ 3 周滤滓备用。

【功用】温经散寒，祛风除湿。

【主治】寒湿痹疼，遇冷加重。

【用法】用纱布垫蘸药酒，灯烤热敷。

温胆汤

【组成】半夏、竹茹、枳实、陈皮、茯苓、甘草、生姜、大枣。

【功用】和胃降逆，理气化痰。

【主治】肝胃不和，痰热内扰。

【用法】水煎服。

犀角地黄汤（《千金方》）

【组成】生地黄 30g，赤芍 12g，牡丹皮 10g，犀角 1g（锉细末冲服）。

【功用】清热凉血，解毒。

【主治】损伤瘀血化热，热入营血，或迫血妄行，吐血、衄血、便血、皮发瘀斑、高热、神昏、谵语、烦躁等症。

【用法】水煎服。犀角锉粉，另浓煎冲服，或磨汁调服。

附：加味犀角地黄汤：犀角 2g（锉粉浓煎冲服），生地黄 20g，赤芍 12g，牡丹皮 10g，白茅根 30g，三七 4g。即原方加大或增加凉血、止血类药，以增强止血功能。

蜂蜜白糖纱布

【组成】用蜂蜜或白糖适量，溶化后，浸泡纱布块，消毒后收贮备用。

【功用】滋养生肌。

【主治】疮面已净，肉芽色淡，生长缓慢。

【用法】用时将浸制的纱布块敷盖伤面。

解毒止疼膏

【组成】木瓜、蒲公英各 20g，姜黄、牡丹皮各 15g，黄柏 30g，没药 10g。

【功用】清热解毒，活血止痛。

【主治】关节肿疼，发红发热。

【用法】共为细末，蜂蜜或醋调外敷。

解毒饮

【组成】当归、赤芍、野菊花各 15g，柴胡 10g，黄芩 10g，蒲公英 30g，紫花地丁 30g，红花 6g，甘草 6g。

【功用】活血消肿，清热解毒。

【主治】损伤后局部肿胀，热痛，或开放性损伤感染化脓者。

【用法】水煎服。

解凝饮

【组成】党参 12g，姜黄 10g，柴胡 10g，桂枝 10g。

【功用】益气通络，舒筋解凝。

【主治】肩凝。

【用法】水煎服，每日 1 剂。

新伤续断汤

【组成】当归 6g，土鳖虫 6g，乳香 5g，没药 5g，丹参 15g，自然铜 12g，骨碎补 12g，泽兰 10g，延胡索 6g，苏木 10g，川续断 10g，桑枝 10g，桃仁 6g。

【功用】活血祛瘀，接骨止痛。

【主治】创伤骨折初、中期肿痛者。

【用法】水煎服。

薏术独活汤

【组成】升麻、萆薢、芡实各 30g，白术、薏苡仁各 60g，独活 12g，小茴香 10g。

【功用】健脾利湿，疏风行气。

【主治】湿滞腰痛。

【用法】水煎服。

薏苡仁汤 (《类证治裁》)

【组成】薏苡仁 20g，苍术 10g，麻黄 8g，桂枝 8g，当归 8g，川芎 6g，羌活、独活、防风各 8g，川乌 6g，甘草 6g，生姜 3g。

【功用】健脾除湿，温经散寒，祛风活络。

【主治】肢体或周身酸楚疼痛，重着不移，阴雨加重，甚则腰膝冷重之湿痹证。

【用法】水煎服。

橘术四物汤 (《证治准绳》)

【组成】当归 10g，川芎 10g，白芍 10g，生地黄 10g，陈皮 6g，白术 6g，桃仁 6g。

【功用】活血消肿，健脾活胃。

【主治】跌打损伤，肿胀疼痛，或损伤中期肿痛未尽，中气不调者。

【用法】水煎服。

蠲痹汤 (《百一选方》)

【组成】羌活、姜黄、防风、赤芍、黄芪、当归各 9g，甘草 3g，生姜 3 片。

【功用】益气活血，祛风胜湿。

【主治】颈项背痛，手足麻木，腿足沉重，身烦痛。

【用法】水煎服。

蠲痹消肿汤

【组成】苍术 30g，黄柏 15g，防己 30g，秦艽 12g，地龙 12g，络石藤 15g，桃仁 9g，红花 9g，细辛 3g，没药 12g，松节 30g。

【功用】清热利湿，活血通经。

【主治】关节肿胀积液。上肢加桂枝、羌活、嫩桑枝；下肢加木瓜、独活、川牛膝；红肿者加生石膏、知母、薏苡仁、蒲公英；疼痛加乳香、全蝎。

【用法】水煎服。